Jessica McCabe

ADHS im Griff

Eine Insiderin verrät,
wie du mit deinem Gehirn arbeitest
(statt dagegen)

YES

Dieses Buch bietet nützliche Informationen, die auf den persönlichen Erfahrungen und Forschungen der Autorin beruhen. Es ist jedoch nicht als Ersatz für eine medizinische Diagnose oder ärztlichen Rat gedacht. Bitte wende dich an deinen Arzt oder deine Ärztin, wenn du glaubst, eine behandlungsbedürftige Erkrankung zu haben.

2. Auflage 2026

Türkenstraße 89, 80799 München
info@yes-publishing.de

Die amerikanische Originalausgabe erschien 2024 bei Rodale Books, an imprint of Random House, a division of Penguin Random House LLC, New York, unter dem Titel *How to ADHD. An Insider's Guide to Working with Your Brain (Not Against It)*.

Übersetzung: Max Limper
Redaktion: Caroline Kazianka
Umschlaggestaltung: Marija Džafo
Umschlagabbildung: Ann1911/Shutterstock.com
Abbildungen Kapitelaufmacher: Stephen Foster und Palestrina McCaffrey
Autorenfoto: Dan Montgomery
Layout: Andrea Lau
Satz: Daniel Förster
Druck: GGP Media GmbH, Pößneck
Printed in Germany

ISBN Print 978-3-96905-400-0
ISBN E-Book 978-3-96905-401-7

Jessica McCabe

ADHS im Griff

Für die Neugierigen, die Erneuerer, die Suchenden.

Für die, die Projekte starten, Risiken eingehen, Probleme lösen.

Für diejenigen, die zu viel machen, und diejenigen,
die nicht genug zu machen glauben.

Für die, die es anders machen, weil sie nicht anders können.

Für mein früheres Ich, das in einem anderen Leben womöglich
seinen Traum vom Studium verwirklicht hätte, wenn es in der
geliebten Stadtbibliothek auf dieses Buch gestoßen wäre.

Für meine Mutter, die mich besser hätte verstehen und unterstützen
können, wenn sie gewusst hätte, was in diesem Buch steht.

Für meinen Vater, der sich vielleicht auf diesen
Seiten wiedergefunden hätte.

Für alle ADHS-Hirne und alle Herzen, die sie lieben.
Möge dieses Buch euch dabei helfen, ihr selbst zu sein
und das zu erreichen, was ihr erreichen wollt.

INHALT

EINLEITUNG

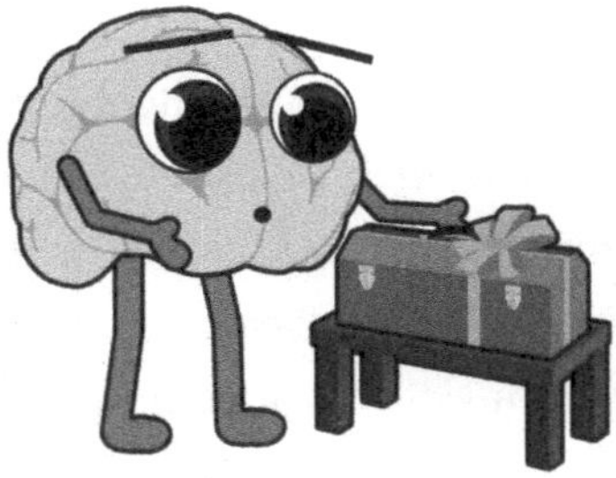

Man schreibt nicht, weil man etwas sagen möchte;
man schreibt, weil man etwas zu sagen hat.

F. Scott Fitzgerald

Hallo du!

Du bist auf mein Buch gestoßen! EIN BUCH! Wie ist das denn passiert? Na ja, zunächst einmal musste ich hierzu ein Buch schreiben. Aber warum habe ich, eine Person mit ADHS, so etwas getan, wo es doch so viel Zeit und Durchhaltevermögen erfordert? Weil ich immer wieder Dinge verliere und vergesse und mir das, was ich in den letzten sieben Jahren gelernt habe, dafür zu wichtig ist. Wie ich in Kapitel 1 noch näher ausführen werde, habe ich meinen YouTube-Kanal *How to ADHD* gestartet, um mein Wissen über ADHS an einem Ort zusammenzufassen – sodass ich es immer wiederfinde, wenn ich es brauche.

Inzwischen sind Jahre vergangen. Während ich an meinem YouTube-Auftritt gearbeitet habe, ist mir mehr und mehr klar geworden, auf welche unsichtbaren Hürden Menschen mit ADHS regelmäßig stoßen, aber auch, wie sie damit umgehen können. Die (fast) wöchentlichen Videos, in denen ich das Gelernte weitergab, haben mir und Millionen anderen geholfen, *mit* unserem Hirn zu arbeiten und nicht *dagegen*.

Mit meinem Team habe ich tatsächlich so viele Videos gedreht, dass ich selbst von der enormen Menge des angesammelten Wissens fast ein wenig überfordert war! Manchmal habe ich mir gewünscht, ich könnte einfach in einem Inhaltsverzeichnis blättern oder meinen Kanal oder mein Hirn mithilfe einer Suchfunktion durchforsten.

Bis das irgendwann möglich wird, fasse ich die wichtigsten Dinge, die ich gelernt habe – und die für mich und meine Community am hilfreichsten waren – in einem Buch zusammen. In etwas Greifbarem, mit einem Cover, mit Inhalts- und Stichwortverzeichnis. In einem Nachschlagewerk, das mir als nützliches Hilfsmittel dient, wenn ich nicht weiterkomme. Und falls ich es aus Versehen im Bus liegen lasse wie die Hälfte meiner Schulhefte, kann ich mir einfach ein neues kaufen – egal, wo ich gerade bin. (Gruß an alle Hirne auf der Welt!!)

Vor allem aber wollte ich ein Buch schreiben, das eine ähnliche Erfahrung vermittelt, wie wenn man meinen TEDx-Talk oder meine Videos anschaut, die Kommentare liest oder mit mir Kaffee trinken geht. Ich wollte das weitergeben, was ich auf meiner eigenen Reise gefunden habe: fundierte Kenntnisse über die

> Das Buch soll eine Art Gebrauchsanleitung für ADHS sein, die dir Erkenntnisse, Forschungsergebnisse, Strategien und Argumente bietet und dir ohne Abwertung erklärt, wie dein Gehirn funktioniert.

Funktionsweise unseres Hirns, ein Gefühl der Solidarität und ein ganzes Arsenal von Lösungsansätzen, zugeschnitten auf die Probleme, die uns vom Erreichen unserer Ziele abhalten. Ich wollte unsere unsichtbaren Hürden für möglichst viele Menschen sichtbar machen, damit wir uns nicht länger dafür schämen müssen, dass wir über sie stolpern, und damit wir lernen, wie wir sie überwinden können. Und das alles wollte ich mit einem einzigen Buch verwirklichen.

Es war ein ehrgeiziges Vorhaben, und ich war mir nicht sicher, wie ich es umsetzen sollte. Ganz oft habe ich mir beim Schreiben gedacht, dass ich es nicht schaffen würde. Aber ich habe das Buch, an dem ich schrieb, als Hilfsmittel dafür genutzt, mein Ziel zu erreichen: Ich habe die genannten Werkzeuge verwendet, die Anekdoten am Ende jedes Kapitels gelesen, wenn mich der Mut verließ, und … tja, hier ist es!

Was du gerade in deinen Händen hältst, ist das Buch, das ich gebraucht hätte und nicht hatte. Vielleicht ist es ja auch das Buch, das *du* brauchst und bisher nicht hattest.

Das Buch soll eine Art Gebrauchsanleitung für ADHS sein, die dir Erkenntnisse, Forschungsergebnisse, Strategien und Argumente bietet und dir ohne Abwertung erklärt, wie dein Gehirn funktioniert. Du wirst darin keine allgemeingültige Vorgabe für deinen Umgang mit ADHS finden, sondern eine Reihe von Hilfestellungen, die ich aus den Tipps von Betroffenen und Experten, aus eigener Erfahrung und aus Forschungsergebnissen gewonnen habe. Außerdem erfährst du, warum wir diese Hilfsmittel überhaupt brauchen. Das hilft dir zu entscheiden, welche davon zu deinem Leben und deinem Hirn passen. Die in diesem Buch vermittelten Kenntnisse und Lösungsansätze sollen ADHS-Betroffenen helfen, ihre Angehörigen aufzuklären und zu unterstützen, und für alle anderen einfach hilfreich und aufschlussreich sein.

Über dieses Buch

Dieses Buch wurde von einem ADHS-Hirn für ADHS-Hirne geschrieben. Allerdings fällt uns ADHS-Hirnen das Bücherlesen oft schwer. Wir lassen uns leicht ablenken (oder langweilen uns schnell), vergessen gern, was wir gelesen haben oder wo wir gerade waren, oder starren fünf Minuten lang auf dieselbe Seite, ohne ihren Inhalt aufnehmen zu können.

Deshalb habe ich dieses Buch möglichst ADHS-freundlich gestaltet. Die Seiten sind nicht zu voll, die Absätze sind kurz, und das Buch liegt gut in der Hand. Ich habe auch verschiedene »Blickfänge« eingebaut: Es gibt Kästen, Listen und Zwischenüberschriften, die dir beim Überfliegen der Seiten die wichtigsten Dinge ins Auge springen lassen. Ich habe eng mit meiner (sehr geduldigen!) Lektorin zusammengearbeitet, um diesen Text, der reich an Informationen ist, so ADHS-freundlich wie möglich umzusetzen.

Ich zitiere auch Leute aus der *How-to-ADHD*-Community. Sie berichten von persönlichen Erfahrungen, vom Umgang mit Hürden und von der Arbeit mit ihrem Hirn, damit du eine Vorstellung davon bekommst, wie du die Hilfsmittel anwenden kannst. Außerdem habe ich die Kapitel so geschrieben, dass du sie der Reihe nach, aber ebenso einzeln lesen kannst, wenn dich manche nicht interessieren, ohne dass du dabei Wichtiges für das Verständnis verpasst. (Wir lernen schließlich interessengesteuert!) Fast jedes Kapitel ist in vier Abschnitte unterteilt.

1. Was ich erlebt habe

Zu Beginn jedes Kapitels beschreibe ich meine Erfahrungen mit dem Thema des Kapitels, die für Menschen mit ADHS meist nachvollziehbar sind. Manchmal formuliere ich diese Stellen etwas »literarischer«, verwende Metaphern, Übertreibungen und Zuspitzungen, damit das Lesen (und auch das Schreiben) mehr Spaß macht. Wenn dir das nicht gefällt und du eine sachliche Ausdrucksweise bevorzugst und schnell zu den Fakten kommen willst, dann überfliege die Kapiteleinführungen nur kurz oder überspringe sie.

In diesen Passagen geht es manchmal um ziemlich emotionale Themen, vor allem zu Beginn der Kapitel »Ein Übermaß an Gefühlen«, »›Hearts‹ und ›Brains‹ – so funktionieren Beziehungen« und »Das komplizierte soziale Miteinander«. Mir war es wichtig, hier ganz offen über meine Erfahrungen zu berichten, denn unsere Probleme in diesen Bereichen können sehr schmerzhaft sein – aber wenn du dir das nicht antun möchtest, kannst du gerne weiterblättern.

2. Was ich gelernt habe

In diesem Abschnitt gebe ich all das weiter, was mir auf meinem Weg am besten geholfen und was bei meiner Community am meisten Anklang gefunden hat. Wenn du meine leicht verständlichen, populärwissenschaftlichen Vorträge auf YouTube magst, ist dieser Teil des Kapitels genau dein Ding.

Ich habe dafür Fakten und Erkenntnisse aus glaubwürdigen Quellen zusammengetragen, beispielsweise aus Forschungsstudien, aus Büchern von ADHS-Coaches, Ärztinnen und Forschern sowie aus Gesprächen mit Expertinnen. Allerdings gibt es zu allen diesen Themen noch viel, viel mehr zu sagen, als ich in einem einzigen Buch unterbringen könnte, und es werden ständig neue Forschungsergebnisse veröffentlicht. Falls du noch mehr wissen willst, dann betrachte diese Informationen als Ansporn und Ausgangspunkt für eine weitere Recherche im Internet.

3. Der Werkzeugkasten

In jedem Werkzeugkasten-Abschnitt findest du Strategien, um *mit* deinem ADHS-Hirn zu arbeiten und nicht dagegen. Ich habe dabei nur Lösungsansätze aufgenommen, die wissenschaftlich fundiert sind, häufig von ADHS-Coaches empfohlen werden und/oder sich in meiner Community und bei mir bewährt haben. Es sind jeweils vier oder fünf evidenzbasierte Strategien (Werkzeuge) und ein paar Vorschläge für ihre Verwendung.

Dabei muss klar sein, dass keines dieser Hilfsmittel eine Art Zauberstab ist, der die Hürden, mit denen ADHS-Betroffene zu kämpfen haben, problemlos beseitigt. Jeder von uns hat bestimmte Werkzeuge, die die meiste Zeit funktionieren, und einige, die wir nur gelegentlich nutzen. Und wir alle haben Tage, an denen irgendwie gar nichts hilft. Ich hoffe für dich, dass du am Ende des Buches einen eigenen Werkzeugkasten voller Möglichkeiten hast. Meiner Erfahrung nach ist das auf jeden Fall besser als ein Werkzeugkasten mit nur einem Zettel, auf dem »Streng dich mehr an« steht. Selbst wenn du einige Dinge nicht anwendest, sind sie dennoch für dich da, wenn du sie brauchst.

Auf Seite 439 findest du einen leeren Werkzeugkasten. Kopiere dir die Seite, reiße sie heraus oder schreibe direkt ins Buch – wie du willst. Du kannst dort drei Werkzeuge auflisten, die du nutzen möchtest, und daneben eintragen, was du damit erreichen willst und wie lange du sie ausprobieren möchtest. (Bei manchen Strategien kann es etwas dauern, bis so viel Gewöhnung und Routine eintreten, dass sie dein Leben erleichtern.) Die Liste ist nicht ohne Grund auf drei Werkzeuge beschränkt. Ich habe diesen Werkzeugkasten über sieben Jahre hinweg aufgebaut und jede Woche den Umgang mit einem neuen Werkzeug erlernt. Doch selbst das war mir manchmal zu viel. Unser Hirn möchte am liebsten gleich alles nutzen, aber ich rate dir, dich erst einmal langsam mit den Werkzeugen, die du gerade ausprobierst, anzufreunden (oder dich gegen sie zu entscheiden) und erst danach weitere hinzuzufügen.

4. Zum Schluss eine Anekdote

Wenn ich mich Monate und Jahre mit einem bestimmten Thema beschäftigt habe, ändert sich oft meine Sichtweise darauf. Der letzte Abschnitt jedes Kapitels berichtet von diesem Perspektivwechsel. Ich habe diese Geschichten eingefügt, um dich (und mich selbst) daran zu erinnern, dass man jedes Thema aus verschiedenen Blickwinkeln betrachten und immer dazulernen kann. Dabei geht es nicht nur um neue Fakten, sondern auch um einen veränderten Blick auf die Dinge. Das ist das Geniale daran, ein Gehirn zu haben.

Mein Buch ist dein Buch

Hier ist es also: *ADHS im Griff.*

Diese ganze Reise begann als persönliches Projekt: Es war mein Versuch, zu verstehen, wie ich effektiver mit meinem Gehirn arbeiten kann.

Schnell wurde es allerdings zu einem Gemeinschaftsprojekt. Meine Community sprang mir zur Seite, bevor ich überhaupt daran dachte, um Hilfe zu bitten. Vieles von dem, was ich hier schreibe, habe ich in Gesprächen mit Brains, Hearts, ADHS-Experten und Forscherinnen gelernt.*

Im Laufe der Jahre haben wir lange und intensive Gespräche darüber geführt, was es bedeutet, ADHS zu haben. Darüber, dass »normal sein« kein realistisches Ziel ist, wohl aber »funktionieren«. Darüber, dass man sich, um zu funktionieren, paradoxerweise manchmal *weniger* (neuro-) normativ verhalten muss, wenn man geistig gesund, glücklich und sich selbst und seinen Lieben gegenüber großzügig sein möchte.

Alles, was ich gelernt habe, gebe ich an dich, Leserin oder Leser, weiter. Ich bin wirklich stolz auf dieses Buch. Danke, dass du den Weg zu ihm gefunden hast. Erlaube deinem Hirn, diese Seiten so zu erkunden, wie es will. Das Buch wurde für dein Hirn geschrieben, und ich hoffe, es gefällt ihm. Und wenn du hier zum ersten Mal auf uns stößt …

Hallo, Brain, willkommen in der Community!

---

* Ich nenne meine Zuschauer:innen »Brains«, weil es ihr Gehirn ist, das sie zu meinem Kanal geleitet hat. Außerdem sind sie dort, um etwas über ihr Hirn zu lernen. Menschen, die auf meinen Kanal aufmerksam werden, weil sie eine Person mit ADHS lieben und sie besser verstehen möchten, bezeichne ich als »Hearts«, denn ihr Herz hat sie dorthin geführt. (Zusätzlich zu den Buchinhalten, die für diese Personen bestimmt sind, habe ich ein ganzes Kapitel für diese Hearts geschrieben; siehe Seite 347).

EIN WORT ZUM SPRACHGEBRAUCH

Wenn es um Sprache geht, ist für mich *Barrierefreiheit* das Wichtigste. Viele von uns haben Zugangsprobleme: Barrieren behindern unseren Zugang zu Informationen über die Funktionsweise unseres Hirns, unseren Zugang zu benötigter Unterstützung, unseren Zugang zueinander und sogar unseren Zugang zu uns selbst und unserer eigenen Stimme.

Es gibt eine Sprache, die Zugang einschränkt oder verweigert und die ich in meiner Community nicht verwende oder zulasse: nämlich eine Sprache, die andere verletzt, beschämt oder zum Schweigen bringt.

Genauso gibt es aber auch eine Sprache, die Zugang schafft. Der Begriff »Behinderung« zum Beispiel gewährt Zugang zu rechtlichem Schutz und Teilhabemaßnahmen. »Beeinträchtigungen« zeigt, was wir brauchen und wo wir möglicherweise Schwierigkeiten haben. Wissenschaftliche Begriffe wie »Reaktionshemmung«, »divergentes Denken« und »Arbeitsgedächtnis« liefern uns und den medizinischen Fachkräften, die uns versorgen, Erkenntnisse über unsere Defizite und Stärken im Vergleich zu neurotypischen Hirnen und ermöglichen eine auf unsere Bedürfnisse zugeschnittene Behandlung. Umgangssprachliche Ausdrücke wie »Gedankenspirale« und »Hirn-Smoothie« erleichtern auch denen, die nicht studiert haben, das Sprechen über Probleme und schaffen Gemeinschaft.

Es gibt verschiedene Ausdrücke, die Menschen verwenden, um sich selbst oder ihre Angehörigen zu identifizieren: Identität-zuerst-Formulierungen (»behinderter Mensch«), Mensch-zuerst-Bezeichnungen (»Mensch mit Behinderung«) oder Begriffe wie »neurodivergent« oder »neurotypisch«. Es wird immer wieder heiß diskutiert, welche Sprachregelung angemessen ist, und in manchen Kreisen sind bestimmte Begriffe sogar verboten, auch in Selbstbezeichnungen. Bei mir gibt es das nicht.

Zwar ist es wichtig, welche Wörter wir verwenden, aber strikte Sprachregelungen können jenen Menschen den Zugang verwehren, die ihn am dringendsten brauchen, nämlich denen mit einer geringen kognitiven Flexibilität oder der am wenigsten ausgeprägten Fähigkeit, sich etwas zu merken und etwas »richtig« zu machen; oder denen, deren Umgebung das wenigste Verständnis für ADHS aufbringt. Es kann diejenigen fernhalten oder ausgrenzen, die sich mit einer anderen Terminologie wohler fühlen oder sich in einem anderen Stadium der Selbsterkenntnis und Selbstakzeptanz befinden. Hinzu kommt, dass manche die »richtige« Ausdrucksweise in böser Absicht nutzen, um unsere Community zu stigmatisieren, während andere »falsche« Formulierungen in einem akzeptierenden, solidarischen Sinnzusammenhang verwenden.

Mein Grundsatz ist es, die Ausdrücke zu verwenden, die der oder die Einzelne bevorzugt: Ich nenne das die »Entscheidung des Hirnbesitzers«. Aus dem gleichen Grund benutze ich auch die Terminologie von bestimmten Communitys, sofern es da eine klare Präferenz gibt. In unserer Community bezeichnen oft verschiedene Begriffe ein und dieselbe Sache. In solchen Fällen wechsle ich bei der Verwendung der Bezeichnungen ab.

Letztendlich hoffe ich, dass wir die Stigmatisierung, die mit ADHS einhergeht, durch Aufklärung bekämpfen können und dass ein Leben mit ADHS irgendwann so weit anerkannt ist, dass ein Reden darüber immer als respektvoll gelten kann, unabhängig welche Formulierung gewählt wird. So etwa wie man mich eine Frau mit grünen Augen oder eine grünäugige Frau nennen kann, ohne dass irgendjemand, mich eingeschlossen, deshalb weniger von mir halten würde. Ich hoffe, dass mein Sprachgebrauch in diesem Buch dazu beiträgt, dieses Ziel zu erreichen.

> Mein Grundsatz ist es, die Ausdrücke zu verwenden, die der oder die Einzelne bevorzugt: Ich nenne das die »Entscheidung des Hirnbesitzers«.

Wenn ich von mir selbst spreche, wähle ich sowohl Person-zuerst- als auch Identität-zuerst-Ausdrücke, je nach Kontext. Ich mag auch saloppe Begriffe wie *neuro-spicy* (für »neurodivergent«), die aus der Community kommen, besonders wenn ich über meine Ängste oder Traumata spreche. Ich habe einige Zeit gebraucht, um mich an bestimmte Wörter zu gewöhnen, die ich jetzt verwende. Vor dem Wort »Behinderung« habe ich mich lange Zeit gescheut. Behindertenfeindlichkeit (oder Ableismus) ist in unserer Gesellschaft tief verwurzelt, und ich habe viel davon verinnerlicht. Aber das größere Problem war für mich, dass ich nicht das Gefühl hatte, »behindert genug« zu sein, um diese Identität und die damit verbundenen Schutz- und Unterstützungsangebote in Anspruch zu nehmen. Es hat lange gedauert, bis ich begriffen habe, dass mein verinnerlichter Ableismus die Überzeugung in mir verstärkt hat, ich müsse ohne all dies auskommen.

Ich hoffe, dass ich mich durch die Verwendung des Wortes »Behinderung« von meinem verinnerlichten Ableismus lösen kann und dass es anderen hilft, sich selbst zu akzeptieren und die Unterstützung und den Schutz zu erhalten, den sie brauchen. Vieles kann als Behinderung angesehen werden, sogar eine Schwangerschaft. Laut dem Americans with Disabilities Act (ADA) bedeutet »Behinderung«, dass man eine »geistige oder körperliche Beeinträchtigung« hat, die »eine oder mehrere wichtige Lebensaktivitäten erheblich einschränkt« – und dazu kann das Konzentrieren, Arbeiten und Kommunizieren gehören. Für mich war es hilfreich, das zu begreifen und anzunehmen.

Was die Stigmatisierung von Behinderung angeht und die Bereitschaft, darüber zu sprechen, habe ich schon früh meine Erfahrungen gemacht.

Behindert zu sein ist eine Identität, die ich mit meiner Mutter teile. Sie wurde mit einem Bein geboren, das kürzer war als das andere. Nach mehreren erfolglosen Operationen konnte sie nur mit einem orthopädischen Schuh laufen und sich mit Krücken und/oder einem Rollstuhl fortbewegen. Sie war eine sehr gute Sonderschullehrerin und die stärkste und kompetenteste Frau, die ich je gekannt habe. Ich habe noch immer den verblüfften Tonfall im Ohr, wenn sie darauf reagierte, dass ihr etwas verwehrt wurde, das ihr wichtig war. »Was soll das heißen, dass ich in diesem Raum nicht unterrichten kann, weil ich Krücken brauche? Legt einfach einen Teppich auf den Boden!« (Und das wurde gemacht!)

Meine Mutter sprach mit allen, die neugierig waren, offen über ihre Behinderung. Im Supermarkt starrten Kinder sie manchmal an. Wenn dann Fragen kamen wie »Was ist mit deinem Bein?«, wurden die Eltern meist rot, scheuchten die Kinder weg und schimpften mit ihnen.

Doch meine Mutter meinte nur: »Nein … Lassen Sie sie ruhig fragen!« Dann erklärte sie geduldig ihre Narben, zeigte ihnen, wie sie sie anfassen konnten (»Siehst du? Das tut nicht weh!«*) und half ihnen zu verstehen, wie ihre Mobilitätshilfen funktionierten. Sie wusste, dass

* Wenn du Menschen mit Behinderung begegnest, solltest du sie einfach nach ihrer Einstellung fragen: Ob es okay ist, Fragen zu stellen. Ob du ihren Assistenzhund oder ihre Mobilitätshilfe anfassen darfst. Ob und wie du sie unterstützen kannst. Jeder Mensch hat andere Bedürfnisse und Vorlieben. Versuche nicht, diese zu erraten.

sie dadurch ihre Behinderung für die Kinder normalisierte und ihnen deutlich machte, dass verschiedene Körper unterschiedlich funktionieren. Sie war überzeugt, dass solche Begegnungen der Stigmatisierung und den Vorurteilen gegenüber Menschen, die »anders« sind, entgegenwirken können. Deshalb ermutigte sie jede neugierige Person zu solchen Gesprächen, wie ungeschickt sie sich auch immer dabei anstellten.

Denn sie wusste, dass Menschen zwar immer auf unterschiedliche Weise kommunizieren, aber dass sich Sprache im Gespräch weiterentwickelt.

> Sprache entwickelt sich im Gespräch weiter.

Als ausgebildete Sprachtherapeutin hatte meine Mutter die Aufgabe, Schulkindern mit Behinderung beim Erlernen von Kommunikation zu helfen. Sie förderte unterstützende und alternative Kommunikationssysteme, um alle Schüler dort abzuholen, wo sie standen, und allen die Möglichkeit zu geben, gehört zu werden und ihre Bedürfnisse kundzutun, auch wenn sie noch nicht sprechen konnten.

Entgegen der landläufigen Meinung und der Bedenken Dritter war sie sicher, dass alternative Ausdrucksmöglichkeiten ihren Schüler:innen das Sprechenlernen nicht erschwerten, sondern ihnen den Weg dorthin ebneten. Seit ich fünf Jahre alt war, habe ich jeden Sommer in ihrem Klassenraum hospitiert, und die Regeln, die meine Mutter dort aufgestellt hat, sind auch für meine Arbeit maßgeblich: Wir sind hier, um zu lernen. Wir schaffen Raum für Unterschiede. Und wir geben allen eine Chance, gehört zu werden.

Meine Mutter lebte ihren Schulkindern einen bestimmten Sprachgebrauch vor und ließ sie darauf antworten, wie sie eben konnten. Dadurch fühlten sie sich sicherer, kompetenter und konnten leichter im Gespräch bleiben und mit der Zeit lernen, sich differenzierter auszudrücken. Das ist es, was meine Mutter – Mrs. McCabe oder »'abecca«, wie viele sie nannten – mir vorgelebt hat, in ihrem Klassenzimmer und auch sonst. Im Gedenken an sie folge ich ihr darin nach – in diesem Buch und überall.

KAPITEL 1

SO SCHEITERT MAN IN ALLEM

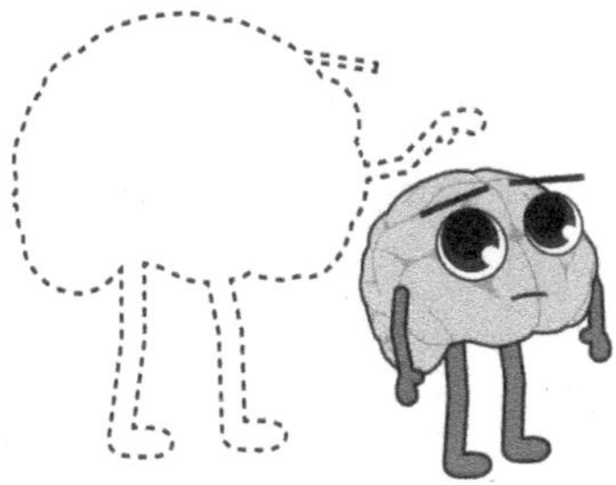

Sei du selbst! … Aber nein, nicht so!

DIE GESELLSCHAFT

Potenzial

Mein ganzes Leben lang hatte ich das Gefühl, nicht die zu sein, die ich sein sollte.

Als ich klein war, wurde ich von meiner Mutter zur Schule gebracht – das Haar geflochten, die Jacke sauber und noch warm vom Trockner, vertieft in ein neues Buch. Nach Schulschluss wurde ich von meinem Vater abgeholt – verdreckt, zerzaust, mit offen stehendem, unordentlichem Ranzen, vor Angst zitternd, weil ich die Jacke liegen gelassen hatte.

Wenn ich zur Schule ging, sah ich aus wie die, die ich eigentlich sein sollte. Kam ich nach Hause, sah ich aus wie … ich.

Und das war nicht das, was man von mir erwartete.

Mit acht Jahren sollte man sich selbst anziehen, die Schuhe binden und den Ranzen zumachen können. Das ist quasi die Mindestanforderung. Wenn man 30 ist, wird davon ausgegangen, dass man pünktlich zur Arbeit kommt, die Rechnungen bezahlt und tankt, *bevor* das Auto stehen bleibt.

Ich war noch nie gut darin, die grundlegenden Anforderungen zu erfüllen.

Aber ich konnte sie durchaus hin und wieder *übertreffen.*

In der Schule habe ich jedes Jahr an standardisierten Tests teilgenommen. In diesen Tests wurden meine Leistungen in den einzelnen Fächern am Lehrplan der Klassenstufen gemessen. In der dritten Klasse erhielt ich für mein Leseverständnis die Note *PHS*. Ich fragte meine Lehrerin, was das denn hieße. Sie wusste es nicht und fragte den Schulleiter. Er sagte: *Post High School* – »über Highschool-Niveau«. (Ich las wirklich gerne.)

In der Highschool sollte ich einmal ein Referat schreiben. Das genaue Thema weiß ich nicht mehr, aber um gründlich zu recherchieren, beschloss ich, auf einer Entenfarm Eier zu kaufen, die Eier auszubrüten, die Küken aufzuziehen und ihnen dann in der Badewanne das Schwimmen beizubringen. Das Ganze machte ich übrigens nicht im Rahmen eines Naturkundeprojekts, sondern für den Englischunterricht. Ich weiß nicht, warum ich diesen Aufwand für nötig hielt, aber an dem Tag, als mein Referat anstand, marschierte ich mit drei Entenküken im Schlepptau über den Schulhof.

Im College belegte ich mehrere Kurse zum Thema Musikindustrie, weil mein damaliger Freund Musiker war und ich ihn unterstützen wollte. Obwohl ich gar nicht vorhatte, Komponistin zu werden, absolvierte ich einen Kompositionskurs, in dem ich lernte, wie man mithilfe von Mathematik Musik schreiben kann. Auch darin war ich ziemlich gut! Der Dozent gab mir das gleiche Feedback, das ich mein ganzes Leben lang zu hören bekam: »Du hast *so viel Potenzial!*«

Der Dozent gab mir das gleiche Feedback, das ich mein ganzes Leben lang zu hören bekam: »Du hast so *viel Potenzial!*«

Erwartungen

Da ich *manchmal* die Erwartungen übertraf, war es für mich – und alle um mich herum – besonders frustrierend, wenn ich die Mindestanforderungen nicht erfüllte.

Sei eine gute Tochter

Als Tochter hatte ich die Aufgabe, meine Eltern stolz zu machen.

Aber die meisten Forderungen meiner Eltern – räum dein Zimmer auf, mach deine Hausaufgaben und benimm dich beim Abendessen – konnte ich nur schwerlich erfüllen. Also versuchte ich, mir ihren Respekt auf andere Weise zu verdienen.

Während meiner Zeit in der Mittelschule überlebte meine Mutter einen Autounfall, bei dem zwei ihrer Bekannten ums Leben kamen. Bei dem Unfall erlitt sie eine Rückgratverletzung, die nie ganz verheilte. Da beide Fahrer nicht haftpflichtversichert gewesen waren und meine Mutter plötzlich nicht mehr arbeiten konnte, war unsere finanziell bisher abgesicherte Familie auf einmal in Geldnöten. Deshalb musste meine Mutter wieder früher zurück in ihren Beruf, als es wohl gut für sie war.

Weil ich als Kind aus Los Angeles wusste, dass man auf diesem Weg in meinem Alter genug Geld verdienen konnte, um die

Eltern mitzuversorgen, begann ich mit 15 eine Schauspielkarriere. Denn ich wollte nicht, dass meine Mutter weiterarbeiten musste, weil offensichtlich war, wie sehr sie litt. Den Schmerz konnte ich ihr nicht nehmen, aber ich konnte versuchen, ihr das Leben leichter zu machen.

Als meine Eltern eine Ehekrise hatten, spielte ich, so gut es ging, die Therapeutin.

Und als mein kleiner Bruder erhebliche psychische Probleme bekam, versuchte ich, zwischen ihm und meinen Eltern zu vermitteln. Manchmal wurde ich für ihn zum Elternersatz.

Da ich heute einige Therapiesitzungen hinter mir habe, weiß ich, dass das nicht gesund war. Aber ich wollte unbedingt eine gute Tochter sein und meiner behinderten Mutter das Leben leichter machen. Deshalb tat ich alles, was ich konnte – vor allem, weil ich mich selbst als »schwieriges« Kind empfand.

Pass im Unterricht auf

Als Schülerin wurde von mir erwartet, zu wissen, was im Unterricht behandelt wurde.

In der Grundschule war es nicht schlimm, dass ich aus dem Fenster starrte oder bei Tests abgelenkt war, weil ich schlau war, wir den ganzen Schultag in einem Klassenzimmer blieben und es Sticker und Preise gab, die mich zur Mitarbeit motivierten. In der Mittelschule war ich dann aber selbst dafür verantwortlich, mich zu motivieren, die richtigen Bücher zum jeweiligen Kurs mitzubringen und die Hausaufgaben zu erledigen. Plötzlich wurden meine Schulleistungen schlechter.

Mit zwölf Jahren hatte ich so große Schwierigkeiten, dass meine Mutter mit mir zu einem Arzt ging, der bei mir eine Aufmerksamkeitsdefizitstörung (ADS) diagnostizierte.* Nun nahm ich täglich Medikamente, um mich besser konzentrieren zu können. Mein Notendurchschnitt verbesserte sich schlagartig, ohne dass ich irgendetwas anders machte. Die Mühe, die ich mir ohnehin schon gab, *wirkte* plötzlich. Alle in meiner Umgebung fanden, dass meine ADS erfolgreich behandelt worden war – und dass die Sache damit erledigt war.

Aber die Medikation brachte neue Erwartungen mit sich. Statt »Trödel nicht rum, bist du endlich fertig für die Schule?« hieß es jetzt: »Hast du deine Medikamente genommen?« Für mich gab es nun keine Entschuldigung mehr dafür, nicht die zu sein, als die mich alle sehen wollten: die begabte Musterschülerin, die »ein Segen für die Klasse« war.

Jetzt musste ich nicht nur meine Schularbeiten schaffen und mir Zeit für außerschulische Aktivitäten freischaufeln, sondern auch an den monatlichen Arzttermin denken, ihn wahrnehmen, mein Rezept abholen, es innerhalb von zwei Tagen einlösen und dann meine Medikamente rechtzeitig einnehmen (nach dem Aufwachen, aber nicht so spät, dass ich am Abend nicht einschlafen konnte).

Und wenn die Wirkung nachließ oder ich mal eine Tablette vergaß, wurde alles sogar noch schwieriger als zuvor.

Mach einen College-Abschluss

Da ich eine gute Schülerin war, wurde davon ausgegangen, dass ich das College absolvierte.

---

* Dies ist die Kurzversion der Geschichte. In Wirklichkeit sagte der Arzt, ich könne keine ADS haben – ich sei »zu schlau«. Meine Mom dankte dem Arzt für seine Einschätzung und bat um Überweisung zu einem Spezialisten. Der Spezialist wusste, dass »nicht schlau« kein Symptom dieser Störung ist, und testete mich gründlich.

Obwohl ich alle Fristen für die Bewerbung an den Universitäten verpasst hatte, schnitt ich bei den Aufnahmeprüfungen am Community-College sehr gut ab. Meine Beraterin beruhigte mich und meinte, ich würde nach einiger Zeit problemlos auf eine richtige Universität wechseln können.

Doch entgegen ihrem Vertrauen in mich erfüllte ich eine weitere Erwartung nicht, nämlich die, planvoll die richtigen Kurse zu belegen. Eigentlich wollte ich Journalismus studieren, aber statt der Schreibseminare wählte ich einen Fechtkurs. Und die erwähnten Kurse zum Thema Musikindustrie. Und Balletttraining. Und Oper. Und Italienisch, um die Operntexte zu verstehen, die ich sang. In einem Semester besuchte ich einen Kurs in Statistik, den ich tatsächlich für den Abschluss brauchte. Ich vergaß zwar, mich rechtzeitig anzumelden*, aber der Professor meinte, ich solle trotzdem zum Unterricht kommen. Ich könne den Kurs mitmachen und die entsprechenden Punkte gäbe er mir dann im folgenden Semester, wenn ich den Kurs offiziell belegte.

Statistik ist *schwer*. Ich besuchte jede Vorlesung, machte jeden Tag zwei Stunden lang Hausaufgaben und bestand den Kurs mit Bravour. Aber im nächsten Semester verpasste ich *wieder* die Anmeldefrist. Den Rest des Jahres suchte ich jedes Mal, wenn ich den Professor auf dem Campus sah, nach einem Gebüsch zum Verstecken. Als ich ein Jahr später den Mut aufbrachte, mein Versäumnis einzugestehen und ihn zu fragen, ob ich mich immer noch anmelden und meine Punkte bekommen könnte, antwortete er, dass es nun zu lange her sei und ich den Kurs wiederholen müsse. Ich war so entmutigt, dass ich kurz darauf das College abbrach. Mir war bewusst, dass meine Chancen auf einen Abschluss statistisch gesehen eher gering waren.

---

* Ehrlich gesagt habe ich zum Teil deshalb so viele Kurse belegt, die ich nicht brauchte, weil ich vergessen hatte, mich rechtzeitig für die Pflichtkurse anzumelden. Dort waren dann schon alle Plätze an die vergeben, die sich frühzeitig angemeldet hatten.

Sei erfolgreich

Da ich mein Potenzial nicht als Studentin ausschöpfen konnte, versuchte ich es im Beruf.

Nach dem Abbruch des Colleges beschloss ich, noch einmal in Richtung Schauspielerei zu gehen. Mein Schauspiellehrer hatte mich bereits seinem Manager vorgestellt, der ebenfalls an mich glaubte. Ich verfolgte meine Schauspielkarriere, wie ich alles verfolgte: mit totalem Enthusiasmus! Es sei denn, ich wurde abgelenkt … oder musste etwas Langweiliges tun wie Text auswendig lernen, anderen zuhören oder einigermaßen stillhalten – was leider 90 Prozent des Schauspielberufs ausmacht.

Am Anfang hatte ich ein bisschen Erfolg, aber mit der Zeit ergaben sich immer weniger Angebote für mich.

Mein Manager und meine Agentin meinten zu wissen, wie meine Karriere in Schwung kommen könnte: »Nimm zehn Pfund ab, dann können wir dir eine Rolle in einer Serie besorgen!« Ich probierte Diäten und Fitnessmethoden aus, hielt aber nie lange genug durch, um damit wirklich etwas zu bewirken.

Mal verlor ich den Mut und gab auf, mal ging mir das Geld für viel zu teure Personal Trainer, Dörrautomaten oder sonstige Geräte aus, die man für die neueste Diät brauchte. Ich bin nicht sicher, ob bei mir eine echte Essstörung vorlag, aber ein gestörtes Essverhalten hatte ich auf jeden Fall (siehe dazu »Sprechen wir über Essprobleme«, Seite 320).

Meine Scham und meinen Frust brachte ich zu jedem Casting mit. Ich hatte keine zehn Pfund abgenommen. Die Mädchen, die vor mir dran waren und sich um die gleiche Rolle bewarben, kamen mir dünner oder hübscher vor, und sie schienen auch sicherer und besser vorbereitet. Ich konnte mir nicht einmal meinen Text merken.

Tagelang bereitete ich mich auf eine Rolle vor und lieferte dann eine Vorstellung ab, die bei den Entscheidern des Castings nur den Eindruck hinterließ, dass ich ihre Zeit verschwendete.

Aber ich hatte nicht nur mit der Schauspielerei Probleme. In den zehn Jahren nach dem College hatte ich 15 Jobs, bei denen mir gekündigt wurde oder die ich selbst aufgab, und beendete gleich *mehrere* »Laufbahnen«.

Meine Leistungen als Angestellte waren sehr durchwachsen. Manchmal war ich super. Bei meinem ersten Job als Kellnerin in einem Altersheim für Reiche fiel mir zum Beispiel auf, dass es dort kein ordentliches System für die Bestellannahme gab, also erstellte ich eines. Ich kam früh zur Arbeit, erledigte alle Nebentätigkeiten, bevor ich ging, und blieb so lange, wie ich gebraucht wurde.

Bei einem anderen Job traf ich mich dagegen in der Mittagspause mit meinem Freund und ging einfach nicht mehr zurück. Wahrscheinlich wurde ich gefeuert. Aber ich weiß es nicht. Sofern ich mich richtig erinnere, bin ich nicht ans Telefon gegangen, als man mich anrief, und bin auch nie wieder in diesem McDonald's aufgetaucht.

Kümmere dich um deinen Haushalt – und alle, die dazugehören

Als Kind der Neunziger habe ich miterlebt, wie meine Mutter drei Kinder großzog, Karriere machte, das Haus sauber hielt, die Finanzen regelte und jeden Abend Essen auf den Tisch brachte.

Ich dagegen konnte mit 30 nicht mal mein Auto in Ordnung halten. Mein Handschuhfach war voller unbezahlter Strafzettel. Meine Schauspielkarriere war ins Stocken geraten, und ich verdiente mir meine Miete in Teilzeit als Kellnerin. Ich schämte mich für die Unordnung in meiner Wohnung. Manchmal war ich so überfordert, dass meine Mutter vorbeikam und mir beim Putzen half. Meine Mutter war körperbehindert, lief mit Krücken und hatte chronische Schmerzen! Aber sie trug meine Sachen in das Zimmer, in das sie gehörten, und räumte sie auf. Sie wusch mein Geschirr ab und entmüllte mein Auto. Und ich war im Vollbesitz meiner körperlichen Kräfte – warum schaffte ich das nicht?*

Um doch noch meinen Wert als Erwachsene und Frau zu beweisen, heiratete ich meinen langjährigen Freund. Ich plante eine wunderschöne Hochzeit, machte einen Tanzkurs, fand das perfekte Hochzeitskleid und übte einen Walzer ein. Die Ehe dauerte vier Monate.

Während andere Frauen in meinem Alter auf tolle Karrieren, stabile Beziehungen und perfekt manikürte Nägel blicken konnten, war ich pleite, geschieden und ruinierte mir in Restaurantküchen die Hände. (In der abendlichen Stoßzeit Zitronen zu schneiden, weil man die benötigte Menge unterschätzt hat, ist nicht ganz einfach, vor allem wenn man ungeschickt ist! Aber gut, das war mein Nebenjob … was muss, das muss, Jess, *trödel nicht* …).

Was ich gelernt habe

Mir war klar, dass ich nicht die war, die ich sein sollte, zumindest nicht durchgängig, und mangels anderer Erklärungen habe ich die akzeptiert und verinnerlicht, die man mir gab.

Ich bin »verantwortungslos«

»Verantwortungsvolle Leute ziehen das durch«, dachte ich. »Sie springen nicht ab, trödeln nicht rum und drücken sich nicht vor dem, was sie tun sollen.« Und ich? Ich gab Geld, das ich nicht hatte, für Sachen aus,

---

* Ja, wir kommen darauf in Kapitel 4 zurück: »Wie wir funktionieren können«, Seite 95.

die ich nicht brauchte oder die ich nicht wiederfinden konnte – und vergaß dann, die Rechnungen zu bezahlen. Ich kam zu spät oder unvorbereitet zu Kursen, Terminen und zur Arbeit. Ich gab Freundinnen Versprechen und brach sie, wenn ich abgelenkt oder überfordert war.

Mir hat niemand jemals ins Gesicht gesagt, ich sei verantwortungslos, aber ich habe gehört, wie Leute über andere sprachen, die auf ähnliche Weise versagten. Da war es nicht schwer, eins und eins zusammenzuzählen.

Ich bin »chaotisch«

Als Kind hatte ich einen Spitznamen, »Messy Jessie«, und den hatte ich wirklich verdient. Mein Zimmer sah meistens aus, als wäre eine Bombe darin explodiert. Mein Ranzen und mein Schreibtisch waren immer unordentlich. Ich bekleckerte mich regelmäßig.

Den Spitznamen habe ich irgendwann abgelegt, aber aus dem Chaos bin ich nie herausgewachsen. Ich hatte Angst vor Besuch, weil ich nicht wollte, dass jemand den Zustand meiner Wohnung sieht. Wenn jemand mich bat, ihn oder sie nach Hause zu fahren, richtete sich meine Entscheidung nie danach, wie weit ich dafür fahren musste oder was ich an dem Tag sonst noch vorhatte. Es kam nur darauf an, wie viel Zeug auf dem Beifahrersitz lagerte und ob ich alles so schnell auf die Rückbank schmeißen konnte, dass die Person nicht fünf Minuten auf dem Gehsteig warten und mir dabei zusehen musste, wobei sie sich ihren Teil denken konnte.

Ebenso chaotisch waren meine Gedanken, meine Gefühle und meine Äußerungen. Wenn ich eine Verabredung hatte, tauchte ich oft zur falschen Zeit oder am falschen Ort auf. Ich übersprang Schritte in Beziehungen, wie zum Beispiel sicherzustellen, dass man jemanden *mag*, bevor man etwas mit ihm anfängt. Ich habe völlig fremden Menschen zu viel von mir erzählt und es versäumt, den mir Nahestehenden wichtige Dinge mitzuteilen.

Ich wollte eine coole, witzige Freundin und Partnerin sein. Ich wollte überlegt, geistreich und präzise wirken, aber weil ich große Gefühle und zu viele Gedanken in mir trug, purzelten die Worte einfach so aus mir heraus, wenn ich sie ausdrücken wollte. Meist endete das mit einem Schwall von Entschuldigungen: »Tut mir leid, dass ich so chaotisch bin.«

Ich bin »nachlässig«

Meine Lehrkräfte waren die Ersten, die mich darauf hinwiesen, wie »nachlässig« ich war. Ich gab meine Hausaufgaben nicht ab, verpasste Abgabetermine und vergaß mein Lunchpaket. Klassenarbeiten bekam ich mit vielen roten Anmerkungen zurück, und am Rand waren immer »Flüchtigkeitsfehler« vermerkt. Ich war die, die beim Buchstabierwettbewerb den zweiten Platz belegte und »besser hätte abschneiden können«, wenn ich »ein bisschen geübt« hätte. Und um eine Frage des Lehrers beantworten zu können, hätte ich mich wohl »bemühen müssen, aufzupassen«.

Im Erwachsenenalter hatten solche kleinen Versäumnisse größere Konsequenzen. Ich hatte einmal ein Vorstellungsgespräch für eine Stelle, und es lief *gut*. Die Firma bot mir ein Gehalt an, das höher war als alles, was ich je verdient hatte. Ich sagte schnell zu, und man räumte einen Schreibtisch für mich frei. Ich sollte sogar einen Dienstwagen bekommen. Endlich würde ich eine richtige Erwachsene sein! Ich war überglücklich, bis der Anruf kam.

Bei der Hintergrundprüfung hatten sie festgestellt, dass mein Führerschein gesperrt war. Sie konnten mich nun doch nicht einstellen, weil ich so keinen Firmenwagen fahren konnte.

Der Grund für die Führerscheinsperre war ein kaputtes Rücklicht, mit dem ich der Polizei vor Monaten aufgefallen war. Das Rücklicht war längst repariert, aber ich hatte vergessen, das Bußgeldverfahren weiterzuverfolgen – noch so ein »Flüchtigkeitsfehler«.

Der Nachhall dieser Urteile

All diese negativen Glaubenssätze wirken immer noch in mir, auch wenn ich es inzwischen besser weiß. Obwohl ich gelernt habe, wie falsch solche Urteile sind, obwohl ich die biologischen Ursachen der unsichtbaren Hürden kenne, über die ich immer wieder beschämt stolpere, sind diese Sätze über die Jahre hinweg in mir fest verankert worden.

An dem Tag, an dem ich diesen Abschnitt schrieb, sollte ich ein Online-Panel moderieren, auf das ich mich monatelang vorbereitet hatte. Beim flüchtigen Blick auf den Kalender hatte ich übersehen, dass ich mich schon eine halbe Stunde vorher einloggen sollte. Sobald ich den Fehler bemerkte, raste ich ins Büro, klinkte mich mit einer Viertelstunde Verspätung in das Meeting ein und atmete erleichtert auf, weil ich immerhin noch vor Beginn der Veranstaltung da war – nur um dann erschrocken festzustellen, dass der Laptopakku nur noch bei drei Prozent war und ich das Ladegerät vergessen hatte.

Ich wusste, wie es wirken würde. Ich wusste, was die Leute denken würden.

»Wie verantwortungslos«, hörte ich sie in Gedanken sagen, während ich meinen chaotischen Rucksack durchwühlte, gegen die Tränen ankämpfte und hoffte, dass ich mich geirrt hatte und das Ladegerät irgendwo lag. Es war nicht da.

»Ihr ist das offenbar nicht wichtig.«

Doch, es *ist* mir wichtig, und ich will unbedingt die sein, die ich sein sollte. Ich habe es versucht. Ich habe alles ausprobiert, was mir von wohlmeinenden Lehrerinnen, Ärzten, Freundinnen, Eltern, Fachleuten und Fremden im Internet vorgeschlagen wurde, und auch das, was ich selbst herausgefunden habe.

Ich bin mittlerweile über die größtenteils ungünstigen Bewältigungsstrategien, die ich in diesem Kapitel aufführe, hinausgewachsen, aber ich erwähne sie, weil sich viele von uns so durchs Leben schlagen, wenn sie keine Unterstützung bekommen und keine passenden Strategien haben. Die genannten Strategien waren meine allerersten »Werkzeuge«.

Der »Werkzeugkasten«

Im Endeffekt waren es fünf Strategien, die ich benutzte. Ständig. Ich habe sie hier für dich zusammengestellt.

1. Leugnen

Nur wenige Menschen erfuhren, wie sehr ich mich abmühte, weil ich Meisterin darin wurde, so zu tun, als sei alles in bester Ordnung. Meine Vergesslichkeit maskierte ich mithilfe von Ängsten. *(Hab ich's gemacht oder nicht? Lieber prüfen. Und noch mal überprüfen.)* Die Ängste verbarg ich wiederum hinter einer Maske aus Fröhlichkeit. *(Mir geht's gut. Alles in Ordnung.)* Ich gab vor, die Namen von Leuten noch zu wissen, und zerbrach mir das Hirn auf der Suche nach der leisesten Ahnung. Ich gab vor, längst mit dem Projekt begonnen zu haben, das nächste Woche fällig war. Ich gab vor, mit meinem Geld gehaushaltet zu haben und mir das Essengehen durchaus leisten zu können. Ich gab vor, keine Bedürfnisse zu haben oder zumindest damit einverstanden zu sein, dass sie nicht erfüllt wurden.

Ich gab vor, meinen Laptop nicht vergessen zu haben. Handschriftliche Notizen wären mir *lieber*. Ich gab vor, keine Hilfe zu brauchen.

2. Sich entschuldigen

Wenn ohnehin herauskam, dass ich die einfachsten Anforderungen nicht erfüllen konnte, konnte ich mich wenigstens richtig schlecht deswegen fühlen. Das ging so weit, dass ich mich regelmäßig für Dinge entschuldigte, die nicht einmal im Entferntesten meine Schuld waren, weil *ich davon ausging, dass sie es waren. Weil es immer meine Schuld war.* Ich entschuldigte mich für alles, worüber sich irgendjemand ärgerte, und akzeptierte die moralische Verurteilung, die damit verbunden war. Schließlich »durfte« ich nicht solche Schwierigkeiten haben, schon gar nicht in dem Alter, in dem ich damals war. Ich wusste es doch besser. Es musste doch meine Schuld sein.

3. Anflehen

Ich habe andere angefleht. Um Verzeihung, um ein Darlehen, um noch eine Chance, um eine Fristverlängerung. Darum, einen Strafzettel erlassen zu bekommen, nicht gefeuert, nicht am Zustand meines Hauses oder Autos gemessen zu werden. Sogar um Hilfe, als mir endlich klar war, dass ich sie brauchte. Um eine Chance, es »wiedergutzumachen«, es »nächstes Mal besser zu machen«.

4. Versuchen, es beim nächsten Mal besser zu machen

Wenn ich die Erwartungen nicht erfüllen konnte, konnte ich ja versuchen, sie zu übertreffen. Ich konnte zu viel geben, zu viel arbeiten, zu viel planen. Hatte ich vergessen, ein 30 Dollar teures Geburtstagsgeschenk zu kaufen? Das konnte ich mit einem 100-Dollar-Gutschein ausgleichen. War ich eine Viertelstunde zu spät zur Arbeit gekommen? Dafür konnte ich zwei Stunden länger bleiben. Ich habe die Nächte durchgearbeitet, nur um nicht wieder jemanden enttäuschen zu müssen. Ich erstellte Listen – und weitere Listen, die mir den Überblick über diese Listen ermöglichten. Wenn ich einen Termin hatte, machte ich mich schon Stunden vorher bereit zum Aufbruch, damit ein pünktliches Ankommen im Bereich des Möglichen war. Ich überlegte, was alles schiefgehen konnte, und versuchte, all diese Szenarien einzuplanen. Natürlich übersah ich trotzdem irgendetwas.

5. Sich noch mehr bemühen

Ich habe nie die Worte vergessen, die auf vielen, vielen Zeugnissen direkt nach »hat viel Potenzial« standen: »muss sich mehr bemühen«. Also tat ich genau das, wenn ich mal wieder mein Potenzial nicht ausschöpfte. Ich gab mir mehr Mühe. Aber als das Leben komplizierter wurde und es mehr zu tun gab als nur Hausaufgaben, verwandelte sich der Glaube, ich gäbe mir nicht genug Mühe, in einen noch heimtückischeren Glauben.

Ich »mache nicht genug«

Ich hatte ständig das Gefühl, dass ich *mehr machen* sollte. Meine Medikamente ermöglichten mir das. Mit 15 ging ich zur Highschool, nahm an Kursen zum Schreiben von Kinderbüchern teil, trainierte im Schwimmteam, arbeitete im Fast-Food-Laden, hatte Beziehungen mit einer Reihe von Jungen und bemühte mich dazu noch um eine Schauspielkarriere. Ich ging an die Grenzen dessen, was mein Hirn und mein Körper verkraften konnten, auch mit Medikamenten.

»Ich bin es gewohnt, dass Sachen schwierig sind.«

Als Erwachsene behielt ich das gleiche Tempo bei. Es gab immer noch mehr, was ich machen konnte … für meine Karriere, für meine Eltern, für meine Partner, für meine Freunde, für meine Finanzen, für mein Aussehen und für meine Zukunft. Ich motivierte mich dazu, einen zweiten (oder dritten) Job anzunehmen, noch ein Workout dranzuhängen, noch einen Kurs zu besuchen und für alle anderen da zu sein. Ich versuchte es mit Selbsthilfebüchern, Seminaren und allen Produktivitätstricks, die jemals erfunden wurden. Immer, wenn jemand etwas von mir brauchte, fielen meine Bedürfnisse unter den Tisch. Wenn ich dann all das, was ich mir vorgenommen hatte, nicht schaffte, machte ich mir Vorwürfe: »Sei nicht so faul. Du bist unzuverlässig. Du gibst zu leicht auf.«

Als ein Freund mitbekam, wie ich mich erfolglos mit einer Aufgabe abmühte, fragte er mich: »Hast du schon mal darüber nachgedacht, ob man das nicht auch einfacher lösen könnte?«

Ich schaute ihn an. »Nein. Ich bin es gewohnt, dass Sachen schwierig sind.«

Je mehr ich die Erwartungen anderer zu erfüllen versuchte, desto weniger gelang es mir. Ich bemühte und beeilte mich immer mehr, bis ich in wilde Hektik geriet. Ich lernte meinen Text und schminkte mich beim Autofahren. Ich aß bei der Arbeit. Während ich mich eigentlich mit Freundinnen treffen sollte, textete ich meinem Freund, weil es mal wieder gekracht hatte, oder ich sagte ihnen in letzter Minute ab, um eine Extraschicht in der Arbeit zu übernehmen. Ich pausierte nur dann, wenn ich körperlich nicht mehr konnte und vor Erschöpfung ohnmächtig wurde.

Irgendwann war ich dann ausgebrannt.

Was ich noch nicht probiert hatte

Mit 32 Jahren war ich pleite, geschieden und wohnte bei meiner Mutter. Meine Bonität war unterirdisch. Ich konnte mich nicht daran erinnern, wann ich das letzte Mal Zeit mit Freunden verbracht hatte, und ich war mir nicht sicher, ob sie mich überhaupt mochten.

Es war, als wäre mein Hirn in den Streik getreten. Ich war erschöpft, desillusioniert. Mir war alles egal. Ich wusste nicht, wie ich weitermachen sollte, wie ich alles besser schaffen, alle glücklich machen und diese zehn Pfund loswerden konnte. Das Einzige, was ich wusste, war, dass alles, was ich machte, nicht funktionierte.

Ich war bereit zu akzeptieren, dass ich nicht die Person sein konnte, die die Hoffnungen aller erfüllt. Ich war nicht mehr die mit so viel Potenzial, sondern wurde immer mehr zu der, die es nicht ausschöpfen konnte.

Ich zwängte mich so bereitwillig in die Schablone der an mich gestellten Erwartungen, dass ich nie diejenige kennenlernte, die ich wirklich *war*. Vermeintlich arbeitete ich daran, »mein Potenzial auszuschöpfen« und »mein Bestes zu geben«, aber in Wirklichkeit tat ich alles, um ein Mensch zu sein, *der ich nicht war.*

Wer mich als Erstes von der Überzeugung abbrachte, dass ich mich ändern musste, um erfolgreich zu sein, war kein Therapeut, keine Ärztin und auch nicht meine Mutter. Es war Alison Robertson, eine Life-Coachin für Schauspieler:innen.

Zu diesem Zeitpunkt mühte ich mich schon seit über einem Jahrzehnt damit ab, als Schauspielerin Fuß zu fassen.

Bei einem ihrer Schauspielworkshops, wo sie zunächst ihre Arbeit als Life-Coachin vorstellte und dann um Fragen bat, hob ich meine Hand und fragte: »Wie nehme ich zehn Pfund ab?«

Sie lächelte mich an. »Wozu? Du musst doch keine zehn Pfund abnehmen.«

Ich schüttelte den Kopf. »Sie verstehen das nicht. Ich muss. Wenn ich Erfolg als Schauspielerin haben will, muss ich zehn Pfund verlieren. Wie soll ich das machen?«

> »Wir wissen noch gar nicht, worin du deine Energie stecken solltest.«

Im Nachhinein gesehen war meine eigentliche Frage: »Wie erfülle ich die Hoffnungen, die meine Agentin und mein Manager in mich setzen? Wie kann ich die werden, die ich nach Meinung aller sein sollte?«

Sie antwortete: »Du musst dich nicht kleiner machen. Du musst größer werden.« Ich war verwirrt. »Du denkst, du musst dünn sein, also machst du dich dünn. Das war vielleicht vor zehn Jahren sinnvoll, als du Teenager spielen wolltest, aber jetzt bist du eine Frau. Du darfst Raum einnehmen.«

Die Antwort ärgerte mich.

Und ich war mir *sicher*, dass sie falschlag.

Aber je länger ich darüber nachdachte, desto klarer sah ich, dass Alison die Erste war, die mir empfahl, nicht weiter mit aller Kraft etwas anzustreben, das ich trotz größter Bemühungen nicht erreichen würde. Ich beschloss, sie noch einmal aufzusuchen, auch wenn ich mir nur ein paar Stunden bei ihr leisten konnte.

Zum ersten Termin brachte ich mein Einkaufsgeld als Honorar mit und fragte: »Also, was muss ich tun?«

»Nichts«, antwortete sie.

»Was meinen Sie mit *nichts*?«

Alison riet mir, mit allem aufzuhören. Kein Schauspielunterricht mehr, keine Castings, keine Diäten, keine Selbsthilfebücher, kein Eingehen auf die Ansprüche und Krisen anderer und keine Versuche, die Zeit aufzuholen, die ich in meiner Karriere, in Freundschaften und Beziehungen verloren hatte.

»Wir wissen noch gar nicht, worin du deine Energie stecken solltest.«

Nachdem ich mich mein ganzes Leben immer mehr angestrengt hatte, fühlte es sich schrecklich und falsch an, einfach alle Bemühungen aufzugeben. Aber alles andere hatte ich schon versucht.

Also hörte ich mit allem auf – ganz entgegen meinem Gefühl, im Leben im Rückstand zu sein und *keine Zeit* zum Aufhören zu haben. Keine Castings. Keine Anrufe bei meinem Manager. Keine Diäten. Keine Wiedergutmachung bei den mir Nahestehenden für meine vergangenen Verfehlungen.

Und es funktionierte.

Innerhalb eines Monats, der *gefühlt* ein ganzes Leben dauerte, wurde mir klar, um was ich mich am meisten bemühen musste.

Ich versuchte nicht länger, alles zu tun, was ich meiner Überzeugung nach machen musste, um erfolgreich zu sein. Ich sah endlich ein, dass das nichts bringen konnte. Hätte es etwas bringen können, dann wäre das schon geschehen. Schließlich hatte ich es schon so lange versucht, und das hatte nur zu Erschöpfung geführt. Mir wurde klar, dass ich mich stattdessen darum bemühen musste, zu verstehen, warum all meine Anstrengungen keinen Erfolg hatten, obwohl ich von allen Seiten zu hören bekam, dass sie bestimmt etwas bringen würden.

Schließlich hatte ich eine Idee und ging damit zu Alison. »Ich muss herausfinden, was mir im Weg steht und was ich dagegen tun kann.« Sie stimmte mir zu.

»Bei mir wurde als Kind ADS diagnostiziert, vielleicht hat das ja etwas damit zu tun? Ab und an bin ich auf Methoden gestoßen, die mir eine Zeit lang geholfen haben, bis ich sie nicht mehr angewendet habe und sie mir dann nicht mehr einfielen, wenn ich sie wieder gebraucht hätte. Vielleicht kann ich herausfinden, wo mein Problem liegt, Lösungen dafür finden, die mir helfen, und diese irgendwo festhalten, wo ich immer wieder darauf zugreifen kann.«

»In einem Notizbuch?«

Ich schüttelte den Kopf. Notizbücher hatte ich schon oft verschlampt. Ich hatte schon *alles* verschlampt.

»YouTube.«

YouTube, da konnte ich ganz sicher nichts verlieren.

Alisons Ratschlag hat bei mir so gut funktioniert, dass ich dir auf Seite 440 einen »Erlaubnisschein« zusammengestellt habe, mit dem du dir das Gleiche erlauben kannst. Immer wenn deine Bemühungen nichts bringen, darfst du eine Zeit lang einfach damit *aufhören*.

KAPITEL 2

WAS IST ~~ADS~~ ADHS?

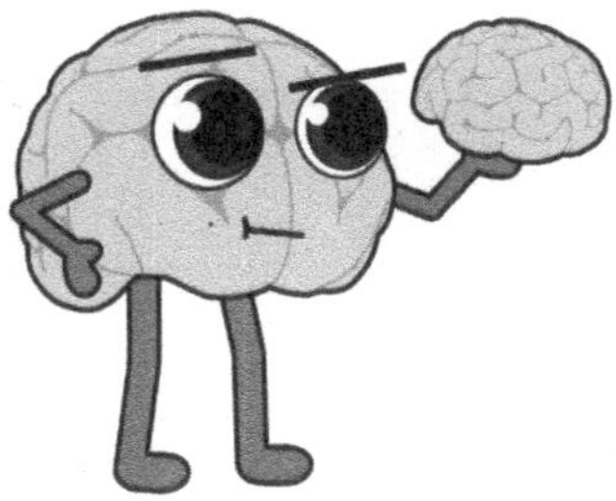

Wir wissen wohl, was wir sind,
aber nicht, was wir werden können.

OPHELIA IN *HAMLET* VON WILLIAM SHAKESPEARE

Ich habe kein ADS

Als ich meinen YouTube-Kanal startete und ihn *How to ADD* nennen wollte, musste ich erst einmal feststellen, dass ich gar keine ADS habe.

Was? Das heißt jetzt alles ADHS?!

Ich dachte an das gängige ADHS-Klischee – ein Junge vom Typ Bart Simpson, der wie ein Flummi umhertitscht – und stellte ihm mein aus dem Fenster starrendes, tagträumerisches Ich gegenüber.

Zu sagen, ich hätte das Aufmerksamkeitsdefizit-*Hyperaktivitäts*-Syndrom, fühlte sich irgendwie komisch an.

Bald erfuhr ich, dass es ein »vorwiegend unaufmerksames Erscheinungsbild« von ADHS gibt. Ich erfuhr, dass sich Hyperaktivität je nach biologischem Geschlecht unterschiedlich äußern kann, etwa darin, dass man eine ganze Buchreihe förmlich verschlingt, im Unterricht stört oder SehrSchnellUndOhneLeerzeichenZwischenDenWörternSpricht!

Ich lernte auch, dass sowohl die unaufmerksame als auch die hyperaktive Form von ADHS vorliegen können. Dann spricht man von einem »gemischten Erscheinungsbild«.

Hm.

Beim nächsten Termin fragte ich meinen Arzt, um welches Erscheinungsbild es sich bei mir handelte. Er warf einen Blick in sein *DSM (Diagnostic and Statistical Manual of Mental Disorders)* und meinte: »Sehen Sie, wie Ihr Bein zappelt? Sie haben wohl ADHS mit gemischtem Erscheinungsbild.« Dann schaute er auf seine Uhr und stellte ein Rezept aus. »Dann bis nächsten Monat.«

Danke, Doc.

Ich wandte mich wieder an Google.

Exekutivfunktionen? Was ist das? Arbeitsgedächtnis? Bitte definieren! Motivationsdefizit? Oh, Mann.

Vielleicht war nicht alles, womit ich zu kämpfen hatte, nur in meinem Kopf. Oder besser gesagt, vielleicht bildete ich mir das alles nicht nur ein. Ich hatte wirklich zu kämpfen. (Genau genommen war natürlich alles nur in meinem Kopf, weil dort ja mein Hirn ist.)

Ich hatte zwei Jahrzehnte lang alle ein bis drei Monate einen Arzt oder eine Ärztin aufgesucht und niemand hatte mir etwas darüber erzählt.

Mir war nicht klar gewesen, dass all das Zuspätkommen, die Unfähigkeit zu planen, das »unverantwortliche« Geldausgeben und das Gefühl, eine heillose Chaotin zu sein, mit der Krankheit zusammenhingen, die bei mir vor 20 Jahren diagnostiziert worden war.

> Es war, wie wenn am Drucker ein Fehlercode erscheint und man weiß, was er bedeutet!

Ich wusste, dass ich Konzentrationsschwierigkeiten hatte, deshalb nahm ich ja Medikamente. Aber als ich über die Probleme mit den Exekutivfunktionen las (von denen ich nicht wusste, dass ich sie habe), die bei ADHS auftreten (von dem ich ebenfalls nicht wusste, dass ich es habe), fragte ich mich schon, wie es möglich war, dass ich zwei Jahrzehnte lang alle ein bis drei Monate einen Arzt oder eine Ärztin aufgesucht und niemand mir etwas darüber erzählt hatte.

Ich fühlte mich erleichtert, wütend, erfreut, traurig und *rehabilitiert.* Hinter ADHS steckte doch mehr, als ich gedacht hatte. Ich fand reihenweise Artikel, in denen die Probleme beschrieben und Lösungen vorgestellt wurden. Man könnte meinen, es sei deprimierend, mehr über die Beeinträchtigungen des eigenen Hirns zu erfahren, aber mir gaben diese Erkenntnisse Hoffnung. Wenn es sich um echte Beeinträchtigungen handelte, dann musste es auch echte Lösungsansätze dafür geben.

In meinen frühen Videos beschäftigte ich mich jede Woche mit einem Aspekt von ADHS: Ich recherchierte, erklärte eine ADHS-typische Schwierigkeit und stellte ein mögliches Hilfsmittel dafür vor.

Was ich dabei von ADHS-Experten und -Forscherinnen über mein Hirn lernte, hat mich in einer Weise stark gemacht, wie ich es noch nie erlebt hatte. Da ich nun über die einzelnen Defizite Bescheid wusste, konnte ich die unsichtbaren Hürden, über die ich immer wieder gestolpert war, erkennen, benennen und einen Weg um sie herum suchen. Es war, wie wenn am Drucker ein Fehlercode erscheint und man weiß, was er bedeutet! Wenn ich erkannte, dass kein Papier mehr da war, konnte ich das leere Fach auffüllen – was viel hilfreicher war, als auf den Drucker einzuschlagen. Es funktionierte auch *definitiv* besser, als »sich mehr zu bemühen«.

Die neuen Erkenntnisse brachten mir Freude und Bestätigung, aber auch Trauer. Wie viel Leid hätte ich mir ersparen können, wenn ich all das früher gewusst hätte? Wie viele gescheiterte Beziehungen? Hätte ich mein Studium beenden können? Hätte ich all das Geld sparen können, das ich für Selbsthilfebücher ausgegeben habe, die mir nie wirklich halfen?* Hätte ich eine bessere Tochter sein können?

Manchmal las ich mit Tränen in den Augen die Forschungsarbeiten und trauerte um mein früheres Ich. Das kleine Mädchen, das alles falsch zu machen glaubte, konnte nicht ahnen, welche Hürden sich ihr stellten. Während ihres ganzen jungen Lebens hatte sie sich selbst die Schuld für Probleme gegeben, die laut ADHS-Forschung bei Menschen mit ADHS *völlig normal* sind.

Aber meine Trauer wurde von einer neuen Leidenschaft überschattet – meiner wilden Entschlossenheit, allen zu verkünden, was ich herausgefunden hatte. Unnötiges Leid ist etwas, das ich überhaupt nicht mag. Doch mit meinem persönlichen Ärger darüber konnte ich leben, solange ich meinem Schmerz einen Sinn geben konnte, solange ich meine Erfahrungen dafür einsetzte, dass andere nicht das durchmachen mussten, was ich erlebt hatte.

In dem Restaurant, in dem ich arbeitete, erzählte ich den Gästen von meinem Kanal. Ich schenkte ihnen Fidget Spinner und Glitzerflaschen und bat sie, den Kanal zu abonnieren.

---

* Ja, ich bin mir der Ironie bewusst, dass ich selbst so ein Buch geschrieben habe, aber dieses widmet sich meiner eigenen ADHS!

Ich lernte, wie man Websites bewirbt, und verschenkte Haftnotizen und Fidget-Spielzeug, damit mehr Leute zuschauten und die Aufklärung bekamen, die sie benötigten. Beziehungsweise die Aufklärung, die ich brauchte. Die Aufklärung, von der ich gar nicht gewusst hatte, dass ich sie brauchte, weil ich glaubte, meine Krankheit verstanden zu haben.

Ich *lernte* nicht nur viel über ADHS. Ich *verlernte* auch die ganzen Annahmen und Missverständnisse, die ich in den 25 Jahren seit meiner Diagnose angesammelt hatte. So begeistert (und schockiert und manchmal traurig) ich von meinen Entdeckungen war, so erfreut – und verblüfft – waren auch die Kommentare meiner Zuschauer: »Wieso wusste ich das nicht?«, »Warum hat mir das nie jemand verraten?« oder sogar: »Moment … habe *ich* etwa ADHS?«

Wie konnte es sein, dass man über eine weithin bekannte Erkrankung so wenig weiß? Warum hatten so viele von uns solche Schwierigkeiten damit, auch noch Jahre oder Jahrzehnte nach Diagnose und Behandlung? Und warum lernten so viele Menschen ihre Krankheit erst durch eine Studienabbrecherin auf YouTube kennen?

Was ich gelernt habe

ADHS wird in einem erstaunlichen Ausmaß nicht verstanden, sowohl von den Betroffenen selbst als auch von vielen Fachleuten, die die Krankheit behandeln.

Und warum? Die Forschung und die Veröffentlichung und Begutachtung der Ergebnisse brauchen Zeit, und noch mehr Zeit braucht es, bis neue Erkenntnisse zu denen durchdringen, die sie benötigen. Das bedeutet, dass vieles von dem, was wir über ADHS zu wissen *glauben* (und von dem, was unsere Ärztinnen wissen), bereits veraltet ist.

Viele halten ADHS auch für weniger schwerwiegend als andere psychische Erkrankungen, sodass selbst Fachkräfte im Gesundheitswesen oft nicht viel darüber lernen. Denn die Symptome bilden Tendenzen ab, die bei jedem Menschen manchmal auftreten können. Komische Darstellungen von ADHS in den Medien, Kommentare wie »Haben wir nicht alle ein bisschen ADHS?« und das Abwiegeln von Bekannten und Verwandten (die vielleicht selbst eine unerkannte ADHS haben, da sie erblich ist) tragen zur Vorstellung bei, ADHS sei nichts weiter als eine ulkige Marotte. *Oooh, sieh mal, ein Schmetterling.*

Zudem gibt es überall Fehlinformationen. Falsche Fakten über ADHS verbreiten sich in den sozialen Medien und durch Mundpropaganda – und zwar oft schneller als die richtigen. Denn Menschen suchen gerne nach simplen Antworten und die Wahrheit ist meist unangenehm kompliziert.

Aber obwohl die Wahrheit oft kompliziert ist, ist es enorm hilfreich, die eigene psychische Erkrankung (oder die eines nahestehenden Menschen) genau zu verstehen. Lass uns deshalb nun unser Wissen auf den neuesten Stand bringen und als Erstes einige gängige Missverständnisse bezüglich ADHS entkräften.

ADHS hat nichts mit einem Aufmerksamkeitsdefizit zu tun

ADHS ist ein ganz mieser Name für die Krankheit, denn »Aufmerksamkeitsdefizit« impliziert einen Mangel an Aufmerksamkeit. Unser Hirn kann sich aber mitunter ziemlich gut konzentrieren – vor allem auf Dinge, die unser Interesse wecken: Hobbys, Schwärmereien, Videospiele und so weiter. Das Problem ist nur, dass wir nicht steuern können, wie intensiv oder worauf wir uns konzentrieren (mehr dazu in Kapitel 3, Seite 69). Dieser erhebliche Irrglaube hält viele davon ab, sich untersuchen zu lassen, weil sie sich ja konzentrieren können … manchmal.

Man muss nicht hyperaktiv wirken, um ADHS zu haben

Viele gehen davon aus, man könne kein ADHS haben, wenn man nicht hyperaktiv wirkt. Das führt zu Fehldiagnosen und macht es denjenigen, bei denen irgendwann einmal ADS diagnostiziert wurde *(huhu!)*, schwer, zu glauben, dass sie an einer AD*Hyperaktivitäts*S leiden.

Allerdings gibt es bei der ADHS drei Erscheinungsbilder:

- vorwiegend unaufmerksam,
- vorwiegend hyperaktiv/impulsiv und
- gemischt.

Die meisten Menschen mit ADHS gehören zum gemischten Typus, haben also so viele Symptome des unaufmerksamen und des hyperaktiven/impulsiven Erscheinungsbilds, dass sie beiden Kategorien angehören.

Dagegen müssen beim vorwiegend unaufmerksamen Erscheinungsbild *keine* Symptome von Hyperaktivität vorliegen, um die Diagnose ADHS zu erhalten (gleiche Krankheit, anderes Erscheinungsbild). Außerdem sind Menschen mit Hyperaktivitäts- und Impulsivitätssymptomen nicht immer *körperlich* hyperaktiv. Es gibt auch verbale Hyperaktivität, die häufig bei Mädchen und Frauen vorkommt. (Mein Sprechtempo wird viel kommentiert.) Körperliche Hyperaktivität äußert sich oft auch in *mentaler* Unruhe. Zudem kann sich das Erscheinungsbild im Laufe der Zeit ändern.

Kurz gesagt: Von ADHS *kann* ein Kind betroffen sein, das die Wände hochrennt, ein Erwachsener, der wegen jagender Gedanken nicht schlafen kann, oder ein Kind, das verträumt aus dem Fenster blickt.

ADHS ist ein neurologisches Leiden, keine Verhaltensstörung

Zwar galt ADHS früher als Verhaltensstörung (und so kann sie durchaus wirken!), aber heute weiß man, dass die mit der Störung einhergehenden Verhaltensprobleme neurologische Ursachen haben.

ADHS ist eine neurologische Entwicklungsstörung. Das bedeutet, dass sich das Nervensystem, einschließlich des Gehirns, anders entwickelt und verhält.

Grundlegende Unterschiede in der Hirnentwicklung und -struktur führen zu Unterschieden im Verhalten. Verhaltensänderungen, die neurotypischen Menschen bei Auffälligkeiten helfen, haben deshalb bei ADHS-Betroffenen häufig keinen Erfolg. Denn hinter deren Verhalten stecken *andere Gründe.*

Untersuchungen zufolge zeigen Strafen bei ADHS-Kindern *weniger* Wirkung als bei neurotypischen Kindern, während sofortiges positives Feedback und spürbare Belohnungen *effektiver* sind.* Im Gegensatz zur Bestrafung kann Belohnung die Motivationsdefizite von ADHS-Betroffenen ausgleichen (mehr dazu im Kapitel »Die Sache mit der Motivation«, Seite 179).

---

* Für Eltern von ADHS-Kindern kann es frustrierend sein, wenn ihre Kinder sich danebenbenehmen und Fremde dies missbilligen. Denn es mag so aussehen, als müssten die Kinder bestraft werden, aber in Wirklichkeit brauchen sie Unterstützung.

ADHS hat schwerwiegende Auswirkungen

Einzelne ADHS-Symptome mögen »nicht so schlimm« erscheinen, aber das *Ausmaß* und die *Häufigkeit*, mit denen sie Betroffenen das Leben erschweren, *sind* durchaus gravierend.

ADHS beeinflusst jeden Tag, ja sogar jeden Augenblick viele Aspekte des Lebens. Auch wenn mir persönlich vieles an meinem ADHS-Hirn lieb ist, sind die Lebensumstände Betroffener im Durchschnitt schlechter, vor allem wenn die Krankheit unbehandelt bleibt. Menschen mit ADHS lassen sich eher scheiden, werden öfter entlassen und haben häufiger Autounfälle.

Studien des Psychologen und bekannten ADHS-Forschers Dr. Russell Barkley haben ergeben, dass ADHS die Lebenserwartung deutlich senkt – um *durchschnittlich 12,7 Jahre*. ADHS macht das Leben also schwieriger – und kürzer. Rechnet man darüber hinaus die Auswirkungen von Geschlecht, Ethnie, sozioökonomischem Status und den bei ADHS häufiger auftretenden psychischen Erkrankungen dazu, können die Folgen sogar noch schlimmer sein (siehe dazu das Kapitel »Was ADHS noch schwieriger macht«, Seite 307).

Wegen dieser einander verstärkenden Faktoren ist ADHS eine viel schwerwiegendere Störung, als allgemein angenommen wird – und definitiv mehr als nur eine niedliche Marotte.

Die »eine« Lösung gibt es nicht

Bei jedem Arzttermin wurde ich gefragt, ob meine Stimulanzien wirkten (taten sie) und ob ich irgendwelche negativen Nebenwirkungen hätte (hatte ich nicht). Man gab mir ein neues Rezept und schickte mich wieder weg. ADHS erfolgreich behandelt! Aber das stimmte nicht ganz.

Eines unserer Teammitglieder, ebenfalls eine Jessica, drückte es so aus: »Es gibt kein Zauber-Einhorn mit Glitzer-Regenbogen, das alle ADHS-Probleme löst.«

Forschungen zufolge ist die optimale Behandlung von ADHS multimodal und beinhaltet mehr als eine Therapieform.

Das National Institute of Mental Health hat eine umfangreiche Studie über die Behandlung von ADHS durchgeführt und ihr dazu auch gleich einen entsprechend langen Namen verpasst: *Multimodal Treatment of Attention Deficit Hyperactivity Disorder Study*, kurz MTA-Studie. Die MTA-Studie hat ergeben, dass Medikamente allein nicht ausreichen, um ADHS wirksam zu behandeln, und dass die erfolgreichsten Behandlungskonzepte Psychotherapie und Medikation *kombinieren.*

Die MTA-Studie hat nur zwei Behandlungsansätze untersucht, dabei gibt es viele weitere wirksame Methoden. Ein multimodaler Ansatz kann mehrere der folgenden Therapien umfassen:

- **Medikamente**
  Stimulanzien sind die gängigsten Mittel bei ADHS, aber es gibt auch nicht stimulierende Alternativen. Da jedes Hirn anders ist, kann es dauern, bis das richtige Medikament und die passende Dosis gefunden sind. In der Regel sind Medikamente jedoch bei ADHS sehr wirksam und ergeben von allen Behandlungsansätzen die größte unmittelbare Verbesserung der Symptome. Die Wirkung ist zwar nur vorübergehend und lässt nach, wenn die Medikamente abgesetzt werden, aber bei vielen Betroffenen ist die Veränderung, die sie bei Konzentration, Produktivität und sogar bei der Emotionsregulation bewirken, sehr tiefgreifend.

- **Psychoedukation**
  Psychoedukation bedeutet, dass den Betroffenen Informationen

und Kenntnisse vermittelt werden, mit denen sie ihre psychische Erkrankung besser verstehen und bewältigen können. Untersuchungen, die zwar nicht spezifisch ADHS miteinbeziehen, aber verschiedene andere Diagnosen betreffen, haben ergeben, dass Psychoedukation hilft – und zwar nicht nur den Betroffenen, sondern auch ihren Angehörigen. Sie verbessert zudem die Selbstwahrnehmung, was für diejenigen, die damit Probleme haben, hilfreich ist. Es nützt also tatsächlich etwas, wenn man das Gehirn versteht, mit dem man arbeitet. Wer hätte das gedacht?

- **Kompetenztraining**
  Kompetenztraining kann sich auf viele Bereiche erstrecken (zum Beispiel auf soziale Kompetenzen, Erziehungskompetenzen, Lebenskompetenzen und organisatorische Kompetenzen) und kann sowohl für die Person mit ADHS als auch für ihre Bezugspersonen von Vorteil sein. Eltern von Kindern mit ADHS lernen in speziellen Elternkursen, wie sie in der Erziehung ihr Kind unterstützen und dessen ADHS-Probleme berücksichtigen können. Bei Erwachsenen kann sich das Kompetenztraining auch auf ADHS-gerechte berufliche Entwicklung, persönliche Finanzen, Kommunikation, Zielsetzung und Prioritätensetzung beziehen.

- **Psychotherapie**
  Diverse Formen von Psychotherapie haben sich bei ADHS als sehr wirksam erwiesen, darunter die kognitive Verhaltenstherapie (KVT), die dialektisch-behaviorale Therapie (DBT, auch dialektische Verhaltenstherapie) und die Akzeptanz- und Commitment-Therapie (ACT). All diese Therapieformen können dabei unterstützen, ungünstige Denkmuster zu entwirren und Verhaltensweisen zu ändern, die die funktionalen Beeinträch-

tigungen verschlimmern und den Umgang mit Gefühlen erschweren. Eine Therapie ist dann am erfolgreichsten, wenn die Beziehung zum Therapeuten oder der Therapeutin gut ist und das Vertrauen besteht, dass die Fachkraft Betroffenen beim Erreichen ihrer Ziele hilft.*

- **Coaching**
  ADHS-Coaches können Betroffenen Ratschläge, Informationen und praktische Strategien an die Hand geben, um die mit der Störung verbundenen funktionalen Beeinträchtigungen zu minimieren. Sie können eine gute Hilfe sein, wenn man sich Ziele setzen und diese erreichen möchte. Oft haben diese Coaches selbst ADHS, arbeiten ausschließlich mit ADHS-Betroffenen und verfügen daher über einen großen persönlichen Erfahrungsschatz sowie Fachwissen zum Thema.

- **Unterstützung**
  Von ADHS betroffen zu sein, ist *schwer*. Ein sehr wichtiger Faktor für eine erfolgreiche Bewältigung ist daher die Unterstützung aus dem Familien- und Freundeskreis, von Kollegen, Mitschülerinnen oder weiteren Betroffenen. Der Kontakt zu Menschen mit ADHS kann besonders hilfreich sein, denn er zeigt, dass auch andere die Probleme haben, die ein Hirn mit sich bringt, das nicht so funktioniert wie das der allermeisten. Mehr darüber, wie man ein Unterstützungsnetzwerk aufbaut, erfährst du im Kapitel »Das komplizierte soziale Miteinander« ab Seite 271. In »›Hearts‹ und ›Brains‹ – so funktionieren Bezie-

* Das gelingt am besten, wenn die Therapeuten ein solides Wissen über ADHS und andere wichtige Faktoren im Zusammenhang mit der Störung haben, denn so können sie Probleme besser verstehen und die richtigen Ratschläge erteilen.

hungen ab Seite 347 geht es darum, wie du jemandem, der dir wichtig ist, Unterstützung anbieten kannst – auch wenn dieser Jemand du selbst bist.

Leider gibt es oft Hindernisse, die eine oder mehrere dieser Optionen unmöglich machen. Zum Glück bieten auch viele Fachleute kostenlose Unterstützung im Internet an, und ich habe anfangs viel über meine ADHS gelernt, indem ich diese genutzt habe.

Es gibt viele ADHS-Betroffene

Da ich außerhalb meiner Familie niemanden mit ADHS kannte, nahm ich an, alle Menschen in meiner Umgebung seien neurotypisch. (Inzwischen habe ich gelernt, keine voreiligen Schlüsse zu ziehen.)

Je mehr ich dazulernte, desto mehr Informationen teilte ich auf meinem Kanal. Und je mehr ich ins Netz stellte, desto bewusster wurde mir, dass ich keineswegs allein war.

Weil ich ganz offen über meine Probleme sprach, erzählten mit der Zeit auch immer mehr Menschen aus der ganzen Welt in Kommentaren ehrlich von ihren Schwierigkeiten mit ADHS. Zum ersten Mal in meinem Leben musste ich nicht erklären, warum mir etwas schwerfiel, und niemand gab mir das Gefühl, defekt oder seltsam zu sein. Es gab ganz viele andere, die zustimmend nickten und »Ich auch!« sagten.

ADHS war nicht nur viel verbreiteter, als ich dachte – der tägliche Kampf war real, und zwar nicht nur für mich.

Doch wenn diese Störung so weit verbreitet war*, wo hielten sich dann all diese Menschen versteckt? Wie konnte das Leiden so vieler Menschen unbemerkt und unangesprochen bleiben – und warum?

* Je nach Studie leiden zwischen 3 und 8 Prozent der Bevölkerung an ADHS.

ADHS ist mit Vorurteilen behaftet

Viele Menschen mit ADHS geben ihre Diagnose nur sehr ungern preis, weil sie negative Vorurteile fürchten. Obwohl Diskriminierung illegal ist, kommt es immer wieder dazu – durch Vorgesetzte, Lehrkräfte und sogar medizinisches Personal. Manche Betroffene merken nicht einmal, dass sie ADHS haben. Denn viele Eltern lassen ihre Kinder nicht untersuchen oder verheimlichen ihren Kindern die Diagnose, weil sie Angst vor den Auswirkungen dieses »Etiketts« haben. (Mehr dazu im Kapitel »Was ADHS noch schwieriger macht«, Seite 307.)

Auch die zur Behandlung von ADHS verwendeten Medikamente werden häufig negativ beurteilt, und das führt wiederum zu Vorurteilen und Diskriminierung denen gegenüber, die sie einnehmen. Manchmal verbergen Menschen mit ADHS ihre Medikamente sogar vor ihrem engsten Umfeld. Eltern von Kindern mit ADHS bekommen im Internet, in ihrem Alltag und sogar im Medizinbetrieb den Vorwurf, ihre Kinder »unter Drogen zu setzen«, damit sie einfacher im Umgang sind. Als ich in einem Video einen Brief an meine Mutter vorlas, in dem ich ihr von Herzen dafür dankte, dass sie mich »unter Drogen gesetzt« hatte, dauerte es nicht lange, bis ich im Internet ein Bild von mir sah, auf dem das Wort »BÖSE« auf meiner Stirn prangte.

Von ADHS-Betroffenen wird das Gleiche erwartet wie von neurotypischen Menschen (und sie werden bestraft, wenn sie es nicht schaffen)

Unabhängig vom Grad unserer Beeinträchtigung und davon, ob wir in Behandlung sind und/oder Teilhabemaßnahmen genießen, werden wir Menschen mit ADHS nach den gleichen Standards beurteilt wie unsere neurotypischen Mitmenschen – und wir werden bestraft, wenn wir sie nicht erfüllen.

Also lernen wir, unser ADHS-Verhalten zu maskieren und zu tun, was von uns erwartet wird: leise sein, still sitzen, aufpassen – solange wir unter Menschen sind. Später zahlen wir dann den Preis dafür: Wir brechen zusammen, fühlen uns erschöpft, starren stumpf die Wand an oder scrollen stundenlang durch die sozialen Medien, um unsere Energiereserven wieder aufzuladen.

Selbst wenn andere von unserer Diagnose wissen, wird uns oft beigebracht, unsere Probleme zu verbergen, anstatt sie effektiv zu bewältigen.

Manche unterdrücken ihre übermäßigen Emotionen, indem sie sehr viel essen.

Andere zwingen sich, still zu sitzen, auch wenn diese Anstrengung bedeutet, sich auf nichts weiter im Unterricht konzentrieren zu können.

Wieder andere räumen panisch auf, wenn jemand zu Besuch kommt, oft mit der Folge, dass sie danach bestimmte Sachen nicht mehr wiederfinden. *(Warum habe ich die gute Bratpfanne unters Bett gestellt?)*

Es gibt Betroffene, die die ganze Nacht durchmachen, um eine Schularbeit rechtzeitig fertigzustellen, und schließlich die Stunde verschlafen, in der sie sie abgeben sollten.

Viele entwickeln Angststörungen, Depressionen oder beides. Und einige greifen zur Selbstmedikation zu Alkohol oder anderen Drogen. Die Probleme damit können dann die eigentlich vorliegende ADHS überlagern.

Niemand erkennt die enorme Anstrengung – auch Betroffene nicht

Da viele ADHS-Symptome einzeln auch bei anderen Menschen manchmal zu beobachten sind, glauben viele Betroffene, dass das, womit sie zu kämpfen haben, normal ist.

Umgekehrt sehen andere oft nicht, wie groß die Anstrengung ist, weil die Verhaltensweisen, die von außen wahrgenommen werden, nur die Spitze des Eisbergs sind. Viele Menschen mit ADHS bemühen sich so sehr darum, die neurotypischen Erwartungen zu erfüllen, dass es so wirken mag, als ginge es ihnen gut – auch wenn das gar nicht stimmt. Wie anstrengend es ist, diesen Erwartungen zu entsprechen, ist nicht leicht zu erkennen.

Als ich auf dem College war, sahen die anderen in mir eine tüchtige Studentin, die es auf die Bestenliste schaffte, auf dem Campus arbeitete und einen Freund hatte.

Niemand bemerkte, dass ich jeden Tag Zitronenkekse als Mittagessen aß, dass ich Kurse belegte, die für den Abschluss nicht zählten, und dass ich meine Liebespartner danach auswählte, ob sie mir bei Mathe helfen konnten.

Später erfuhr ich, dass andere in meinem Umfeld ein ähnlich mühsam angepasstes Leben geführt hatten. Leute, die mich mit ihren Leistungen beeindruckten und die ihr Leben auf eine Weise im Griff zu haben schienen, wie ich es *definitiv* nicht hatte, gestanden mir Jahre später: »Hey, weißt du was? Ich habe ADHS!«, und offenbarten mir all ihre unter der Oberfläche verborgenen Probleme.

Manche Menschen können mit ADHS sehr erfolgreich sein. Ich habe Entertainerinnen, Ärzte und CEOs mit ADHS kennengelernt. Doch aus ihrem Erfolg sollte man keinesfalls schließen, dass sie keine Störung haben oder diese sie nicht beeinträchtigt. Mit ADHS *kann* man Großes erreichen – aber ohne die richtige Unterstützung geht das oft auf Kosten anderer Lebensbereiche oder des eigenen Wohlbefindens.

Für diejenigen, die Zugang zu allen notwendigen Hilfen haben, kann sich ADHS wie eine Superkraft anfühlen. Sie können ihre Kreativität und ihre ausgeprägte Konzentrationsfähigkeit voll nutzen, ohne sich Sorgen machen zu müssen, im Meer des Lebens zu ertrinken.

Für alle, die wenig Unterstützung erfahren, kann ADHS allerdings ein Albtraum sein. Sie müssen sich im Familien- und Freundeskreis ständig gegen Vorwürfe und Abwertung wehren. Sie reiben sich in der Arbeit auf und mühen sich mit Aufgaben ab, die andere als eher leicht einschätzen. Sie brauchen länger, um erfolgreich zu sein, und und es kostet sie deutlich mehr.

Shawn T., 39, Kalifornien

»Ich habe schon seit 20 Jahren vermutet, dass ich an ADHS leide, dachte aber nicht, dass eine Diagnose irgendetwas für mich ändern würde, bis ich die Informationen auf Jessicas Kanal entdeckte. Vor zwei Monaten habe ich die Bestätigung vom Arzt erhalten und probiere jetzt Medikamente aus. Die Diagnose allein hat mir schon weitergeholfen, weil ich die Ursachen meiner Schwierigkeiten im Leben jetzt viel besser verstehe. Noch mehr als die Medikamente hat mir die Solidarität anderer ADHSler gebracht (trotzdem brauche ich meine Medikamente, denn die helfen auch!).«

Daniel C., 36, Kansas

»Bei mir wurde ADHS im Erwachsenenalter diagnostiziert. Ich bin Hochschullehrer und hatte einen Monat Zeit, um ein schwieriges Seminar vorzubereiten. Jeden Tag habe ich mich an den Schreibtisch gesetzt und dann, statt zu arbeiten, eine ganze Serienstaffel angeschaut. Weil ich fürchtete, eine Depression zu entwickeln, wandte ich mich an eine Therapeutin.

Sie fragte mich fast als Erstes, ob ich schon an ADHS gedacht hätte. Als ich auf mein Leben zurückblickte, fielen mir so einige auffällige Dinge ein. So hatte ich beispielsweise im ersten Jahr, in dem ich ein Auto besaß, acht Mal meine Schlüssel im Auto eingeschlossen. Und als Schüler hatte ich ein einziges Mal nachsitzen müssen, weil ich vergessen hatte, mein Einserzeugnis unterschreiben zu lassen. Die Therapeutin ging mit mir die Diagnosekriterien durch. Dann wandte ich mich an den Hausarzt, und der bestätigte die Einschätzung der Therapeutin. Die Diagnose war eine riesige Erleichterung für mich.«

Brody S., 26, Pennsylvania

»Es ist echt schwierig, anderen zu erklären, warum mir manches wegen ADHS schwerfällt. Ich möchte nämlich nicht immer wieder das Gleiche erzählen und jammern: ›Oje, ich habe ADHS. Wusstet ihr, dass ich ADHS habe?‹ Ich möchte auch nicht den Eindruck erwecken, als wollte ich damit etwas entschuldigen. Nach meiner Diagnose habe ich ein Jahr gebraucht, um herauszufinden, was das überhaupt bedeutet. Es ist schwierig, wirklich offen damit umzugehen, weil ich ja weiß, dass andere nicht verstehen, wie es ist, mit so einem Gehirn zu leben. Trotzdem versuche ich, möglichst ehrlich und offen zu sein und gleichzeitig die Verantwortung für die Auswirkungen zu übernehmen, die die Störung auf mein Umfeld hat. Es bleibt trotzdem schwierig.«

Jill C., 32, Virginia

»Bei mir wurde ADHS diagnostiziert, als ich sieben war, aber dass es sich dabei um eine Erkrankung handelte, erfuhr ich erst mit 14 (davor sah ich es eher als eine Art Persönlichkeitsmerkmal). Ich dachte, es wäre normal, jeden Abend stundenlang an den Hausaufgaben zu sitzen. Ich hielt es für normal, dass alles schwierig war, dass ich ständig Ärger mit Lehrkräften hatte und dass ich das Gefühl hatte, die anderen nur aufzuhalten, weil ich nichts hinbekam.

Eigentlich entspreche ich nicht dem ADHS-Klischee. Nach außen hin bin ich ziemlich strukturiert und ordentlich, aber in meinem Kopf herrscht pures Chaos. Ich brauche als Erwachsene viel Zeit und Mühe, um in dem ganzen geistigen Wirrwarr das zu finden, was ich gerade benötige.

Kürzlich erst ist mir klar geworden, dass ich mein ganzes Leben lang nicht schnell genug vorangekommen bin oder Dinge zum Ärger meiner Mitmenschen nicht schnell genug begriffen habe und dass sich das wohl auch nicht mehr ändern wird. Jetzt mache ich mir das Leben dadurch deutlich leichter, dass ich diese Reaktionen akzeptiere, anstatt die anderen und mich selbst dafür zu hassen.«

Der Werkzeugkasten

Irgendwann verstand ich, warum mein bisheriger Umgang mit ADHS nicht besonders gut funktioniert hatte. Denn mein Entschluss, mich mehr anzustrengen, hatte nicht berücksichtigt, wie sehr ich mich bereits angestrengt hatte. Und er hatte auch nicht die Tatsache berücksichtigt, *dass ich ADHS hatte*, was sich auf viele Aspekte meines Lebens auswirkte, und zwar viel stärker, als mir bewusst war. Jetzt, da ich das begriffen habe, gehe ich ganz anders an meine Probleme heran – und das empfehle ich allen, die ADHS haben.

1. ADHS ernst nehmen

Eine unsichtbare Behinderung kann man leicht verleugnen, aber ADHS kann extrem einschränkend sein. Die unsichtbaren Hürden hindern uns daran, unsere Ziele zu erreichen, selbst wenn wir unser Bestes geben.

Sogar eine »leichte«* ADHS hat erhebliche Auswirkungen auf viele Lebensaspekte. (Wäre es nicht so, würde es nicht für eine Diagnose reichen.)

Zu behaupten, ADHS zu haben sei etwas Tolles oder unsere alltäglichen Probleme gäbe es eigentlich gar nicht, mag sich für den Moment gut anfühlen. Aber unsere Beeinträchtigungen existieren, ob wir sie nun anerkennen oder nicht. So wie die Hausaufgaben existieren, die wir vor uns herschieben. Unser Selbstwertgefühl und unsere Handlungsfähigkeit werden gestärkt, wenn wir uns so begreifen und akzeptieren, wie wir sind, und nicht so, wie wir vermeintlich sein sollen. Manche glauben, dass das Anerkennen der eigenen Beeinträchtigungen bedeutet, sich selbst Grenzen zu setzen. Ich habe festgestellt, dass genau das Gegenteil der Fall ist. Seit ich meine Einschränkungen anerkenne und mit ihnen umzugehen lerne, funktioniere ich besser, nicht schlechter.

ADHS ernst zu nehmen beginnt damit, es zu akzeptieren. Wir können unsere Probleme nur dann erkennen und bewältigen, wenn wir sie uns ehrlich eingestehen, egal ob wir sie für eine »große Sache« halten oder nicht. Keine der Behandlungen, Strategien, Maßnahmen und Anpassungen, die ich in diesem Buch vorstelle, können einen sinnvollen Nutzen bringen, wenn wir das Ausmaß unserer Schwierigkeiten leugnen und uns vormachen, keine Hilfe zu brauchen.

---

* Dies ist ein gutes Beispiel dafür, dass ein Wort in der Fachsprache nicht dasselbe bedeutet wie in der Alltagssprache. Stell dir eine »Belastungsskala« von 1 bis 10 vor, auf der das normale Belastungsempfinden zwischen 1 und 7 liegt. Diagnosen gibt es im Bereich 8 bis 10. Eine »leichte« Betroffenheit wäre damit eine 8 und somit durchaus erheblich!

2. Sich zusammentun

So sehr mir das Wälzen der Forschungsergebnisse geholfen hat, meine Beeinträchtigungen zu verstehen und ernst zu nehmen, so sehr hat für mich auch die Konfrontation mit anderen ADHS-Betroffenen dazu beigetragen, sie zu »normalisieren«.

Es tut gut, sich gegenseitig von Problemen zu erzählen, für die man sich schämt, und von den peinlichen Hilfsmitteln, die wir manchmal brauchen. (Ja, auch Erwachsene lassen sich mit Aufklebern motivieren!)

In diesen Momenten lösen sich die Vorgaben auf, wie wir »sein sollten«, und übrig bleibt das, was wir *sind*: neugierige, leidenschaftliche, andersdenkende Menschen, die sich in einer Welt behaupten müssen, die nicht für sie gemacht ist.

An mir selbst habe ich immer nur die Defizite gesehen und nicht, wie wertvoll meine ADHS-Merkmale durchaus sein können. Bei *anderen* habe ich das schon erkannt. Sie waren lustig. Fürsorglich. Faszinierend. Großzügig. Kreativ. Albern. Leidenschaftlich. Ehrgeizig. Und sie waren *wie ich*.

Weil ich *sie* so sehr mochte, fing ich endlich an, *mich selbst* zu mögen. Vielleicht hatte ja auch ich einen Wert, trotz all meiner Probleme.

Zeit mit anderen zu verbringen, deren Hirn genauso funktioniert wie das eigene, ist eine wertvolle Erfahrung. Die Scham fällt von uns ab, und wir sehen uns auf einmal mit den Augen der anderen: als die lustigen oder begabten oder wissbegierigen oder ehrgeizigen Menschen, die wir sind; als Menschen mit Problemen, die vielleicht für neurotypische Menschen unverständlich, aber für ADHS-Betroffene *völlig normal* sind.

3. Mit dem Hirn arbeiten, nicht dagegen

Wann immer du merkst, dass etwas schiefläuft und nicht funktioniert, solltest du es nicht noch stärker versuchen. Mach stattdessen etwas anderes.

Und wenn du etwas verändern willst, musst du lernen, *mit* deinem Hirn zu arbeiten. Wir Menschen mit ADHS funktionieren oft viel besser und schneller, wenn wir nicht krampfhaft versuchen, es »richtig« (sprich: auf neurotypische Weise) zu machen. Spielt unser Hirn mit, können wir außergewöhnlich viel leisten. Deshalb lohnt es sich, erst einmal in Ruhe herauszufinden, wie man Aufgaben so angeht, dass das Hirn mitmacht – auch wenn manches vielleicht unkonventionell erscheint.

Wenn ich mit meinem Hirn arbeite, tue ich Folgendes:

- Ich nutze das, was *tatsächlich* bei mir funktioniert, und nicht das, was eigentlich funktionieren sollte.
- Ich stelle mir für Aufgaben, die mir schwerfallen, einen Werkzeugkasten mit Hilfsmitteln zusammen.
- Ich erledige das Schwierigste zu Zeiten, in denen mein Gehirn am besten funktioniert.
- Wenn möglich, nutze ich ADHS-freundliche Produkte und Dienstleistungen.
- Ich bitte um die Hilfsmittel und Maßnahmen, die ich benötige – oder besorge sie mir selbst.
- Ich prüfe, wie ich eine Aufgabe am besten angehe: Was brauche ich, um *die Sache* zu erledigen? Und was benötigt mein Hirn, um das zu leisten?

Nicht aufgeben

Ich bin in meinem Leben schon so oft und gründlich gescheitert, dass ich von Selbstzweifeln geplagt war, als ich meinen YouTube-Kanal startete. Eine Stimme im Hinterkopf flüsterte ständig: »Das schaffst du nicht. Das geht in die Hose. Früher oder später gibst du eh auf, so wie immer.«

Als ich mit dem Kanal anfing – und dabei weiterhin als Kellnerin jobbte – war es wirklich schwer, *nicht* aufzugeben. Denn ich stieß ständig auf Hürden.

In manchen Wochen geriet ich mit den Videos in Rückstand und musste bei der Arbeit Schichten absagen, um das Versäumte aufzuholen.

Manchmal war der Kamera-Akku leer, ohne dass ich es merkte. Weil ich dann aber zur Arbeit musste, konnte ich das Video erst um Mitternacht nachdrehen, zuweilen auch erst um ein oder zwei Uhr nachts.

Einmal konnte ich mich wochenlang nicht dazu durchringen, ein Skript zu schreiben, weil die Recherche zum Thema so unangenehm war.

Ein andermal habe ich versucht, meinen neuen Hintergrund mit Dampf zu entknittern, da löste sich der Tankdeckel des Dampfglätters und mir spritzte heißes Wasser ins Gesicht. Statt noch ein Video zu drehen, landete ich deshalb mit Verbrennungen im Gesicht in der Notaufnahme.

Alles Mögliche ging schief, aber ich kämpfte mich durch – zum einen, weil mir das Vorhaben sehr am Herzen lag, und zum anderen, weil ich es dieser Stimme im Hinterkopf zeigen wollte.

Doch dann kam die Woche, in der ich mir nichts mehr vormachen konnte. Zu dem Zeitpunkt, zu dem die aktuelle Folge gedreht *und* geschnitten hätte sein müssen, hatte ich sie noch nicht einmal geschrieben. Ich war nicht einfach nur am Scheitern, ich war gescheitert. Also schrieb ich einen Tweet, in dem ich der Community mein Versagen berichtete und erklärte: »Vielleicht hatte diese Stimme recht. Vielleicht schaffe ich das einfach nicht.«

Ich ging davon aus, dass man mir sagen würde, ich könne ruhig etwas anderes anfangen.

Im Grunde erwartete ich, dass mir die Community zustimmen und auf die von mir versprochene Hilfe fortan verzichten würde. Ich ging davon aus, dass man mir sagen würde, ich könne ruhig etwas anderes anfangen. Vielleicht würde man mich sogar beschimpfen, das hatte ich meiner Meinung nach auch verdient.

Stattdessen bekam ich Ermutigung.

»Was? Nein. Du machst das doch toll. Weiter so.«

Weiter so?

Ich wusste gar nicht, dass das möglich war.

Es klingt albern, aber das Leben mit ADHS und den damit verbundenen Erschwernissen hatte bei mir zu der Überzeugung geführt, dass man nur ein paarmal versagen dürfe, danach müsse Schluss sein. Denn dann sei die Zeit abgelaufen und es gebe kein Verständnis mehr. Dann würde der Job oder die Freundschaft gekündigt, wäre bei den anderen das Höchstmaß an Enttäuschung erreicht. Dann wäre auch bei mir selbst das Höchstmaß an Enttäuschung erreicht. Dann könnte ich es einfach sein lassen. Wenn man einmal *richtig* versagt hatte, musste man doch aufhören und etwas anderes anfangen. So war es doch, oder?

Man hatte mir erlaubt, zu versagen. Jetzt fehlte mir nur noch die Erlaubnis, aufzuhören.

Stattdessen bekam ich die Erlaubnis, weiterzumachen.

Stattdessen bekam ich die Erlaubnis, weiterzumachen.

Diese Ermutigung aus meiner Community inspirierte mich zu einem Video darüber, dass Erfolg nicht bedeutet, Misserfolg zu vermeiden, sondern trotzdem weiterzumachen.

Soll das heißen, dass man etwas, bei dem man ständig scheitert, immer wieder versuchen sollte?

Nein, manchmal scheitern wir, weil etwas einfach nicht unser Ding ist. Und wenn man dann weiter mit dem Kopf gegen die Wand rennt, bringt das nichts. Außer Kopfweh.

Doch wenn dir etwas wichtig ist, *darfst* du weitermachen – auch wenn du scheiterst. Scheitern macht dich nicht zum Versager. Es ist nicht – wie ich befürchtet hatte – das Gegenteil von Erfolg. Es ist etwas, das auf dem Weg dorthin passieren kann und wird.

Häufen sich die Misserfolge, braucht man zum Weitermachen vor allem eines: Ermutigung durch andere. So wie man beim Videospielautomaten Münzen nachschmeißen muss, um weiterzuspielen, obwohl alle Leben verbraucht sind.

Manchmal sagt irgendjemand etwas so Gutes, so Kraftspendendes, dass es wie eine magische Münze wirkt – eine, die man immer wieder nachwerfen kann.

Seit jenem Tag habe ich noch einige Male gründlich und unbestreitbar versagt. Aber wenn mich dann Scham und Verzweiflung fast vom Weg abbrachten, habe ich diese magische Münze eingeworfen, die mir irgendjemand aus meiner Community mit den Worten geschenkt hatte, ich würde das doch toll machen und solle einfach weitermachen.

Falls du glaubst, deine Worte wären unwichtig und könnten nichts bewirken, wenn du jemand Nahestehendem Ermutigung zusprichst, dann lass dir gesagt sein, dass dieses Buch nicht existieren würde, wenn niemand das für mich getan hätte.

> Scheitern macht dich nicht zum Versager.

Ich hoffe, dass du nach dem Lesen dieses Buchs die Tasche voller Münzen hast.

Bis dahin leihe ich dir ein paar von meinen.

Du machst das toll. *Weiter so.*

KAPITEL 3

WAS HAT ES MIT DEM (HYPER-)FOKUS AUF SICH?

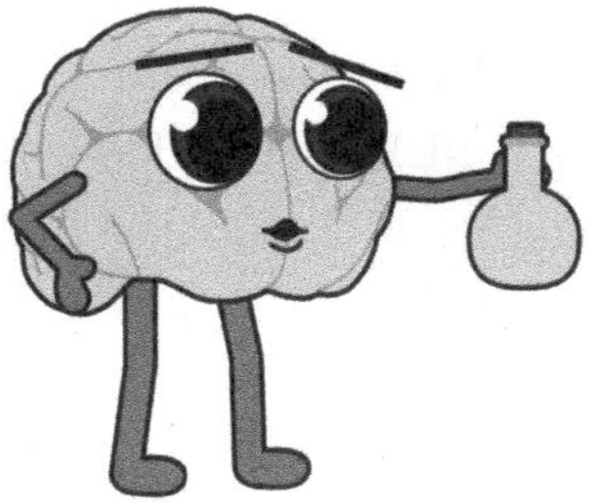

Für meinen Hang zum Abgelenktsein kann ich die moderne Technik nicht verantwortlich machen, nicht nach all den Stunden, die ich damit verbracht habe, fliegenden Luftballons hinterherzustarren, bis sie in den Wolken verschwanden.

Colson Whitehead

Konzentrier dich

»Jessica. Konzentrier dich.«

Ich wurde oft ermahnt, ich solle mich konzentrieren, solle aufpassen, als wäre das etwas, das ich einfach beschließen oder ausführen könnte. Etwas, das ich können müsste.

Aber konzentrieren war für mich kein Verb, nichts, was ich *tun* konnte. Vielmehr war diese Konzentration ein scheues, seltenes Wesen, das ich immer wieder *einzufangen* versuchte. Es kam mir vor, als wäre ich andauernd auf der Suche nach einem Fabelwesen – das auf magische Weise mit mir verbunden war, aber gerne Unsinn trieb und Verstecken spielte. Das Konzentrier-Tier.

Meistens brachte ich nicht genug Konzentration auf, um mich ganz auf etwas zu fokussieren. Zumindest nicht auf die Aufgabe, die ich gerade erledigen sollte. Wenn es mir jedoch gelang, konnte ich diesen Zustand gut nutzen.

Als Kind habe ich *versucht*, im Unterricht aufzupassen. Ich liebte es, zu lernen, aber es dauerte nie lange, bis die Wörter und Fakten miteinander verschwammen. Ich erinnere mich noch gut an die Angst davor, drangenommen zu werden. Ich wusste ja, dass ich nicht aufpasste, die Lehrerin wusste es, und die ganze Klasse würde es merken. Ich weiß noch genau, wie sich die Scham anfühlte, die darauf folgte.

»Tut mir leid. Ich war abgelenkt.«

Wenn man mir sagte, ich solle aufpassen, verstand ich eigentlich nur, dass ich meiner Konzentration nicht mehr nachjagen und lieber so tun sollte, als hätte ich sie bereits gefunden. Wie die Reiter in *Ritter der Kokosnuss* ahmte ich alle Bewegungen nach, die man macht, wenn man ein Konzentrier-Tier reitet, dabei hatte ich gar keines.

Es fühlte sich zwar albern an, aber immerhin war es bis zu einem gewissen Grad machbar, so zu tun, als würde ich aufpassen. Ich konnte relativ still sitzen, indem ich die Fingernägel in die Handflächen grub. Ich konnte angestrengt in mein Buch starren. In Wirklichkeit war ich dabei so konzentriert wie eine Kartoffel, aber wenigstens wurde ich nicht aufgerufen. So war der Lehrer zufrieden und ich wurde nicht ausgeschimpft.

> Aber konzentrieren war für mich kein Verb, nichts, was ich *tun* konnte. Vielmehr war diese Konzentration ein scheues, seltenes Wesen, das ich immer wieder *einzufangen* versuchte.

Wenn ich tatsächlich konzentriert bin, wirkt es meistens gar nicht so, als würde ich meinen Fokus auf etwas richten. Manchmal esse ich gerade oder spiele mit einer Haarsträhne. Oder ich höre Musik, wiege mich hin und her oder vor und zurück. Vielleicht habe ich die Augen geschlossen oder schreibe jemandem eine Nachricht, weil ich unbedingt das gerade Gelernte weitergeben möchte. Im Unterricht kann ich mich dabei alle fünf Sekunden melden, um eine Frage zu stellen, oder ich greife zum Handy, um das Gelernte zu googeln.

Im Märchen kann man Fabelwesen mit einem Zauber einfangen und zähmen. Um mir diese Zauberkraft zuzulegen, habe ich mit verschiedenen Zutaten und Beschwörungen experimentiert. Manchmal, wenn ich die richtige Mixtur finde und niemand meinen Zauber stört, erscheint meine Konzentration. Dann kann ich all das ausblenden, was an meiner Aufmerksamkeit zerrt – die tickende Uhr, den quietschenden Stuhl, die Etiketten in meiner Kleidung –, und meine Konzentration so lange nutzen wie nötig.

> Wenn ich tatsächlich konzentriert bin, wirkt es meistens gar nicht so, als würde ich meinen Fokus auf etwas richten.

Leider erfordert der Zauber einige seltsame Zutaten, die sich jedes Mal zu ändern scheinen. Einmal funktionierte der Konzentrationszauber, als ich in einem Tierpyjama Gummibärchen essend auf einer Schaukel saß. Aber beim nächsten Mal tat mir die Schaukel an den Händen weh, der Pyjama war mir zu warm, und die Gummibärchen erinnerten mich daran, dass ich in den Zoo wollte. (Übrigens, wo ist überhaupt der nächstgelegene Zoo? Gleich mal nachsehen!) Wie bei vielen Zauberlehrlingen gingen auch bei mir die Zauber manchmal schief.

Oft war nicht ich es, die das Tier verzauberte, sondern das Tier verzauberte mich. Ich setzte mich kurz hin und fand mich Stunden später im Sessel versunken wieder, hatte das Mittagessen verpasst, aber eine komplette Hochzeit geplant (obwohl ich nicht mal verlobt war). Der Laptop war fast leer, überall klebten Zettel, ich hatte 17 Benachrichtigungen bekommen und keine einzige davon bemerkt. Wenn mir dabei die Puste ausging und ich von selbst aus diesem Zustand herausfand, wenn ich eine solche Fokussierung gut zu Ende bringen konnte, war das eine tolle Erfahrung. Verpasste ich dadurch aber den Zeitpunkt, an dem ich zur Arbeit gehen oder mich mit einer Freundin zum Mittagessen treffen sollte, bekam ich Ärger. Die Schwierigkeit war also nicht nur, meine Konzentration aufzubauen, sondern sie auch so zu zügeln, dass ich nicht darin versank.

Nachdem bei mir das Aufmerksamkeitsdefizitsyndrom diagnostiziert worden war und ich stimulierende Medikamente bekommen hatte, fühlte ich mich, als hätte man mir einen Zaubertrank geschenkt: »Wirkung: lässt die Konzentration erscheinen. Dauer: vier bis sechs Stunden.«

Es gab also ein Mittel, mit dem ich mich konzentrieren konnte, sogar auf etwas *Langweiliges*. Das war Magie.

Endlich musste ich nicht mehr mit aller Kraft der Konzentration nachjagen

Oft war nicht ich es, die das Tier verzauberte, sondern das Tier verzauberte mich.

oder alle meine Zauberutensilien (sprich: Gummibärchen) verschwenden, um sie heraufzubeschwören. Ich *besaß* jetzt Konzentration und konnte meine Kräfte darauf verwenden, sie zu *nutzen*.

Das Medikament war keine perfekte Lösung. Ich musste sehr darauf achten, was ich tat, wenn es zu wirken begann. Einmal setzte die Wirkung ein, als ich in der Badewanne durch die sozialen Medien scrollte. Ich blieb ganze vier Stunden lang im Wasser.

Manchmal konnte ich mir kein Medikament leisten, weil ich keine Krankenversicherung hatte oder eine neue Versicherung es nicht abdeckte. Oder es war in der Apotheke nicht verfügbar oder ich durfte es nicht mitnehmen, weil es als Betäubungsmittel gilt und ich meinen Ausweis vergessen hatte. (Habe ich schon erwähnt, dass ich ADHS habe?) Hin und wieder vergaß ich auch, einen Termin zum Ausstellen eines neuen Rezepts zu vereinbaren. (Ein verschreibungspflichtiges Mittel kann man natürlich nicht einfach so nachkaufen.) Es gab auch Zeiten, in denen ich keine Praxis fand, die mir ADHS-Medikamente verschreiben wollte.

Konnte ich keine Medikamente nehmen, wurde mein Zustand noch schwieriger als vorher. Dass ich einen »Zaubertrank« hatte, machte meine Fähigkeit zur Fokussierung nicht besser, stattdessen kam ich aus der Übung. Ich hatte mich ja schon so schön daran gewöhnt, mich konzentrieren zu können, wenn ich es brauchte, dass es besonders frustrierend und entmutigend war, die Konzentration wieder mühsam jagen zu müssen.

Natürlich war ich dankbar dafür, dass ich einen »Zaubertrank« gefunden hatte, der bei mir wirkte und mir die meiste Zeit zur Verfügung stand. Aber mir gefiel gar nicht, dass ich mich ohne ihn so hilflos fühlte. Ich war es unglaublich leid, ständig um meine Konzentration kämpfen zu müssen. Als ich anfing, mich mit der ADHS-Forschung zu befassen, beschäftigte ich mich darum zuallererst mit der Fokussierung.

Was ich gelernt habe

20 Jahre lang glaubte ich, ich hätte ein Defizit an Aufmerksamkeit. Schließlich heißt es in der Bezeichnung meiner Diagnose: Aufmerksamkeitsdefizitstörung. Das Hirn braucht einen Tank voller Konzentrationsfähigkeit, um richtig zu funktionieren, also muss ich wohl ein paar Liter zu wenig haben. Korrekt?

Falsch! Tatsache ist, dass wir ADHS-Betroffenen uns durchaus konzentrieren können. Was uns fehlt, ist die Fähigkeit, unseren Fokus zu regulieren. Du weißt vielleicht, dass Eidechsen ihre Körpertemperatur nicht selbst regeln können. Ebenso fällt es ADHS-Hirnen schwer, ihre Konzentration zu regulieren (und ihre Emotionen und ihren Schlaf und … na gut, dazu kommen wir später).

Die absichtliche Steuerung der Konzentration – auch Top-down-Aufmerksamkeitskontrolle genannt – hängt vom präfrontalen Kortex ab. Er ist die Hirnregion, die als Letzte heranreift und sich bei Menschen mit ADHS noch langsamer entwickelt. Und selbst wenn sie voll ausgereift ist, bleibt sie beeinträchtigt. Deshalb müssen wir unserer Konzentrationsfähigkeit oft mit Zaubersprüchen und Zaubertränken auf die Sprünge helfen. Bei anderen drängt sich schnell der Eindruck auf, dass wir uns nicht konzentrieren, weil wir die Augen schließen, herumkritzeln oder Gegenstände auf dem Schreibtisch umherrücken. Dabei tun wir dies oft nur, weil wir versuchen, uns zu konzentrieren. So wie Eidechsen ihre Temperatur von außen regulieren, versuchen wir, unsere Aufmerksamkeit von außen zu regulieren.

Als hätte jemand die Tür offen gelassen

In dem allerersten Video über ADHS, das ich mir angeschaut habe, erzählte eine Frau, die sich auf YouTube »Just Jen« nannte, dass ihre

Ärztin die ADHS-Aufmerksamkeit mit einer Tür verglichen habe, die immer offen steht. Andere Menschen können ihre Tür schließen und sich konzentrieren, aber in ADHS-Hirnen lässt die Tür *alles* herein. Was andere vielleicht ausblenden, können wir nicht ignorieren.

Weißt du noch, wie oft dir in der Schule gesagt wurde, du solltest »auf dein eigenes Blatt schauen«? In Laborstudien hat man mithilfe von Eyetracking gemessen, wie oft ADHS-Betroffene ihre Aufmerksamkeit von dem abwenden, woran sie gerade arbeiten, und tja, ähäm … *wir können die Augen nicht auf dem eigenen Blatt lassen.* Zumindest nicht in dem Maße, wie es Gleichaltrige ohne ADHS können.

Es sind aber nicht nur Ablenkungen von außen, die wir nur mühsam ausblenden können. Unserem Hirn fällt es auch schwerer, vor den eigenen Ängsten, negativen Gedanken oder genialen neuen Ideen »die Tür zu schließen«. Zudem bereitet es uns Probleme, uns Dinge zu merken (siehe Kapitel »Probleme mit dem Gedächtnis«, Seite 211). Manchmal besteht die Ablenkung darin, dass wir versuchen, uns etwas zu merken oder über etwas zu reden, das wir nicht vergessen wollen.

Wie im Tunnel

Die Kehrseite der Ablenkbarkeit durch die offene Tür ist der Hyperfokus: ein Zustand, in dem wir so gebannt sind, dass wir nichts außerhalb unseres Hyperfokus-Tunnels wahrnehmen und unsere Aufmerksamkeit kaum auf etwas anderes richten können. Das Ausbleiben einer Diagnose ist oft im Phänomen des Hyperfokus begründet. Es heißt dann, die Person könne ja nicht an ADHS leiden, weil sie sich *so gut* konzentrieren kann, »wenn sie will«.

Aber der Hyperfokus ist ebenfalls eine Erscheinung der mangelhaften Aufmerksamkeitsregulation, die für ADHS-Hirne typisch ist. Denn wir *beschließen* nicht, uns auf etwas zu konzentrieren, sondern werden *hineingesogen*. Wenn das passiert, verlieren wir jegliches Zeitgefühl und kommen erst wieder hervor, wenn wir fertig sind, tot sind oder durch irgendjemanden oder irgendetwas herausgerissen werden.

Manchmal kann der Hyperfokus positiv sein – und manchmal nicht.*

Hyperfokussierung auf einen Aufsatz, den du fertigstellen musst, während du sonst keine anderen Termine hast? Fantastisch!

Hyperfokussierung auf das Lesen eines Buchs, wobei du das Treffen des entsprechenden Lesezirkels dadurch verpasst? Nicht so toll.**

Weil uns das Konzentrieren so schwerfällt, kann sich das Hyperfokussieren bei einer Pflichtaufgabe wie eine Befreiung anfühlen. Ausnahmsweise müssen wir nicht gegen unser Hirn arbeiten!

Dennoch ist zu bedenken, dass *jede* Form von Konzentration ihren Preis hat. Die Zeit mag wie im Flug vergangen sein, aber wenn das Hirn zehn Stunden am Stück gearbeitet hat, spürt man das am nächsten Tag – und kann sich dann wahrscheinlich umso schlechter konzentrieren.

Konzentration nur bei Interesse

ADHS-Hirne sind chronisch unterstimuliert, weshalb die Behandlung mit stimulierenden Medikamenten erfolgt. Wenn uns etwas nicht interessiert, fällt es uns schwer, uns darauf zu konzentrieren. Auch dann, wenn wir es eigentlich lernen oder erledigen möchten.

Eine Szene aus der Fernsehserie *Parks and Recreation* veranschaulicht dieses Phänomen perfekt. Der liebenswerte Tölpel Andy Dwyer unterbricht die Anweisungen seines Chefs mit dem enthusiastischen

* Dr. Russell Barkley nennt das *perseveration* – die Unfähigkeit, sich von etwas loszureißen, das man eigentlich gar nicht oder nicht mehr tun möchte.

** Eine wahre Geschichte. Meine Tante Suzy, die auch ADHS hat, erzählte mir, dass ihr dies passiert ist, obwohl sie sich so darauf gefreut hatte, über das Buch zu sprechen.

Ausruf: »Ich hab gerade nicht supergenau zugehört, aber ich werde 110 Prozent geben! Sobald Sie das Ganze noch mal interessanter erklären.«

Andy hatte nicht die Absicht, seinen Chef zu ignorieren. Sein Hirn arbeitet wahrscheinlich mit dem, was die Hirnforschung das Default-Mode-Netzwerk (DMN) nennt. Es befindet sich im Autopilot und »hört zu«, ohne wirklich zuzuhören, während seine Aufmerksamkeit auf der Suche nach Interessanterem abschweift. Sein komischer Ausbruch ist eigentlich ziemlich interessant: Denn er fordert eine Anpassungsmaßnahme ein, die es ihm ermöglichen würde, sich auf die Weisungen seines Chefs zu konzentrieren.

Das Default-Mode-Netzwerk ist in ADHS-Hirnen aktiver als in neurotypischen Hirnen.* Dies beruht nicht auf einer Willensentscheidung, sondern liegt in der Hirnstruktur begründet. Das Default-Mode-Netzwerk hat in ADHS-Hirnen mehr graue Zellen als in neurotypischen Hirnen. Deshalb lässt sich diese Hirnregion leichter aktivieren und bleibt auch eher aktiviert – sodass die Tür offen steht für Ablenkungen und Gedankenspaziergänge. Und es erklärt auch, warum ADHS-Betroffene besser im *divergenten Denken* sind!

Divergentes Denken, das
Ein kognitiver Prozess, der kreative Ideen hervorbringt, indem er viele mögliche Lösungen in Betracht zieht oder von einem Gedanken zum nächsten springt. Tritt in der Regel spontan auf, verläuft selten linear und führt oft zu einer Fülle origineller Ideen.

---

* Eine der schönsten Erklärungen für ADHS, die ich in der Literatur gefunden habe, lautet »chronisches Umherschweifen der Gedanken«.

Worauf konzentrieren?

Wir ADHS-Betroffenen tun uns nicht nur schwer mit der Aufmerksamkeitssteuerung an sich, sondern können auch weniger gut bestimmen, *worauf* wir uns konzentrieren sollen. Wir haben Probleme damit, das *Signal* vom *Rauschen* zu unterscheiden – also die zu erledigende Aufgabe von allem anderen.

Wenn etwas ganz klar als dringend erscheint, können wir ihm leichter Priorität einräumen. Dann konzentrieren wir uns, womöglich auf Kosten von Wichtigerem, darauf.

Ist aber unklar, was dringend ist, erscheinen die Signale für uns alle gleich, und dann sind wir oft wie gelähmt. Entscheidungsunfähigkeit erleben viele ADHS-Betroffene. Wenn wir dann unsere Wahlmöglichkeiten einzugrenzen versuchen – was *konvergentes Denken* erfordert –, spuckt unser divergent denkendes Hirn oft noch mehr Handlungsoptionen aus, die uns dann womöglich völlig überfordern.*

Ist aber alles, was wir zu tun haben, wichtig, versuchen wir vielleicht, alles gleichzeitig zu erledigen – mit durchwachsenen Ergebnissen.

Zu viel Rauschen

Die meisten von uns tragen heutzutage ständig einen glänzenden Supercomputer mit sich herum, mit dem sie Bücher in Sekundenschnelle aufrufen, aber auch Spiele spielen können. Uhren piepsen, Telefone klingeln und Webbrowser zeigen ein Pop-up-Fenster nach dem anderen. Wir alle, egal ob wir ADHS haben oder nicht, sind mit einer Flut von Reizen konfrontiert, die um unsere Aufmerksamkeit buhlen.

---

* Auch die Angst, sich für das Falsche zu entscheiden, kann dabei eine Rolle spielen. Ebenso wie Schwierigkeiten mit der Zeitwahrnehmung.

HINWEIS ZUM MULTITASKING

ADHS-Betroffene neigen eher zum Multitasking als ihre neurotypischen Mitmenschen. Leider ist es wissenschaftlich nachgewiesen, dass Multitasking nicht die Zeitersparnis bringt, die wir uns davon erhoffen.

So toll es sich auch anfühlt, mehrere Dinge gleichzeitig zu tun – *konzentrieren* kann sich unser Hirn nur auf eine Sache. Beim Multitasking ist es entweder so, dass eine der Tätigkeiten eigentlich keine echte Aufmerksamkeit erfordert oder dass die Aufmerksamkeit schnell zwischen den Tätigkeiten hin und her wechselt. Jede Aufmerksamkeitsverschiebung kostet ein bisschen Zeit, und es kann bis zu 25 Minuten dauern, bis man sich auf eine unterbrochene und erneut aufgenommene Tätigkeit wieder voll konzentrieren kann.

Beim Multitasking kommt es auch häufiger zu Fehlern. Und bei ADHS-Hirnen außerdem dazu, dass manche Tätigkeiten komplett vergessen werden. Multitasking funktioniert durchaus bei Arbeiten, die nicht die volle Aufmerksamkeit erfordern – etwa beim tausendfach eingeübten Wäschefalten mit gleichzeitigem Gucken einer alten Sitcom-Folge. Es kann sogar vorteilhaft sein, weil es die Aufgabe weniger langweilig macht und so die Wahrscheinlichkeit erhöht, dass man sie erledigt. (Mehr dazu in »Die Sache mit der Motivation«, Seite 179.) Zwei gleichzeitig ausgeführte Tätigkeiten, die jeweils wirkliche Aufmerksamkeit erfordern – etwa ein neues Gericht zubereiten und dabei dem Kind bei den Hausaufgaben helfen –, können dagegen in einem unfreiwillig komischen Desaster enden.

In dieser unglaublich ablenkenden Umgebung gelingt es auch Menschen ohne ADHS nur schwer, sich zu konzentrieren. Dr. Ned Hallowell bezeichnet dies als Aufmerksamkeitsdefizit-*Merkmal.* Damit ist es nicht das Gleiche wie ADHS. Hallowell zufolge leidet ein Mensch mit Aufmerksamkeitsproblemen, der die Ablenkungen der Neuzeit hinter sich lässt und auf einem Bauernhof endlich seinen Seelenfrieden findet, nicht an ADHS. Taucht eine Person aber auf dem Bauernhof auf und beschließt vor Langeweile sogleich, einen Jahrmarkt aufzubauen, dann herzlich willkommen im Club!

Koen S., 33, Belgien

»Wenn ich mich konzentrieren muss, fühlt es sich an, als würde ich den letzten Rest Zahnpasta aus einer Tube quetschen. Macht mir etwas keinen Spaß oder fordert mich nicht, ist es wirklich anstrengend, konzentriert zu bleiben.«

Joshua S., 31, Deutschland

»Konzentration erfordert bei einem ADHS-Hirn alle möglichen Strategien und Hilfsmittel. Das ist, wie wenn man Wasser in einem Eimer einen Berg hochschleppt. Hat man die richtigen Hilfsmittel (den Eimer), kann das klappen, aber es ist anstrengend. Damit anzufangen ist schwer, damit aufzuhören ist leicht.«

Miriam R., 30, Kanada

»Konzentration und Hyperfokus sind so verschieden wie ein Fahrrad und ein Schnellzug. Beide bringen mich ans Ziel, aber das eine erfordert Anstrengung, das andere ist mühelos.«

Der Werkzeugkasten

Was also tun? Wenn ADHS-Medikamente funktionieren, können sie Wunder bewirken. Dann sind sie ein guter Anfang, denn sie geben dem Hirn die Stimulation, die es braucht, und ermöglichen es dir, deine Aufmerksamkeit besser zu regulieren. Aber sie wirken nicht bei allen, lassen in der Regel am Ende (oder sogar in der Mitte) des Tages nach und sind nicht immer verfügbar. Meiner Erfahrung nach ist es deshalb wichtig, auch andere Hilfsmittel an der Hand zu haben, die die Konzentration fördern können. Dann hast du im Fall, dass du dich konzentrieren musst (oder dir jemand sagt, dass du dich konzentrieren sollst), verschiedene Möglichkeiten zur Auswahl.

1. Signal verstärken, Rauschen unterdrücken

Weil das Signal – also das, was wir eigentlich tun sollten – leicht im Rauschen der Umgebung untergeht, kann es hilfreich sein, es zu verstärken und das Rauschen zu verringern. Dadurch wird klarer, worauf du dich konzentrieren musst, und wenn du doch abschweifst, findest du leichter wieder zum Eigentlichen zurück.

- **Klare Signale setzen.** ADHS-Hirne reagieren auf Umweltreize empfindlicher als neurotypische Hirne. Das kannst du dir zunutze machen, indem du bewusst Dinge in dein Blickfeld rückst, die dich an deine eigentliche Aufgabe erinnern, und Dinge, die dich ablenken können, entfernst. (Mehr dazu unter »Hinweise nutzen – aber mit Bedacht«, Seite 232.)

- **Das Vorgehen planen.** *Bevor* du mit etwas beginnst, solltest du dir überlegen, wie du Schritt für Schritt vorgehst. So bleibst du leichter bei der Sache, auch wenn dir später eine Million Ablenkungen um die Ohren fliegen. Mein Produktionsleiter J2 nennt das »Jessicas Dominosteine aufstellen«. Das lässt sich auf unterschiedliche Weise bewerkstelligen: Mach dir eine Liste, notier dir Dinge in deinem Kalender oder male dir den Tagesablauf in Gedanken aus, bevor du aufstehst.

- **Ablenkung mit Ablenkung bekämpfen.** Eine mit Bedacht gewählte »Ablenkung« – zum Beispiel Musik, ein laufender Fernseher oder ein Fidget-Spielzeug – kann deinem Hirn ausreichend Reize liefern, sodass es nicht mehr danach suchen muss und dann vielleicht von etwas Spannenderem abgelenkt wird.

David A., 47, Kanada

»Ich gehe mit dem Hund raus, meditiere und führe Tagebuch (schreibe meine Befürchtungen auf, damit ich ›nichts vergesse‹), trinke dann Kaffee und sorge dafür, dass ich einen ruhigen und ungestörten Arbeitsbereich habe. Dann halte ich etwa vier Stunden durch (bis Mittag), bevor ich echt abdrifte.«

Mike G., 33, Montana

»Es ist wirklich schwierig, mich zu konzentrieren. Medikamente erleichtern das, sodass ich besser in eine Hyperfokussierung gelangen kann. Pomodoro-Timer [Geräte oder Apps, mit denen man Arbeit in machbare Portionen aufteilen kann] helfen mir für das Anfangen und Umschalten zwischen Aufgaben. So kann ich mich selbst dazu bringen, etwa zehn Minuten an einer Sache dranzubleiben.«

Natasha L., 25, Florida

»Halte den Stimulationspegel hoch. Höre beim Spülen einen Podcast oder mach dir beim Putzen Musik an, um die Stimulation zu steigern. Aber finde dabei das richtige Maß. Es ist wichtig, gerade genug Reize hinzuzufügen, um den ›Leerraum‹ zu füllen und den Stimulationspegel auf 100 Prozent zu bringen – das hilft mir, mich zu konzentrieren. Bei Tätigkeiten, die eine hohe Konzentration verlangen, setze ich mich nur einer geringen Stimulation aus (zum Beispiel Instrumentalmusik) – und umgekehrt. Dadurch hat mein Hirn keinen Raum zum Abschweifen.«

2. Zurückfinden

In unserem Hirn herrscht ein ziemliches Durcheinander, und unsere Gedanken schweifen unweigerlich ab. *Niemand* hat die eigenen Gedanken vollständig im Griff, und ADHS-Betroffene erst recht nicht. Zum Glück gibt es aber viele Methoden, um die Aufmerksamkeit sanft auf die eigentliche Aufgabe zurückzulenken.

- **Achtsamkeit üben.** Achtsamkeit kann dir helfen, die abschweifende Aufmerksamkeit bewusst, völlig offen und wertungsfrei wieder auf das zu lenken, was du gerade tust, denkst oder fühlst. Erledigst du gerade den Abwasch, kannst du darauf achten, wie sich das Wasser an deinen Händen anfühlt. Drückst du dich vor dem Abwasch, kannst du die Gefühle wahrnehmen, die dabei hochkommen. *Aha. Interessant. Weitermachen.* Achtsamkeit zu üben verbessert die Selbstwahrnehmung und trainiert die Fähigkeit, die Aufmerksamkeit bei Bedarf umzulenken.

- **»Spurhalter« nutzen.** Es gibt noch eine ganz einfache Methode, die ich sehr schätze. Ich erstelle auf zwei Klebezetteln jeweils eine Liste mit Dingen, die ich tun darf, und eine mit Dingen, die ich nicht tun sollte. Beide Listen hänge ich so auf, dass ich sie während der Arbeit sehen kann und sofort merke, wenn ich nicht das mache, was ich sollte. Man kann auch physische Sperren einrichten. Wenn ich mich beim Kochen zu sehr ablenken lasse, stelle ich ein Babygitter auf. Denn ich weiß, dass ich den Topf auf dem Herd vergessen würde, sobald ich mich aus der Küche entferne. Das physische Hindernis hält mich auf, macht mir bewusst, was ich gerade tun will, und so kann ich meine Aufmerksamkeit wieder auf das Kochen zurücklenken.

- **Einfälle aufschreiben.** Wenn dir plötzlich etwas einfällt, was du *tun musst*, dann schreib es erst einmal auf, anstatt es sofort anzugehen. Bist du mit deiner eigentlichen Aufgabe fertig, liest du deine Notiz und entscheidest, ob du tatsächlich sofort tätig werden musst. Bei einem zweiten Blick auf deine Idee wirst du vielleicht feststellen, dass das Ganze gar nicht so wichtig war, wie du erst dachtest. Diese Methode trainiert die Ablenkungsverzögerung: die Fähigkeit, die Reaktion auf eine Ablenkung zu verschieben und bei der Sache zu bleiben, auch und gerade bei Sachen, vor denen sich das Hirn gerne drücken möchte.

Madalayne R., 24, Kanada

»Ich meditiere jeden Tag fünf Minuten und mache zehn Minuten leichtes Yoga. Das ist mein Training. Wenn ich abgelenkt werde, merke ich inzwischen schneller, was gerade passiert. Ich achte dann auf meinen Atem und kann mich langsam wieder auf das konzentrieren, worauf ich mich eigentlich konzentrieren will.«

Niki M., 35, USA

»Ich habe überall im Haus Spiralarmbänder liegen. Mache ich etwas, bei dem es gefährlich wäre, es zu vergessen, zum Beispiel Kochen, streife ich ein Armband über. Natürlich lasse ich mich trotzdem von dem, was ich gerade tue, ablenken und gehe weg, aber wenn ich dann anfange, am Armband herumzufummeln, fällt mir die ursprüngliche Tätigkeit wieder ein.«

Free P., 78, Georgia

»Ich greife zum Notizbuch und schreibe alles auf, was mich ablenkt. (Ich habe in jedem Zimmer eins liegen.) Die Notizen sammele ich dann ein und lege sie mir auf den Schreibtisch. Wenn ich zehn Minuten Zeit habe, gehe ich den Stapel schonungslos durch und werfe die meisten Notizen weg.«

3. Hyperfokus zulassen und in Bahnen lenken

Die Sache mit dem Hyperfokus ist ein zweischneidiges Schwert. Befinden wir uns in einem solchen Flow, können wir uns vollkommen in eine Aufgabe vertiefen und alles um uns herum vergessen. Andererseits sind wir dann auch so vertieft, dass wir wirklich alles – auch Wichtiges – vergessen. Wenn wir uns ausreichend Zeit nehmen, um den Zustand der Hyperfokussierung zu erleben, und Hilfsmittel nutzen, um ihn wieder zu verlassen, wenn der Alltag ruft, lassen sich die unangenehmen Folgen gut vermeiden.

- **Die richtigen Bedingungen schaffen.** Menschen gelangen auf unterschiedliche Weise in den Hyperfokus, aber die meisten von uns müssen sich dafür ausreichend Zeit reservieren und brauchen eine Umgebung, die langes, konzentriertes Arbeiten begünstigt. Ich versuche, vor der Arbeit alles zu vermeiden, was meine Gedanken um andere Dinge kreisen lässt, und denke stattdessen absichtlich an die Aufgabe, die ich erledigen will.*

- **Ende festlegen.** Dass wir uns dank Hyperfokus ausdauernd konzentrieren können, bedeutet nicht, dass es auch sinnvoll ist, so lange wie möglich weiterzuarbeiten. Manchmal müssen wir der extremen Konzentration eine Grenze setzen und einen Zeitpunkt festlegen, an dem wir ins Bett gehen, etwas essen oder sonst etwas für den Körper tun, damit wir am nächsten Tag wieder produktiv sein können. Dann haben wir mehr Tage mit einem fitten Hirn und sind insgesamt leistungsfähiger. Am besten hilft da ein Wecker.

---

* Das ist natürlich nicht immer möglich. Ich lerne gerade, kleine »Intermezzi« einzulegen, wenn ich mich nicht konzentrieren kann. Das sind Tätigkeiten, die ich in kurzer Zeit ausführen kann, um mich leichter von einer Aufgabe zu lösen und zur nächsten überzugehen.

- **»Brotkrumen« streuen.** Manchmal merken wir, dass wir wirklich aufhören sollten, scheuen aber davor zurück, weil wir nicht sicher sind, ob wir wieder in die Arbeit zurückfinden können. In diesem Fall lohnt es sich, mit der letzten geistigen Energie diese beiden Fragen zu beantworten: 1.) *Was habe ich gerade gemacht?* 2.) *Wie hätte ich jetzt weitergemacht?* Die Antworten darauf sind wie die Spur aus Brotkrumen in der Geschichte von Hänsel und Gretel: Sie ermöglichen es, am nächsten Tag wieder in die Arbeit hineinzufinden. Es sei denn natürlich, jemand isst sie auf.

Pete W., 32, Arizona

»Mit der richtigen Musik (beschwingt, aber ohne Text oder wilde Rhythmen, Videospielmusik funktioniert prima) und der richtigen Umgebung (wenig Licht, keine ablenkenden Menschenlaute, keine Benachrichtigungstöne) komme ich leicht in den Hyperfokus.«

Miriam R., 30, Kanada

»Wenn ich in den Hyperfokus gerate, komme ich gar nicht mehr heraus, es sei denn, ich habe mir vorher einen Wecker gestellt. Ich höre nicht eher mit dem Lesen oder womit auch immer auf, bis ich das Ende erreiche oder mich irgendein echter Knall herausreißt. Wenn ich in Gedanken versunken bin, kann ich jedes Geräusch ausblenden, außer es ist etwas völlig Unerwartetes.«

4. Den Körper bewegen

Oft fordert man uns zum Stillsitzen auf, damit wir besser aufpassen. Dabei fällt es uns meist leichter, uns zu konzentrieren, wenn wir Bewegung in den Tagesablauf einbauen.

- **Trainieren.** Bei sportlicher Bewegung werden Dopamin und Noradrenalin ausgeschüttet, die gleichen Stoffe, durch die stimulierende Medikamente die Konzentration fördern. In der Regel hält die konzentrationsfördernde Wirkung von Fitnesstraining etwa eine Stunde lang an. Wenn du also vor einer anstrengenden Aufgabe stehst, kann es helfen, vorher ein Workout einzuplanen!

- **Haltung variieren.** Arbeitest du im Gehen, etwa an einem Stehpult mit einem Laufband darunter, kannst du deinen Zappeldrang befriedigen und dir gleichzeitig gesunde Bewegung verschaffen. Besondere Sitzmöbel wie Schaukel- oder Drehstühle, Gymnastikbälle oder Schreibtischfahrräder können dein Hirn zusätzlich stimulieren und dir bei der Konzentration helfen. Selbst einen ganz normalen Stuhl kannst du mit einem speziellen Gummiband zwischen den Beinen sensorisch aufwerten! Am besten richtest du dich dabei nach den jeweiligen Bedürfnissen deines Hirns.*

---

* In meinem absoluten Lieblingsklassenzimmer standen Tische und Stühle in der Nähe des Lehrers, und im Raum waren Sofas verteilt. An den Tischen saß ich, wenn ich mich konzentrieren musste, und auf den Sofas konnte ich mich entspannen, wenn ich unruhig oder intensiv beschäftigt war. Dass ich die Sitzgelegenheit je nach meinen Bedürfnissen auswählen konnte, hat mir sehr geholfen. Ich habe so viel mehr gelernt, als ich es sonst getan hätte.

- **Tapetenwechsel.** Wenn dir die Konzentration nicht gelingen will, kann es helfen, in einen anderen Raum, ein anderes Gebäude oder sogar ein anderes Land zu wechseln, um alles einmal auf null zu stellen. (Dieses Kapitel entstand in einem Ferienhaus in Arizona.) Manchmal braucht man für die Konzentration totale Monotonie, manchmal aber auch Abwechslung!

Ana Luisa, 26, Brasilien

»Ich konzentriere mich am besten in der Bewegung. Das kann im Bus, beim Spazierengehen oder in der Hängematte sein; wenn ich mich bewege, bin ich bei der Sache. Muss ich einen schwierigen Essay so richtig durchdenken, lese ich ihn am Abend laut und nehme mich dabei auf. Am nächsten Tag höre ich mir den Text dann beim Laufen an.

Früher habe ich immer im Gehen gelesen, aber dann bin ich gegen einen Baum gerannt, und na ja ... Eine Narbe an der Augenbraue reicht mir ....«

Alison B., 44, Virginia

»Ich bin Lehrerin geworden, weil ich mich dabei viel bewegen kann. Ich kann mich dann viel besser konzentrieren. Der virtuelle Unterricht war eine Qual für mich, weil ich dabei sitzen bleiben musste. Doch zum Glück konnte ich einen Stepper unter dem Tisch nutzen, um während der Arbeit wenigstens etwas aktiv zu sein.«

5. Dem Hirn Ruhe gönnen

Konzentration braucht Energie, und jede Art von Konzentration hat ihren Preis. Mit ADHS hat man hin und wieder Tage, an denen das Hirn so gar nicht funktionieren will. Sich durch diese Tage durchzukämpfen, ist möglich (und manchmal notwendig), aber man sollte dabei abwägen, ob der Nutzen die Nachteile überwiegt. Wenn das Hirn eine Pause braucht, ist es manchmal das Beste, ihm auch eine zu gewähren, damit es sich später wieder besser konzentrieren kann.

- **Pausen einlegen.** Wenn du trotz nachlassender geistiger Energie unbedingt weitermachen willst, kannst du zumindest eine zeitlich begrenzte »Hirnpause« einlegen. Du kannst einen Spaziergang um den Block machen, ein entspannendes Spiel spielen oder einfach aus dem Fenster starren – all das kann der Schlüssel zu anhaltender Produktivität sein und verhindern, dass dein Hirn ausgelaugt und mies gelaunt ist. (Auch Schlaf ist eine gute Pause! Mehr dazu auf Seite 123.)

- **Auszeiten einplanen.** Wenn du ein lang andauerndes, kognitiv forderndes Projekt vor dir hast (etwa eine Abschlussprüfung oder eine anspruchsvolle Präsentation), solltest du, wenn möglich, Auszeiten einplanen. Geh in der Mittagspause in den Park oder melde dich bei einem Sportkurs an. Leg eine Woche lang alle Arbeit in eine Schublade. So verschaffst du nicht nur deinem Hirn Erholung, sondern beugst durch gezielten Abstand von den Stressfaktoren auch einem Burnout vor.

- **Selbstregulation abschalten.** Viele ADHS-Betroffene haben das Gefühl, schlecht entspannen zu können, weil sie immer, wenn sie sich *eigentlich* entspannen wollen, am Ende doch irgendwas anderes tun. Ich habe aber festgestellt, dass für mich eine Pause von der Selbstregulation tatsächlich eine Pause ist. Manchmal ist es erholsamer, dem Hirn freien Lauf zu lassen – selbst wenn das noch ein weiteres Projekt bedeutet –, als ihm eine entspannende Tätigkeit aufzudrängen.

Lucila S., 30, Mexiko

»Im College konnte ich meine Aufsätze nur schreiben, wenn ich nebenbei Liebesfilme guckte. 20 Minuten arbeiten, 15 Minuten schauen und dann wieder an die Arbeit. Es war ein bisschen wie die Pomodoro-Methode [eine Zeitmanagementtechnik], aber es musste ein Film sein, dem ich leicht folgen konnte und den ich noch nicht gesehen hatte.«

Emrys H., 32, Kalifornien

»Ich mache zwischen den Vorlesungen ›Hirnpausen‹. Die brauche ich, sonst kriege ich nicht noch mehr Informationen in den Kopf. Ich schaue mir dann ein Katzenvideo an oder gehe draußen spazieren. Das funktioniert unglaublich gut. Wenn ich solche Denkpausen mache, behalte ich letztlich deutlich mehr Fakten, als wenn ich keine mache.«

Jennifer S., 38, Michigan

»Das klingt vielleicht komisch, aber ich ruhe mein Hirn aus, indem ich etwas mache, das mich körperlich fordert und so monoton ist, dass die Party im Hirn aufhört, weil der Körper so viel mit der Bewegung zu tun hat. Rudern funktioniert, manchmal auch nur ein Zirkeltraining oder Intervalltraining. Danach gibt es ein ganz kurzes Zeitfenster mit relativer Ruhe.«

Eine Verteidigung des Rauschens

Im Interview mit der Journalistin Aarushi Agni habe ich einmal stolz erklärt, wie ich für mich das Signal verstärke und das Rauschen reduziere. Ich beschrieb ihr meine Umgebung, die ich mir konzentrationsfördernd eingerichtet hatte: unterschiedliche Computer für Gaming und Arbeit, eine absichtlich kurze To-do-Liste, die mich nicht überfordert und ganz von der Arbeit abschreckt, Klebezettel am Arbeitsplatz mit dem, was »zu tun« und »zu lassen« ist.

Sie nickte nachdenklich. »Aber manchmal wird das Rauschen zum Signal.«

»Was meinst du damit?«, fragte ich.

Sie erklärte mir schmunzelnd, dass aus dem Gedanken, der sie von der zu erledigenden Arbeit ablenkt, ja auch manchmal ein neues Projekt entsteht, auf das sie sich von da an konzentrieren *möchte*. Jetzt verstand ich, was sie sagen wollte.

Und ich erinnerte mich daran, wie ich einmal, statt zu arbeiten, durch Twitter gescrollt hatte und dabei auf einen Beitrag gestoßen war, in dem nach Lieblingsmusicals gefragt wurde. Irgendjemand hatte *Into the Woods* genannt, das ich noch nicht kannte. Also hatte ich mir kurzerhand die Verfilmung angeschaut, anstatt das zu tun, was ich an dem Tag eigentlich vorgehabt hatte. Sie war beeindruckend. Letztlich habe ich darüber eine Art Video-Essay gemacht, auf den ich bis heute sehr stolz bin.

Konzentration ist etwas Tolles, aber Ablenkung hat auch ihren Wert. Denn sie kann zu Innovation führen. Und das hatte ich vergessen. Rückblickend wurde mir klar, dass mein Streben nach Konzentration mich deutlich weniger kreativ gemacht hatte.

Als ich meinen Kanal startete, war mein Hirn die meiste Zeit nicht angeleint. Es konnte im Sandkasten sitzen und spielen. Damals dachte ich mir viele Metaphern aus. Das *Papiermonster* (mein Begriff für die Berge von Post und Papierwust, die sich ansammeln), die *magischen Motivationsmünzen*, die *Motivationsbrücke*. Ich verkleidete mich wie im Film *Matrix*, um zu erklären, warum man sich auf Unwichtiges konzentriert. Ich bastelte Fingerpuppen, die Dominosteine umwarfen, um deutlich zu machen, wie Routinen funktionieren. Ich tanzte mit dem *Hausaufgabenhut* auf dem Kopf und aß vor der Kamera riesige Pizzen. Je besser ich mich konzentrierte, desto produktiver wurde ich – aber ich verlor auch etwas von meiner Kreativität.

Wenn dein Hirn nicht abschweifen darf, kann es auch nichts Unerwartetes entdecken. Wer Mais anpflanzt, wird auch Mais ernten. Streift man aber zum Sammeln oder einfach nur so durch den Wald, findet man vielleicht Beeren. Oder Pilze. Oder Feen. (Warum nicht?) Unser ADHS-Hirn ist *unglaublich gut* im divergenten Denken, es bringt jede Menge Ideen hervor, lauter neue Kombinationen und innovative Problemlösungen. Deshalb sind viele von uns Erfinderinnen oder Technikpioniere, Branchenführerinnen oder Umstürzler. Aber in unserem unerbittlichen

Konzentration ist etwas Tolles, aber Ablenkung hat auch ihren Wert.

Bemühen um mehr Konzentration versäumen wir es unter Umständen, Raum dafür zu schaffen.

Dass wir das, was wir haben, für selbstverständlich halten, und das anstreben, was wir nicht haben, ist normal. Aber alles hängt zusammen. Damit dir die sprichwörtlichen Einfälle beim Duschen kommen, musst du dir Zeit fürs Duschen nehmen, sonst passiert da gar nichts.

Inzwischen habe ich einen guten Mittelweg gefunden. Ich setze bestimmte Mittel ein, um mich zu konzentrieren, lasse mir aber auch Zeit für Abschweifungen. Ich habe es geschafft, mein Konzentrier-Tier zu zähmen, und kann es lenken. Aber manchmal lasse ich mich von ihm dorthin tragen, wo es hinwill. Ich lasse mich von ihm überraschen. Und ich bin oft begeistert von dem, was wir gemeinsam entdecken.

Egal, an welchem Punkt unserer Entwicklung wir stehen, unser Hirn wird *immer* irgendwann herumstreunen. Und das ist vielleicht auch gut so.

Schließlich können wird es ja (irgendwann) wieder einfangen.

KAPITEL 4

WIE WIR FUNKTIONIEREN KÖNNEN

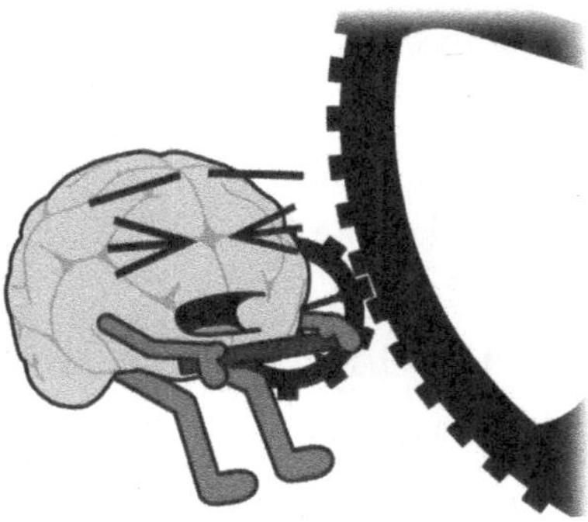

Jetzt, wo du nicht mehr perfekt sein musst, kannst du gut sein.

JOHN STEINBECK, *JENSEITS VON EDEN*

Ein neuer Versuch

Ich stehe kurz vor dem Umzug in ein neues Büro und ertappe mich dabei, wie ich der gleichen Utopie verfalle wie zu Beginn jedes neuen Schuljahrs: der Utopie, *endlich* Ordnung halten zu können. Es endlich »hinzukriegen«.

Der Utopie, dass ich diesmal die sein werde, die ich eigentlich sein soll.

Dass mein Arbeitsplatz so aussehen wird, wie er soll. Diesmal wird er perfekt sein. Warum nicht? Ich fange ja bei null an.*

Jedes Mal verbringe ich eine glückliche, optimistische Woche damit, meinen Rucksack, meine neue Mappe, sämtliche Registerreiter, den Planer und alle Ordner neu einzurichten, um ordentlich zu werden und zu bleiben. Meine Mutter zeigte mir als Kind, wie man Ordner anlegt und pflegt. Zwei Wochen nach Beginn des Schuljahres war davon nichts mehr übrig. Ich fand *nichts* mehr. Am Boden meines Ranzens klebten Bonbons an vergessenen Hausaufgaben, und meine Mutter musste ihn regelmäßig auskippen und mir beim Sortieren und Wegschmeißen helfen.

Was war passiert? Ich konnte es mir nicht erklären. Alle Systeme versagten einfach.

Als Erwachsene startete ich neue Versuche mit neuen Handtaschen, Wohnungen und Schreibtischen. Mit neuen Hobbys, Freundschaften, Karrieren und Kreditkarten. Ich zog in eine andere Wohnung, kaufte Aufbewahrungsboxen und Putzmittel, stellte alles an seinen Platz und war stolz auf mich. Zwei Wochen später waren alle Oberflächen zugestellt, die Spüle war randvoll, und ich suchte täglich stundenlang nach Dingen, die ich doch *eben noch* gesehen hatte, verdammt!

Wenn ich auf ein neues System stieß, eröffnete sich mir immer die Chance auf eine Stunde null. »Na gut, meine Finanzen sind ein einziges Durcheinander, und alles, was ich bisher ausprobiert habe, hat nicht funktioniert. Aber *dieses* System habe ich noch nicht versucht. Vielleicht ist es ja *die Lösung.*«

---

* Natürlich ist es so, dass ich nicht wirklich bei null anfange. Denn meine Gewohnheiten, meine Abläufe und mein Hirn bringe ich ja mit. Ich bringe auch meine Unordnung mit. Sie ist nur noch nicht zu sehen.

Fast alle Systeme, auf die ich zurückgegriffen habe, um meine Angelegenheiten zu regeln, sind so gut wie sofort zusammengebrochen, meistens wegen einer Kombination folgender Gründe:

- Ich vergaß, das System anzuwenden.
- Ich vergaß, *wie* man es anwendet.
- Ich verlor das Hilfsmittel.
- Es wurde langweilig.
- Ich vergaß, dass es existiert.
- Ich verwahrte es an einem »sehr wichtigen Ort« und fand es nicht wieder.
- Ich hatte fest vor, dies und das später einzutragen (tat es aber nicht).
- Ich wurde abgelenkt.
- Mein Handy ging kaputt, und ich hatte kein Backup.
- Ich löschte die App versehentlich oder konnte mich nicht mehr an das Passwort erinnern.
- Ich konnte es mir nicht mehr leisten.
- Irgendwas kam dazwischen – an einem Tag, an dem ich putzen/kochen/aufräumen sollte, wurde ich krank oder besuchte jemanden und kam nie wieder auf meine eigentliche Aufgabe zurück.

Und wenn ein System zusammenbrach, dann entgleiste auch das, wobei es eigentlich helfen sollte. Meine Sachen. Meine Zeit. Meine Beziehungen. Meine Finanzen.

Es gab Zeiten (und Lebensbereiche), in denen ich perfekt organisiert war und es auch blieb – aber nur, weil ich meine Systeme mit wilder Entschlossenheit anwandte. Fast schon zwanghaft. Egal, wie müde ich war, ich faltete meine Kleidung exakt so wie Marie Kondo, weil mir klar war: Sobald ich dies nicht tat, würde Chaos ausbrechen. Ich konnte nicht mit anderen essen gehen, weil das meinen Essensplan durchkreuzte. Manchmal hatte ich das Gefühl, das totale Durcheinander nur aufhalten zu können, indem ich meine Buntstifte streng nach Farben ordnete. *Nein, du kannst dir keinen ausleihen, tut mir leid.* Nicht einmal ich durfte die Stifte dann benutzen.

Dass ich versuchte, Ordnung zu halten, ohne zu wissen, wie ich das eigentlich schaffen sollte, hatte einen Nachteil. Es war nur möglich, solange nichts los war, also achtete ich darauf, dass in meinem Leben wenig passierte. Dem Zweck allen Ordnunghaltens – das Leben leichter zu machen – widersprach das natürlich, aber es war ein Kompromiss, den ich eingehen musste.

Was ich gelernt habe

Im Nachhinein betrachtet war mein Bedürfnis nach Ordnung ein Versuch, in einem Leben, das sich oft weit außerhalb meiner Kontrolle befand, ein gewisses Maß an Kontrolle zu erlangen. Ich bemühte mich ständig, mit neuen Systemen und Regeln das Chaos einzudämmen, damit ich das, was ich tun musste, zur entsprechenden Zeit erledigen konnte. Ich fühlte mich wie das personifizierte Chaos. Und was macht man mit Chaos? Man räumt es auf.

Meine allgemeine Unorganisiertheit wirkte sich natürlich auch auf meine Funktionsfähigkeit aus: Wenn ich etwas nicht finde, hält mich die Suche auf, was dazu führt, dass ich mich beeilen muss, um nicht zu spät zu kommen, und ich etwas an einen Platz stelle, wo es nicht hingehört, wobei ich mir einrede, ich würde es später wegräumen, was ich dann aber völlig vergesse. Es ist schwierig für mich, richtig zu funktionieren. Und weil es immer hieß, ich müsse mich dafür nur besser organisieren, investierte ich in dieses Unterfangen viel Zeit, Mühe, Geld und andere Ressourcen.

Die Wahrheit ist das Gegenteil von dem, was den meisten von uns gesagt wird: Dass wir ADHS-Betroffenen nicht richtig funktionieren, liegt nicht daran, dass wir noch nicht das richtige System gefunden haben und/oder uns nicht daran halten. Eigentlich ist es genau umgekehrt. Der Grund, warum es uns so schwerfällt, an solchen Systemen dranzubleiben – und warum unsere Sachen, unsere Zeit, unser Handeln, unser Fühlen und unsere Äußerungen die Menschen um uns herum in Mitleidenschaft ziehen –, ist, dass wir Probleme mit den Exekutivfunktionen haben.

Was zum Teufel sind die Exekutivfunktionen?

Die Exekutivfunktionen (EF) sind so etwas wie die Chefs im Hirn. Es handelt sich dabei um eine Reihe von kognitiven Prozessen, mit denen wir uns selbst regulieren, um effektiv planen, Prioritäten setzen und auf langfristige Ziele hinarbeiten zu können.

Exekutivfunktionen, die
Verschiedene übergeordnete kognitive Prozesse, die der Selbstregulation dienen und das effektive Planen, das Setzen von Prioritäten und das Verfolgen langfristiger Ziele ermöglichen.

Diese kognitiven Prozesse haben ihren Ursprung im präfrontalen Kortex, der Hirnregion, die als Letztes reif wird. Bei den meisten Menschen ist die Entwicklung der Exekutivfunktionen im Alter von 25 Jahren abgeschlossen. Deshalb assoziieren wir vieles von dem, was mit den Exekutivfunktionen zusammenhängt – Karriere planen, gute

Entscheidungen treffen, Rechnungen pünktlich bezahlen, unfallfrei Auto fahren – mit dem »Erwachsensein«.

Viele Organisations-, Finanz- und Projektmanagementsysteme sind so konzipiert, dass sie die Exekutivfunktionen unterstützen, das heißt aber, dass ihr Erfolg von den Exekutivfunktionen der Person abhängt, die sie anwendet.

Du ahnst sicher schon, worauf ich hinauswill.

Im ADHS-Hirn sind Exekutivfunktionen beeinträchtigt

Als ich mit dem YouTube-Kanal anfing, hielt ich meine Unaufmerksamkeit – die, wie ich jetzt weiß, ein Problem bei der *Regulierung* meiner Aufmerksamkeit ist (siehe »Was ich gelernt habe«, Seite 74) – für meine einzige Beeinträchtigung. Aber das ist nur ein Teil der Wahrheit. ADHS-Probleme sind vielmehr auf Schwierigkeiten bei den Exekutivfunktionen zurückzuführen.

Zu den Exekutivfunktionen, die bei ADHS-Hirnen beeinträchtigt sind, gehören:

Reaktionshemmung

Unter Reaktionshemmung versteht man die Unterdrückung von Handlungen, die einem Ziel im Wege stehen oder die in einem bestimmten Kontext unpassend (oder nicht mehr passend) sind. Reaktionshemmung schafft einen mentalen und zeitlichen Abstand zwischen Reiz und Reaktion. Hast du schon einmal, ohne aufzuzeigen, die Antwort gerufen, kaum dass der Lehrer die Frage gestellt hatte? Bist du schon mal von deinem Platz aufgestanden, als eine Besprechung gerade begann? Hast du Gedanken, die dir in den Sinn kamen, schon mal ohne Zögern herausposaunt? Hast du schon mal zu viel erzählt (oder zu viel erklärt!), obwohl du wusstest, dass du lieber aufhören solltest? All diese Verhaltensweisen sind häufige – und frustrierende – Folgen einer gestörten Reaktionshemmung. Ein Reiz erfolgt – und wir reagieren sofort.

Arbeitsgedächtnis

Der Begriff »Arbeitsgedächtnis« bezeichnet unsere Fähigkeit, Informationen vorübergehend im Kopf zu behalten, sie zu verarbeiten und daraus eine Reaktion oder Aktion abzuleiten. Wenn du zum Beispiel Essen machst, speicherst du im Arbeitsgedächtnis, welche Zutaten du beim Blick in den Kühlschrank entdeckt hast, denkst dir eine Kombination daraus aus und entscheidest, was du kochen möchtest.* (Mehr über das Arbeitsgedächtnis im »Probleme mit dem Gedächtnis «, Seite 211.)

Aufgabenwechsel

Als Aufgabenwechsel oder *set shifting* bezeichnet man die Fähigkeit, zwischen Tätigkeiten mit unterschiedlichen kognitiven Anforderungen abzuwechseln, beispielsweise ein Rezept zu lesen und dann danach zu kochen oder im Gespräch mal zu reden, mal zuzuhören. Um Tätigkeiten, die Aufmerksamkeit verlangen, gleichzeitig auszuführen, ist die Fähigkeit zum Aufgabenwechsel erforderlich. Sie ermöglicht flexibles Reagieren, wenn sich die Anforderungen ändern. Bei ADHS ist die Fähigkeit zum Aufgabenwechsel mittelstark beeinträchtigt. Ver-

---

* Wenn bei dir wie bei mir das Arbeitsgedächtnis damit überfordert ist, bestellst du dir stattdessen lieber etwas oder isst Kichererbsen aus der Dose.

langt eine Situation, zwischen verschiedenen Tätigkeiten hin- und herzuwechseln, arbeiten wir oft langsamer oder machen mehr Fehler.

Diese Exekutivfunktionen sorgen gemeinsam dafür, dass wir funktionieren. Forschungen haben ergeben, dass zum Beispiel Schwierigkeiten beim Aufgabenwechsel auf Defizite im Arbeitsgedächtnis und in der Reaktionshemmung zurückzuführen sein könnten. Das schnelle und präzise Wechseln von einer Aufgabe zur anderen – etwa von einer SMS an einen Freund zur E-Mail an die Chefin – wird schwieriger, wenn wir uns nicht mehr an die »Regeln« der Aufgabe erinnern, zu der wir zurückkehren wollen, oder uns weiterhin an die Regeln der vorherigen Tätigkeit halten.

All das erklärt einige der organisatorischen Schwierigkeiten, die ich als Schülerin hatte. In den fünf bis zehn Minuten zwischen den Schulstunden musste ich mit dem Notizenmachen aufhören, herausfinden, welche Hausaufgaben wir hatten, meinen Planer suchen, um sie aufzuschreiben, meine Bücher einpacken, zum Spind gehen, mich an die Zahlenkombination erinnern, überlegen, was ich für die nächste Stunde brauchte, und zum nächsten Klassenraum gehen. All das zu schaffen *und* dabei noch Ordnung im Ranzen zu halten, erforderte Exekutivfunktionen, die bei mir noch nicht ausgereift waren.

Bei ADHS-Betroffenen entwickeln sich die Exekutivfunktionen langsamer

Die meisten von Menschen entwickelten Systeme setzen voraus, dass die Nutzenden über ausgereifte, also für die jeweilige Alters- oder Zielgruppe normale Exekutivfunktionen verfügen. Wurde ein System für Kinder entwickelt, ist es wahrscheinlich einfach zu bedienen oder so konzipiert, dass es mit Unterstützung eines Elternteils oder einer Lehrkraft genutzt werden kann. Sind Studenten die Zielgruppe, wird vorausgesetzt, dass die Nutzenden auf fast vollständig entwickelte Exekutivfunktionen zurückgreifen können.

Von 18-Jährigen, die aufs College gehen, erwartet man altersgemäße Fähigkeiten. So wird sicher nicht davon ausgegangen, dass sie ein Unternehmen leiten können, aber durchaus, dass sie in der Lage sind, sich für die richtigen Kurse anzumelden.

Für ADHS-Betroffene trifft das oft nicht zu.

Bei ihnen ist die Entwickluing der Exekutivfunktionen im Vergleich zu Gleichaltrigen um bis zu *30 Prozent* verzögert. Das bedeutet, dass ein 18-jähriger Student mit ADHS möglicherweise über die Exekutivfunktionen eines 12-Jährigen verfügt.

Das ist der Grund, warum ADHS-Betroffene »unreif« erscheinen können. Und warum es oft so wirkt, als würden wir uns absichtlich danebenbenehmen, obwohl das nicht stimmt. Wenn wir Anweisungen nicht befolgen oder Erwartungen nicht erfüllen, heißt das nicht unbedingt, dass wir sie nicht verstehen oder dass wir sie nicht erfüllen wollen. Oft fehlen uns (noch oder gerade) die nötigen Fähigkeiten, um das Erwartete erfolgreich auszuführen.

»Heiße« und »kalte« Exekutivfunktionen

Was wir *im Eifer des Gefechts* tun oder sagen, unterscheidet sich oft von dem, was wir *wohlüberlegt* tun oder sagen würden – oder was wir anderen empfehlen würden.

Das liegt daran, dass den Systemen aus Exekutivfunktionen, mit denen wir Entscheidungen treffen und Absichten umsetzen, zwei verschiedene neuronale Bahnen zugrunde liegen.

Das »heiße« Exekutivsystem betrifft affektive und motivationale Prozesse; es schaltet sich ein, wenn starke Emotionen auftreten und viel auf dem Spiel steht.

Sind wir gerade nicht besonders aufgeregt oder steht wenig auf dem Spiel, tritt das »kalte« EF-System in Aktion, und unsere Entscheidungen werden dann durch die Bank logischer. Das kalte EF-System umfasst kognitive Prozesse wie Reaktionshemmung, Arbeitsgedächtnis und Aufgabenwechsel.

Zwischen diesen beiden Systemen können wir schnell umschalten. Sie können auch beide gleichzeitig aktiv sein, wobei normalerweise eins das andere überlagert.

Das gilt für jeden Menschen.

Aber besonders wichtig ist, dass ADHS-Betroffene dies verstehen. Beeinträchtigungen der Exekutivfunktionen erklären zwar einige unserer Probleme, aber nicht alle. Andernfalls könnte man ADHS auch einfach Exekutivfunktionsstörung nennen.

Bei ADHS-Betroffenen sind Emotionen meist stark ausgeprägt (siehe »Ein Übermaß an Gefühlen«, Seite 239). Außerdem gibt es Unterschiede in den Motivationsprozessen, was dazu führt, dass ihnen sofortige kleinere Belohnungen lieber sind als spätere größere Belohnungen (siehe »Die Sache mit der Motivation«, Seite 179).

Und erfolgreiches Problemlösen (mit dem kalten EF-System) hängt stark von motivationalen und emotionalen Vorgängen ab (wobei das heiße EF-System aktiv ist).

Das erklärt, warum ich die bei der Einrichtung und anfänglichen Aufrechterhaltung meiner Ordnungssysteme anfallenden Probleme erfolgreich überwinden konnte. Ich *freute* mich nämlich auf das Einrichten der Systeme und bekam die unmittelbare *Belohnung*, dass alles schön ordentlich aussah.

Das erklärt aber auch, warum ich beim Hasten von einer Schulstunde zur nächsten die objektiv unlogische Entscheidung traf, meine Hefte irgendwo in den Rucksack zu stopfen, natürlich (und entgegen aller bisherigen Erfahrungen) mit dem guten Vorsatz, sie »später« zu ordnen. Der emotionale Stress des Sichbeeilens und die Furcht vor den Folgen des Zuspätkommens waren stärker.

Viele Menschen, egal ob mit ADHS oder ohne, treffen Entscheidungen, die nicht gerade logisch sind, wenn das heiße EF-System überwiegt.

Forschungen haben jedoch ergeben, dass ein Umschalten auf das kalte EF – durch Reflexion, Kontextualisierung und abstrakte Analyse – logische Entscheidungen erleichtern kann, selbst wenn unsere Emotionen und unsere Motivation zu impulsiven Entscheidungen drängen. Und diese Umschaltfähigkeit kann man lernen.

Joshua S., 31, Deutschland

»Durch ADHS ist bei mir jeder Tag anders. Ich habe tolle Tage und furchtbare Tage, aber selten ›mittelmäßige‹. Entweder habe ich massenhaft Ideen oder einen ganz leeren Kopf. Die meiste Zeit bin ich hundertprozentig unproduktiv, aber dann schaffe ich es, alles Vertrödelte in extrem kurzer Zeit aufzuholen.«

Madalayne R., 24, Kanada

»Ich kämpfe jeden Tag mit meinen Exekutivfunktionen. Es gibt bei jeder Tätigkeit so viele Kleinigkeiten, an die man sich erinnern muss! Medikamente rechtzeitig einnehmen, den Ofen nach dem Kochen ausschalten, Taschen mitnehmen, wenn man einkaufen geht, beim Abseihen eine Tasse Nudelwasser aufheben, die Essensreste in den Kühlschrank stellen, nachdem sie abgekühlt sind, einen Termin einhalten, ein Treffen verabreden, die Wäsche aus dem Trockner holen. So. Viele. Dinge!«

Merle D., 21, Niederlande

»Wenn ich mich mit Erledigungen und allem Möglichen abplage, raten mir fast alle aus meinem Umfeld, einfach damit anzufangen. Das tut mir jedes Mal weh, weil ich das Gefühl habe, dass sie die Probleme nicht ernst nehmen, die ich (wegen einer echten Hirnstörung!) habe.«

Magi K., 40, Pennsylvania

»Seit ich Mutter bin, habe ich noch mehr Probleme mit meinen Exekutivfunktionen, denn jetzt muss ich nicht nur mein eigenes Leben managen, sondern auch das der Kinder. Ich sorge dafür, dass ich alles Wichtige schaffe, aber der Alltag ist bei Weitem nicht so perfekt wie bei den Kindern, mit denen sie sich vergleichen. Am schlimmsten sind die Warum-Fragen: ›Warum haben wir letztes Jahr keine Kekse zu Weihnachten gebacken?‹ ›Warum waren wir an Halloween zu spät draußen?‹ ›Warum haben wir so eine Schnitzeljagd, wie du sie schon mal vorbereitet hast, nicht noch mal gemacht?‹ Ich antworte ihnen dann, dass ich mein Bestes gebe und es nicht daran liegt, dass ich nicht will … Aber tief in mir drin gibt es dieses nagende Gefühl, dass ich nicht alles für sie tue.«

Der Werkzeugkasten

Viele Therapeuten schauen nur auf die ADHS-Symptome oder wie stark die Stärken oder Schwächen unserer Exekutivfunktionen ausgeprägt sind. Aber es lohnt sich, das Augenmerk auch darauf zu richten, wie wir *trotz* der Unterschiede im Gehirn funktionieren. Wir können zwar an diesen Abweichungen im EF-System nichts ändern, aber wir *können* die sich daraus ergebenden Beeinträchtigungen minimieren. Es gibt einiges, was wir da zum Ausgleich tun können.

1. Weniger vornehmen

In der ADHS-Community macht regelmäßig ein Sprichwort die Runde: »Wenn du mehr tun willst, tu weniger.« Je mehr man zu schaffen versucht, desto mehr muss man im Blick behalten – und desto schwieriger wird es für das EF-System. Das gilt für alle Menschen, aber besonders für die mit eingeschränkten Exekutivfunktionen. Wir ADHS-Betroffenen nehmen uns oft viel mehr vor, als wir bewältigen können. Dabei haben wir unseren Alltag am besten im Griff, wenn wir uns weniger zumuten.

- **Verantwortung abgeben.** Das Delegieren einzelner Aufgaben verlangt vom ADHS-Hirn oft mehr kognitive Arbeit, als es einspart. Effizienter fürs EF-System kann dagegen das Abgeben ganzer *Verantwortungsbereiche* sein, weil dann jemand anderes sowohl die *Tätigkeit* selbst als auch deren *Organisation* übernimmt. Gibst du deinem Partner eine Einkaufsliste, sparst du dir zwar die Fahrt zum Supermarkt, aber Hirnkapazität wird erst dann frei, wenn ihr gemeinsam beschließt, dass er dafür zuständig ist, sich darum zu kümmern, dass immer ausreichend Essen im Haus ist.

- **Systeme einfach halten.** Im Hyperfokus ein ausgeklügeltes Organisationssystem einzurichten, mag zwar Spaß machen, aber sich an ein solches System zu halten, wenn andere Dinge nach Aufmerksamkeit verlangen, ist schwierig. Wenn man Ordnungssysteme so vereinfacht, dass sie leichter zu pflegen sind, ist es wahrscheinlicher, dass sie auf lange Sicht funktionieren. Ein Beispiel dafür wäre die Regel »Bücher gehören ins Bücherregal« statt »Bücher gehören sortiert nach Farbe und Größe in das richtige Regalfach«.

- **Minimalismus praktizieren.** Minimalismus bedeutet im Wesentlichen, mit weniger auszukommen. Es ist viel einfacher, Ordnung zu schaffen, wenn man nicht so viele Gegenstände besitzt, die Unordnung verursachen. Ich kenne viele ADHS-Betroffene, die auf Minimalismus schwören, weil sie einfach besser funktionieren, wenn sie weniger zu verwalten, zu verlieren, zu ordnen und zu putzen haben. Das klappt auch mit Projekten. Wenn du die Anzahl der gerade anstehenden und vor allem länger andauernden Aufgaben reduzierst, belastest du deine Exekutivfunktionen weniger.

- **Nein sagen (zumindest zu einigem).** Das geht in die gleiche Richtung wie oben. Wenn du einige Aufgaben ablehnst, sind deine Exekutivfunktionen nicht so stark gefordert. Die Anzahl der Dinge, die wir im Leben tun können, ist nahezu unbegrenzt. Unsere Kapazitäten aber nicht. Wenn dein Teller voll ist, dann pack dir nicht noch mehr Essen darauf.

Müssen sich Erwachsene mit ADHS dauerhaft weniger vornehmen? Nicht unbedingt. Aber aufgrund ihrer neurologischen Entwicklungsverzögerung sind sie oft bis an die Grenzen ihrer Exekutivfunktionen belastet. Wenn dann die Bewältigungsfähigkeit nicht schneller wächst als die Anforderungen, wird es zunehmend schwerer, Schritt zu halten, und man opfert immer mehr von sich selbst und vom eigenen Wohlbefinden.

DER TEUFELSKREIS DER ÜBERFORDERUNG*

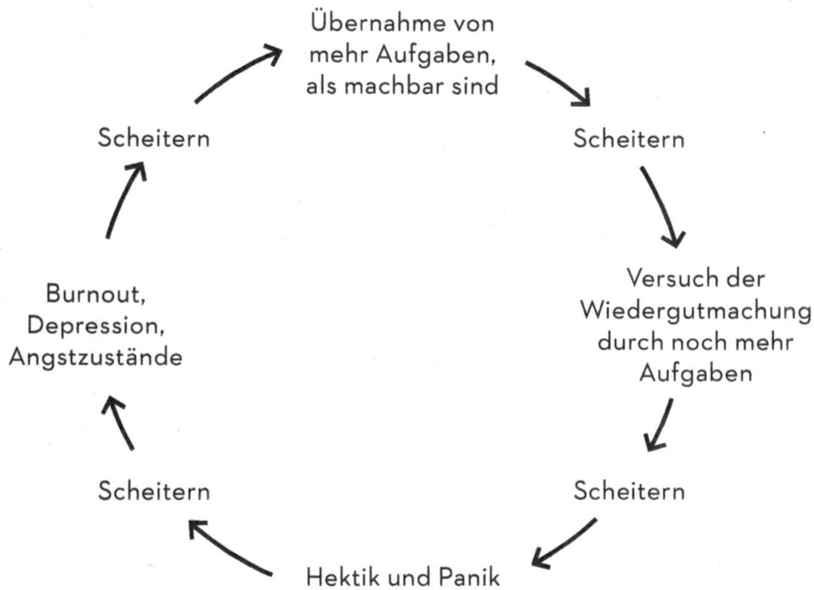

Der Ausweg aus diesem Teufelskreis besteht oft darin, weniger zu machen – idealerweise so viel, wie du *momentan* bewältigen kannst. Und bevor du dich zu mehr verpflichtest, solltest du erst deine Fähigkeiten ausbauen.

---

* Ich wurde darauf hingewiesen, dass man in den gleichen Teufelskreis auch durch Erfolg statt Scheitern geraten kann, weil man dann mehr Verantwortung bekommt und mehr zu bewältigen hat.

Mark N., 66, USA

»Als zertifizierter Finanzplaner führe ich *nur* Beratungsgespräche. Jemand anderes verwaltet meinen Kalender, fertigt Protokolle an, erstellt Finanzpläne, kümmert sich um die Zahlungseingänge und um alles Operative.«

Jen M., 46, Colorado

»Setz die Messlatte herunter! Lass den Boden schmutzig sein. Lass die Wäsche zwei Wochen lang im Korb liegen. Wen kümmert's? Sorge dafür, dass du und die Kinder/Pflanzen/Tiere satt sind. Schau, dass du Zeit zum Schlafen (wenn möglich) und für Spaß hast. Die Wäsche läuft nicht weg. Das Leben schon.«

2. Anpassungsmaßnahmen nutzen

Weil wir uns mit Problemen herumschlagen, die andere nicht haben, brauchen wir auch Werkzeuge, die andere nicht benötigen. Ich bin zum Beispiel klein. Ich erreiche zwar gerade so das oberste Fach meines Schranks, aber wenn ich sicher hineingreifen will, muss ich einen Tritthocker nutzen. An Orten, an denen sich Gegenstände in höheren Lagen befinden, schafft so ein Hocker Chancengleichheit und sorgt dafür, dass ich es nicht schwerer habe als jemand, der größer ist. Genau so ist es mit ADHS. Anpassungsmaßnahmen sind in der Regel ihr Geld wert (und viele kosten gar nichts!), weil sie Arbeiten und Orte ADHS-verträglicher machen und uns ermöglichen, das Leistungsniveau zu erreichen, zu dem wir eigentlich fähig sind. Idealerweise werden sie umgesetzt, *bevor* die Betroffenen sie dringend brauchen, denn es kann einige Zeit dauern, bis die wirksamsten gefunden sind.

- **Unterstützung in Anspruch nehmen.** So wie man Stützräder nutzt, um Fahrradfahren zu lernen, kann man sich unterstützende Strukturen schaffen, wenn man ein neues System erlernt oder eine neue Aufgabe übernimmt. Ein Beispiel: Zuerst setze ich mich mit jemandem zusammen und wir erledigen eine Aufgabe gemeinsam. Dann erledige ich sie hin und wieder allein. Wenn ich den Dreh raushabe, übernehme ich sie voll und ganz. Diese Unterstützung ist wichtig, weil ich die nötige Hilfe bekomme, um eine Aufgabe zu lernen – und wenn ich dann alles sicher beherrsche, brauche ich keine Unterstützung mehr.

- **Hilfe einfordern.** Wenn du es ansprichst, dass man dir eine Aufgabe leichter machen könnte, erkennen andere, dass und wie sie dir helfen können. So kannst du zum Beispiel fragen, ob dir jemand das Skript eines Vortrags geben kann, damit du mitlesen und besser folgen kannst. (Wenn jemand wissen will, warum du darum bittest, findest du Antworten im Kapitel »Probleme mit dem Gedächtnis« ab Seite 211).

- **Maßnahmen einfordern.** In den USA haben Schulkinder und Angestellte mit Behinderungen (und sowohl dort als auch in Deutschland kann ADHS als Behinderung anerkannt werden) einen gesetzlichen Anspruch auf angemessene Teilhabemaßnahmen.

Stephanie R., 33, North Carolina

»Meine Schwester und ich haben beide ADHS und wohnen zusammen. Wir arbeiten im Doppelpack, damit wir Dinge erledigt bekommen. Wenn ich Geschirr abwasche, sitzt sie in der Küche und korrigiert Arbeiten, und wir beaufsichtigen uns dabei gegenseitig.«

Jesse A., 42, Washington

»Ich hatte immer Angst vor überraschenden Mitarbeitergesprächen, bei denen ich dann gesagt bekam, dass ich mit etwas in Verzug war oder schon länger etwas falsch gemacht hatte. Deshalb treffe ich mich jetzt jede Woche kurz mit dem Chef, und er bestätigt mir dann, dass aus seiner Sicht alles 👍 ist.«

Reese, 40, Virginia

»Als meine Kinder in die Schule kamen, war ich schockiert darüber, wie oft Eltern etwas für Klassenfeste backen sollten. Für mich ist Backen langweilig und anstrengend zugleich, und das ist fatal für meine Exekutivfunktionen. Also habe ich der Schule mitgeteilt: ›Ich backe nicht, aber ich bringe gerne bei jeder Party Teller und Servietten mit Motiv mit!‹ So habe ich die Erwartungen an meine Möglichkeiten angepasst.«

3. ADHS-Steuer einpreisen

»ADHS-Steuer« ist in der Community ein gebräuchlicher Begriff für die zusätzlichen Kosten, die uns allein dadurch entstehen, dass wir in einer Welt, die unsere Erschwernisse nicht berücksichtigt, ADHS haben. Der Begriff bezieht sich zwar vor allem auf finanzielle Kosten, aber die ADHS-Steuer kann auch Energie, Zeit und andere Ressourcen umfassen. Und sie ist *hoch*. Zwar können wir die ADHS-Steuer nicht ganz abschaffen, aber wenn wir sie in unsere Rechnung miteinbeziehen, können wir (zumindest einige) Krisen vermeiden.

BEISPIELE FÜR ADHS-STEUER

- Säumnisgebühren
- Porto für Eilzustellung
- Abos und Mitgliedschaften, die wir zu kündigen vergessen haben
- Stehen gelassene oder schal gewordene Getränke
- Ersatz für verlorene oder beschädigte Gegenstände
- Last-Minute-Tickets für Reisen oder verpasste Flüge, weil wir zu spät dran waren/den Ausweis vergessen haben/zum falschen Flughafen gefahren sind
- Wegen Vergesslichkeit (oder Überforderung) verpasste Geschäftschancen
- Autounfälle, in die wir verwickelt wurden, weil uns ein Werbeplakat abgelenkt hat
- Zeit, die wir STÄNDIG mit dem Suchen von ALLEM verbringen
- Gemüse (Oh ja. Schau mal in den Kühlschrank. Ich warte.)

Und wir können die ADHS-Steuer verringern, indem wir in Vorleistung gehen und Zeit, Geld und Energie in Hilfsmittel und Systeme investieren, die die Kosten auf lange Sicht senken. Wie viele in der Community (und viele, die uns lieben und mit uns zusammenarbeiten) festgestellt haben, wird es dann nicht nur weniger stressig, sondern auch viel günstiger.

- **Lass Experten das machen, was nicht schiefgehen darf.** Viele Menschen mit ADHS beauftragen andere mit der Erledigung wichtiger Aufgaben, die sie sonst vergessen oder vermasseln würden. Eine Steuerberaterin kümmert sich um die Einhaltung der Steuerfristen und findet Einsparmöglichkeiten, die du vielleicht übersiehst. Ein Anwalt kann wichtige Dokumente prüfen oder – je nach Fachgebiet – dein Erbe oder deine Scheidung regeln helfen. Apropos: den Ehevertrag vom Anwalt aufsetzen zu lassen, senkt ebenfalls effektiv die ADHS-Steuer.* Viele Dienstleistungen, die sich wie Luxus anfühlen, sind für unsereins in Wirklichkeit eine einfache Teilhabemaßnahme.

- **Sorge für Vereinfachungen.** Bei wiederkehrenden Aufgaben solltest du lernen oder üben, wie du dir Einzelschritte sparen kannst. Dadurch wird dein Arbeitsgedächtnis weniger beansprucht, und es ist unwahrscheinlicher, dass du abgelenkt wirst oder etwas dabei verlierst. Nahezu jede Software verfügt über Shortcuts, und die Zeit und Mühe, sie zu erlernen, kann sich lohnen. Du kannst dir auch physische Shortcuts einrichten: Stellst du zum Beispiel einen Garderobenständer auf, verkürzt

* Was man bei einer Scheidung alles an Papieren zusammensuchen und an Daten im Kopf behalten muss, ist absurd. Und das in einer emotional so schwierigen Phase, die Menschen mit ADHS statistisch gesehen häufiger durchleben.

du den Vorgang, deine Jacke wegzuhängen, von vier Schritten (Schranktür öffnen, leeren Kleiderbügel finden, Jacke aufhängen, Tür schließen) auf einen (Jacke aufhängen).

- **Investiere in Hilfsmittel.** Wenn du weißt, dass du Dinge verlierst, könnten Bluetooth-Tracker oder Funktionen wie Find My iPhone interessant sein. Vergisst du gerne die Medikamenteneinnahme, gibt es auch dafür Geräte, die dich daran erinnern. Ist dir bewusst, dass du deinen Planer liegen lässt, wenn er nicht mit bunten, knalligen Aufklebern übersät ist, dann solltest du die auffallendsten Aufkleber kaufen, die du finden kannst. Das wird dich viel weniger Geld kosten (und weniger Frust bringen) als all die Planer, die dir nichts nützen.

Traeonna W., 47, Ohio

»Meine Smartwatch erinnert mich an *alles*. Sie ist immer auf Vibration gestellt, sodass ich jedes Mal angestupst werde, wenn eine Benachrichtigung oder Erinnerung kommt oder sich der Wecker meldet. Ich nutze mehrere Wecker – zum Aufwachen, für den Aufbruch zur Arbeit, für drei Arbeitspausen, für den Feierabend usw. Gesundheits-Apps sagen mir, wann ich fasten muss, wann ich meinen Blutzucker kontrollieren muss usw. Wenn ich eine Erinnerung brauche, stelle ich mir einen Wecker oder Timer. Dieses laute Signal ist wichtig, denn Benachrichtigungen auf dem Handy verpasse ich oft.«

Rory W., 17, Michigan

»In meiner Familie (sechs Personen, drei davon mit ADHS) nutzen wir Smart Speaker und Smart-Home-Technik, um Abläufe zu automatisieren, was Zeit und Denkarbeit spart. Der Ablauf ›Gute Nacht‹ schaltet zum Beispiel alle Lichter aus, startet den Saugroboter und teilt uns mit, ob der Geschirrspüler läuft und ob die Handys laden.«

Gin A., 40, Maryland

»Meine Psychiaterin hat mir beigebracht, dass es ebenso gut ist, eine Möglichkeit zu finden, ein Problem zu umgehen, wie es zu lösen. Ich habe zum Beispiel immer ein Paar Schuhe im Auto, weil ich öfter in Pantoffeln zur Arbeit gefahren bin. Anstatt mich darüber zu ärgern, dass ich vergessen habe, Schuhe anzuziehen, kann es mir jetzt egal sein. Denn fürs Büro habe ich dann ja alles, was ich brauche.«

4. Nutzen, was funktioniert

Oft bauen wir Systeme für den Menschen auf, der wir gerne wären, anstatt für den, der wir sind. Dabei haben wir bereits Gewohnheiten, Vorlieben, Abneigungen, Stärken und Erfahrungen damit, was funktioniert und was nicht. Berücksichtigen wir diese Eigenschaften und Erfahrungen beim Aufbau eines Systems, sind wir oft erfolgreicher, als wenn wir etwas losgelöst von uns erschaffen.

- **Beachten, was schon einmal funktioniert hat.** Oft kannst du Methoden, die dir in der Vergangenheit geholfen haben, erneut verwenden oder etwas abändern. Passen sie nicht perfekt, lassen sie sich meist so anpassen, dass sie gut funktionieren. Neue Systeme machen vielleicht mehr Spaß und sind aufregender, aber der Reiz des Neuen ist bald verflogen. Alles, was sich über die Anfangsphase hinaus bewährt hat, ist es oft wert, angepasst (wenn nötig) und erneut ausprobiert zu werden, denn es hat dann eher Bestand.

- **Verhalten hinterfragen.** Wenn du nach einer anregenden Besprechung regelmäßig noch eine halbe Stunde brauchst, um weiter zu brainstormen und deine nächsten Gesprächspartner mit neuen Ideen und allerlei Informationen zu überfluten, solltest du dies vielleicht vorher ankündigen und sicherstellen, dass sie damit einverstanden sind. Wenn nicht, musst du dir Pufferzeit zwischen den Meetings gönnen, damit dein hochtouriges Hirn runterfahren und zum nächsten Thema übergehen kann.

- **Vorlieben beachten.** Fehlende Motivation kann für ADHS-Betroffene eine hohe Hürde sein. Wenn du die Serie *Doctor Who* liebst, erhöht ein Schlüsselbrett mit Motiven daraus die Wahrscheinlichkeit, dass du deine Schlüssel dort aufhängst. Hältst du dich äußerst ungern in der Garage auf, ist das dann wirklich der richtige Platz für den Crosstrainer, Jessica?*

- **ADHS im Blick behalten.** Dein Gegenwarts-Ich ist nicht neurotypisch. Dein Zukunfts-Ich ebenfalls nicht. Zwar kannst du deine Fähigkeiten verbessern und einige Beeinträchtigungen abmildern, aber das braucht Zeit, und die Fortschritte verlaufen

---

* Der Crosstrainer steht immer noch in der Garage. Und ich benutze ihn nach wie vor nicht. Allerdings überlege ich, ob ich dort einen hübschen Teppich auslegen sollte, damit es nicht so nach Garage aussieht.

nicht immer linear. Außerdem verschwinden die Defizite nicht komplett, selbst wenn einige Probleme wegfallen. Ich arbeite immer noch mit demselben Hirn, auch wenn sich einige meiner Schwierigkeiten durch Anwendung bestimmter Methoden verringert haben. Doch manchmal stellt sich mein Hirn immer noch selbst ein Bein. Schon mal Partner-Sackhüpfen mit jemandem gemacht, der viel schneller oder langsamer hüpft als du? Das wird nichts, weil ihr nicht im gleichen Takt springt. Und ich bin beide Personen gleichzeitig.

Ron W., 49, Michigan

»Ich liebe es, mit meinem Aufsitzrasenmäher zu mähen. Ich hasse es, Laub zu harken. Nachdem ich jahrelang den ganzen Winter über das Laub auf dem Rasen liegen gelassen habe, habe ich herausgefunden, dass ich das Laub zerkleinern kann, indem ich den Fangkorb abnehme und mit dem Rasenmäher über die dicke Laubschicht fahre. Dann muss ich nur noch den Sack wieder anbringen und noch mal drüberfahren. Fertig. Die Nachbarn finden es vielleicht komisch, dass ich Laub mähe, aber diese lästige Arbeit ist jetzt an einem Nachmittag erledigt ... und macht dazu noch Spaß!«

Ashley W., 26, Singapur

»Ich kann mir schlecht Dinge merken, also mache ich mir jede Menge Notizen. Ich benutze in der Textverarbeitung eigens formatierte Vorlagen, weil ich mich früher immer endlos mit der Typografie beschäftigt habe. Jetzt durchströmt mich jedes Mal ein Glücksgefühl, wenn ich ein Dokument öffne, weil es so ordentlich und schön aussieht.«

Manueller Modus

Während ich an meinem YouTube-Kanal arbeitete und immer mehr über mein Hirn lernte, kellnerte ich weiterhin. Zu diesem Zeitpunkt war ich schon so lange in Restaurants tätig und war so gut darin geworden, dass ich kaum noch darüber nachdenken musste, was ich tat. Ich war auf Autopilot.

Ich war eine der besten Servicekräfte im Restaurant. Ich konnte kurz in den Hinterhof gehen – YouTube checken, Kommentare beantworten – und trotzdem meine Tische bei Laune halten. Wenn ich eine Bestellung eintippte, flogen meine Finger über den Bildschirm. Das Gefühl der Dringlichkeit, die Stimulation – es war berauschend. Ich liebte diese Arbeit, weil ich dabei in einen Flow kam. Manchmal kam ich mir fast übermenschlich vor.

Eines Tages wurde das System aktualisiert, und die Menüs wurden neu geordnet. Fortan war zwar nicht alles völlig anders, aber doch so, dass ich mich nicht mehr auf mein motorisches Gedächtnis und meinen Autopiloten verlassen konnte.

Ich befand mich jetzt im sogenannten *manuellen Modus*: Ich musste über jeden Handgriff nachdenken, alles Benötigte aktiv suchen, einzelne Gerichte ihren neuen Kategorien zuordnen und dann das Gesuchte auf dem Bildschirm finden. Mit anderen Worten: Ich war auf meine Exekutivfunktionen angewiesen.

Die Veränderungen wirkten wie eine Behinderung.

Manchmal durchsuchte ich denselben Ordner dreimal, bevor ich den gesuchten Menüpunkt fand.

Die anderen Servicekräfte wurden ungeduldig und standen wartend hinter mir,

> Da wir stets um Verbesserungen im Leben bemüht sind, vergessen wir leicht, dass manche Dinge bereits gut funktionieren.

während ich Bestellungen eingab. Dass andere mir zusahen, wie ich mit dem neuen System kämpfte, machte mir Angst und erschwerte das Denken. Ich brauchte so lange für eine einzige Bestellung, dass ich in Verzug geriet. Meine Gäste beschwerten sich, und da ich sie beschwichtigen musste, geriet alles andere aus dem Tritt. Ich kam bei Abläufen, die ich noch am Vortag problemlos gewuppt hatte, nicht mehr hinterher. Ich hatte Angst, dass die Restaurantleitung das merken und mir Tische wegnehmen würde, was sich auf mein Einkommen ausgewirkt hätte. Also versuchte ich, schneller zu arbeiten, aber dadurch machte ich nur noch mehr Fehler bei der Eingabe und musste zur Korrektur auf die Schichtleitung warten, was mich weiter zurückwarf.

Um mithalten zu können, änderte ich nun auch mein Vorgehen in anderen Arbeitsbereichen, wodurch auch diese in den manuellen Modus versetzt wurden. Vorher hatte ich alles erledigt, kein Problem. Jetzt musste ich entscheiden, welche Tische meine Aufmerksamkeit brauchten, und herausfinden, welche Arbeitsschritte ich auslassen konnte. Ich war nicht mehr die schnellste Kellnerin, sondern die langsamste, weil meine Exekutivfunktionen stärker gefordert waren. Dass ich in nur einem Arbeitsbereich vom automatischen in den manuellen Modus schalten musste, hatte gereicht, um mir die ganze Arbeit zu erschweren. Wenn sich die Anordnung der Speisen im Menü jeden Tag geändert hätte, wäre ich gefeuert worden.

Zum Glück hatten meine Vorgesetzten Verständnis und veränderten nicht auch noch den Ablageort der Zitronen oder die Abläufe der Nebenarbeiten. Sie hatten mit Umstellungsproblemen gerechnet (wobei ich definitiv mehr Probleme hatte als die meisten anderen) und wussten, dass wir erst wieder an den Punkt kommen mussten, an dem wir das Bestellsystem automatisch bedienen konnten, bevor sie irgendetwas anderes einführen konnten.

Wenn ich heutzutage nicht richtig (exekutiv) funktioniere, prüfe ich, ob eines meiner Systeme in den manuellen Modus gewechselt ist. Läuft ein Großteil meines Lebens im manuellen Modus, weiß ich, dass es nicht die Zeit ist, mir noch mehr aufzubürden.

Wenn du dich auf etwas Neues einstellst, solltest du dir bewusst machen, wie viele Systeme sich dadurch ändern, und möglichst viel in deinem Leben auf Auto-Modus schalten.

Da wir stets um Verbesserungen im Leben bemüht sind, vergessen wir leicht, dass manche Dinge bereits gut funktionieren. Behalten wir diese Dinge bei, auch wenn sie in Bereichen liegen, die wir gerne verbessern würden, kann das eine stabile Grundlage für Veränderungen sein, die wir vornehmen möchten.

Und wenn du dich mit einem neuen System schwertust, dann gib dir Zeit. Selbst ein System, das am Ende wunderbar funktioniert, ist am Anfang oft schwierig gewesen.

KAPITEL 5

WENN SCHLAFEN SCHWIERIG IST

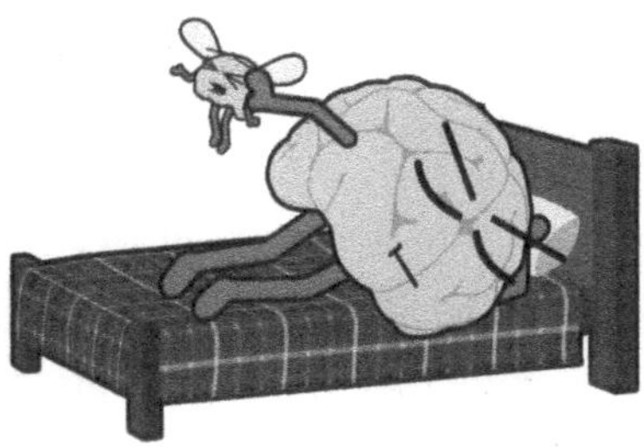

Ich möchte schlafen, aber mein Hirn redet ununterbrochen mit sich selbst.

JEDER MENSCH MIT ADHS

Chaos-Theorie

Wenn der Schlaf ein Charakter aus dem Rollenspiel *Dungeons & Dragons* (D&D) wäre, verhielte er sich gleichzeitig chaotisch und gleichgültig.

Dem Schlaf ist es egal, was du am nächsten Tag vorhast, wann du eigentlich aufwachen solltest oder dass Schlafen in bestimmten Situationen unhöflich oder sogar illegal ist.

Bei vielen von uns macht der Schlaf, was er will, wann er will – und wem er damit den Tag ruiniert, ist ihm egal.

Bei mir ist das jedenfalls seit dem allerersten Tag so.

Der Familienüberlieferung zufolge hat mich meine Mutter gleich in der ersten Nacht, nachdem ich aus dem Krankenhaus nach Hause gekommen war, aus ihrem Zimmer verbannt, weil ich furchtbar laut war, auch wenn ich nicht weinte. Und ich wollte mich nicht beruhigen, egal was sie unternahm. Sie legte mich in mein Bettchen im Kinderzimmer, das sie in den ersten sechs Monaten eigentlich nicht hatte benutzen wollen, und schloss die Tür, während sie leise betete: »Bitte, Gott, lass sie nicht sterben.« Dann ging sie in ihr eigenes Bett, um sich für den nächsten Tag auszuruhen.

Am besten schlief ich an eher ungewöhnlichen Orten: in meinem Hüpfstuhl, im fahrenden Auto oder auf der Brust meines Vaters: »Ich kann nicht aufstehen – die Kleine schläft!«*

Als Kind lag ich in manchen Nächten stundenlang wach, starrte den Strukturputz an der Schlafzimmerdecke an oder öffnete die Tür einen Spaltbreit, um durch den Flur auf den Fernseher zu blicken. In anderen Nächten wachte ich ein paar Stunden nach dem Zubettgehen auf und meine Beine schmerzten so sehr, dass ich Ibuprofen und ein heißes Bad brauchte, um wieder einzuschlafen.

Bei vielen von uns macht der Schlaf, was er will, wann er will – und wem er damit den Tag ruiniert, ist ihm egal.

»Wachstumsschmerzen«, sagte der Arzt. »Nichts Ungewöhnliches.«

Am Morgen schlief ich dann allerdings wie eine Tote. Ich verschlief alles: den Wecker, das Frühstück, die erste Schulstunde.

---

* Das hat meine Mom sehr geärgert, aber ich bin dankbar dafür. Bis heute ist es für mich das Schönste auf der Welt, meinen Kopf oder mein Gesicht auf jemanden zu legen, den ich liebe; ich fühle mich dann sicher und schlafe oft ein.

Und selbst *wenn* ich rechtzeitig aufwachte, war ich oft sehr erschöpft. Mein Kiefer schmerzte, als hätte ich in meinen Albträumen Boxkämpfe durchlebt.

»Sie knirscht mit den Zähnen«, sagte die Zahnärztin. »Nichts Ungewöhnliches.«

Arzt und Zahnärztin hatten nicht unrecht. Meine Symptome waren für Kinder und Jugendliche nicht außergewöhnlich. Was jedoch ihre Aufmerksamkeit verdient gehabt hätte, war, *wie schwer* mir das Schlafen fiel – und wie schwer es mir immer noch fällt. Manche Kinder wachsen aus ihren Schlafproblemen heraus. Bei mir blieben sie bestehen.

Als Teenager schlief ich manchmal ein, bevor ich es ins Bett geschafft hatte. Oder sogar ins Haus. Eines Nachts wachte ich im Minivan meiner Eltern auf, immer noch in meiner Marschkapellenuniform – mit Hut und allem.

Unter meinen Schlafproblemen leidet vielleicht am meisten mein Freund. Schlafprobleme sind der Aspekt von ADHS, der am schwersten zu verbergen ist – besonders vor den Menschen, mit denen man zusammenlebt. Wenn ich abends vor dem Schlafengehen fernsehe, wechsle ich ständig die Position oder laufe im Zimmer herum. Komme ich dann endlich zur Ruhe, kann es sein, dass ich meinen Freund beim Einschlafen trete oder ihn um drei Uhr morgens mit »Bett-Yoga«* wecke. Eines Nachts habe ich ihm einen Schrecken eingejagt, weil mein Bein, als er gerade am Einschlafen war, plötzlich in die Höhe schoss – und dort stehen blieb. (Ich wusste am nächsten Tag nichts davon.)

Mein Schlaf-wach-Rhythmus war für mich schon immer etwas, das ich nicht im Griff hatte und für ziemlich seltsam hielt. Das frust-

* Ich mache tatsächlich Yoga im Bett, nicht weil die Nacht eine gute Zeit für Fitness ist, sondern weil mein Hirn und mein Körper dann unruhig sind. Manchmal finde ich die richtige Position, um mein Nervensystem zu beruhigen oder genug Energie loszuwerden, sodass ich dann endlich einschlafen kann.

rierte mich, aber ich hatte keine Ahnung, was die Ursache dafür war. In dem Video über Schlaf, das ich für meinen Kanal erstellt habe, beschreibe ich es so:

»Ich wusste lange nicht, dass meine Schlafprobleme mit der ADHS zusammenhingen. Ich hielt mich für eine latent narkoleptische Nachteule mit Restless-Legs-Syndrom und nächtlichem Zähneknirschen, die jedes Mal einschläft, wenn sie sich zum Ausruhen hinsetzt, die sich nicht schlafen legt, sondern vor Erschöpfung umfällt und die jeden Weckruf verschläft, der nicht aus einem Eimer Eiswasser besteht.«

Was ich gelernt habe

Schlafstörungen sind häufig bei ADHS. *Wirklich* häufig. Wenn du ADHS hast, leidest du höchstwahrscheinlich auch daran.

Meine Ärzt:innen haben sich nie eingehender mit meinen Schlafgewohnheiten befasst, aber das hätten sie tun sollen. Denn Schlafprobleme kommen bei ADHS so oft vor, dass sie früher zu den *Diagnosekriterien* gehörten.

Laut der ersten Ausgabe der 2019 veröffentlichten Studie *Sleep and ADHD: An Evidence-Based Guide to Assessment and Treatment* leiden 73 Prozent der Kinder und Jugendlichen und 80 Prozent der Erwachsenen mit ADHS an Schlafstörungen.

Folgende Probleme treten häufig im Zusammenhang mit ADHS auf:

- **Obstruktive Schlafapnoe.** Diese Schlafstörung ist durch Schnarchen und Atempausen während des Schlafs gekennzeichnet und tritt häufiger bei Erwachsenen auf, aber auch bei Kindern, vor allem bei Kindern mit ADHS.

- **Restless-Legs-Syndrom.** Diese Phänomen bezeichnet den starken, oft unwiderstehlichen Drang, die Beine zu bewegen, besonders im Sitzen oder Liegen. Anders als die ADHS-bedingte Hyperaktivität tritt das Beinezappeln meist nachts auf und wird mit zunehmendem Alter oft schlimmer.

- **Periodische Beinbewegungen.** Kennst du das plötzliche Zucken von Beinen oder Armen beim Einschlafen? Das hat einen Namen. Zumindest, wenn es alle 20 bis 40 Sekunden geschieht und lange genug dauert, um den Schlaf zu stören.*

- **Schlafwandeln und Nachtangst.** Diese Schlafstörungen treten auf, wenn die Grenzen zwischen Wach- und Schlafzustand verschwimmen. Sie werden oft schon in der Kindheit von den Eltern beobachtet.

- **Schlaflosigkeit.** Von ihr hast du wahrscheinlich schon gehört. Schlaflosigkeit liegt dann vor, wenn du schlafen *willst*, aber nicht schlafen *kannst*, entweder wegen Einschlaf- oder Durchschlafschwierigkeiten. Sie ist auch ein Grund für das verzögerte Schlafphasensyndrom.

- **Verzögertes Schlafphasensyndrom.** Dieses Syndrom bezeichnet das Phänomen, dass die innere Uhr des Körpers (der sogenannte zirkadiane Rhythmus) um zwei oder mehr Stunden verschoben ist. Dann schläft jemand zum Beispiel am liebsten von drei Uhr morgens bis mittags.

---

* Das ist etwas anderes als die sogenannte Einschlafzuckung, der plötzliche Ruck, der beim Einschlafen durch den ganzen Körper geht und normalerweise nicht den Schlaf stört.

- **Exzessive Tagesschläfrigkeit.** Diese Störung ist genau das, was ihr Name besagt. Wenn du mitten im Filmabend einschläfst oder eine Schicht versäumst, weil du nicht wach bleiben kannst, heißt das nicht, dass du ein schlechter Freund oder eine faule Mitarbeiterin bist. Es könnte ein Zeichen dafür sein, dass etwas mit dir nicht stimmt.

Neuere Forschungsergebnisse deuten darauf hin, dass schwere ADHS-Symptome mit schweren Schlafstörungen einhergehen (und andersherum). Einige Schlafstörungen treten auch bei bestimmten ADHS-Formen häufiger auf. So kommt zum Beispiel exzessive Tagesschläfrigkeit öfter bei dem vorwiegend unaufmerksamen Typus vor, während das Restless-Legs-Syndrom stärker bei dem vorwiegend hyperaktiven/impulsiven Typus zu beobachten ist. Diejenigen von uns, die ein gemischtes Erkrankungsbild haben, haben ein höheres Risiko für beide Störungen. (Juchhu!)

ADHS raubt Schlaf

Menschen opfern ihren Schlaf aus allerlei Gründen: um für eine Prüfung zu lernen, ein Baby zu versorgen oder ein Buchmanuskript fristgerecht abzugeben. Bei ADHS-Betroffenen ist es jedoch wahrscheinlicher, dass sie regelmäßig aus folgenden Gründen wach bleiben:

Wir sind nicht müde

ADHS-Betroffene gehören in der Regel zum späten Chronotyp. Das heißt, dass die natürliche Einschlafzeit später ist als gewöhnlich. Bei diesem Chronotyp wird das Schlafhormon Melatonin später ausgeschüttet, wodurch sich die Einschlafzeit nach hinten verschiebt. Dr.

Stephen Becker, ein Experte für ADHS und Schlaf, hat mir erklärt, dass dies besonders in der Jugendzeit problematisch ist, wenn der Chronotyp von Natur aus verschoben und das Schlafbedürfnis erhöht ist.

Chronotyp, der
Natürliche Veranlagung des Körpers, dem zirkadianen Rhythmus folgend zu bestimmten Tageszeiten entweder wach oder schläfrig zu sein.

Wir sind nicht fertig

Wegen unserer Konzentrationsschwierigkeiten kann es länger dauern, bis wir Hausaufgaben oder Hausarbeit erledigt haben und uns bettfertig gemacht haben. Oft bleiben wir auch länger auf, um etwas zu erledigen, das wir vergessen haben, um in letzter Minute für einen Test zu büffeln oder um ein Projekt in der Nacht vor der Deadline fertigzustellen. Zeitmanagement, Motivation und Konzentration sind für ADHS-Betroffene eine Herausforderung, und unsere Schwierigkeiten damit beeinträchtigen unseren Schlaf.

Wird sind überstimuliert (oder unterstimuliert)

Aufputschmittel und Koffein werden häufig zur Behandlung von ADHS eingesetzt (im Falle von Koffein per Selbstmedikation). Sie halten aber auch wach. Bei manchen ADHS-Betroffenen haben Stimulanzien jedoch den gegenteiligen Effekt. Ärztinnen berichten, dass manche Patienten unter Medikation besser einschlafen und dass sie schlechter einschlafen, wenn die Wirkung nachlässt. Ein unterstimuliertes Hirn jagt womöglich Tausenden rasenden Gedanken nach, fängt einen Streit mit der Bettnachbarin an oder springt auf, um sich noch ein Betthupferl zu holen.

Wir betreiben Schlaf-Prokrastination

Damit ist das Phänomen gemeint, dass man noch wach bleibt, um Videospiele zu spielen, Chat-Nachrichten zu verschicken oder das Hirn in das Wikipedia-Universum abtauchen zu lassen. Du weißt schon: all das, was du nicht tun durftest, als du wach warst.

Schlafenszeit? Welche Schlafenszeit?

Forschungen haben ergeben, dass es bei unregelmäßigem Schlafrhythmus schwieriger ist, genug Schlaf zu bekommen, und dass ein Mangel an Routine mit einem unregelmäßigen Schlafrhythmus einhergeht. Da sich ADHS-Hirne nur ungern an Routinen halten, ist es nicht verwunderlich, dass es den Betroffenen schwerfällt, jede Nacht zur gleichen Zeit einzuschlafen. Aber manchmal sind Schlafprobleme der Grund für den Mangel an Routine. Denn was nützt es, zu einer festen Zeit ins Bett zu gehen, wenn man dann doch nur drei Stunden lang die Decke anstarrt?

Schlafen ist langweilig

Langeweile ist qualvoll für ADHS-Hirne, und Schlafengehen kann langweilig sein, vor allem wenn wir von etwas Lustigem zu einer öden Zubettgehroutine wechseln müssen. Wer es dennoch endlich ins Bett schafft, vertreibt sich die Langeweile oft mit Ablenkungen, die dem Nachtschlaf nicht gerade zuträglich sind. *(Was hast du zu bieten, blaues Bildschirmlicht?)*

Prokrastination, die
Unnötiges Vertagen oder Unterbrechen einer Aufgabe, oft zugunsten weniger wichtiger Tätigkeiten. Führt dazu, dass man die Aufgabe gar nicht oder nur unter Druck erledigt. Umgangssprachlich auch »Aufschieberitis« oder »Studentensyndrom« genannt.

Menschen brauchen Schlaf

Bei manchen Leuten scheint zu wenig Schlaf eher etwas zu sein, das sie schätzen oder mit dem sie sogar angeben. Aus dem Studium und dem Zusammensein mit anderen neurodivergenten Hirnen klingen mir noch Sätze im Ohr wie: »Schlafen kann ich, wenn ich tot bin«, »Schlaf ist was für Loser«, »Pfff, ich brauche echt ganz wenig Schlaf.« Wenn Schlafen oft problematisch ist, kann es Teil der Identität werden, nicht zu schlafen. Es gehört zum Lebensstil. Man steigert sich hinein. Doch all das ändert nichts an der Tatsache, dass wir alle schlafen *müssen.*

Von allen für die Hirngesundheit förderlichen Selbstfürsorgemaßnahmen, etwa gesunde Ernährung und genug Bewegung, ist ausreichend Schlaf *mit Abstand* die allerwichtigste. Wenn wir auf Schlaf verzichten, geht das auf Kosten des Energieniveaus, der Wachsamkeit, der kognitiven Fähigkeiten und der Emotionsregulation. Schlafmangel verschlimmert unsere ADHS-Symptome. Untersuchungen an Kindern mit ADHS haben ergeben, dass schon eine Verringerung der normalen Schlafdauer um 30 Minuten ausreicht, um ihre Tagesform und ihr Verhalten zu beeinträchtigen.

Unzureichender Schlaf wirkt sich auf viele der bei ADHS beeinträchtigten Exekutivfunktionen aus:

- Aufmerksamkeitsregulation,
- Erinnerungsvermögen und Arbeitsgedächtnis,
- Verarbeitungsgeschwindigkeit,
- Reaktionshemmung.

Zwar ist die Ausrede verlockend, man könne verpassten Schlaf ja am Wochenende nachholen, aber so funktioniert es leider nicht. Schlaf ist keine Nebensächlichkeit. Menschen brauchen *regelmäßig* Schlaf, und wir ADHS-Betroffenen sind da keine Ausnahme. Es mag für uns schwieriger sein, gut zu schlafen, aber wenn wir es nicht tun, sind die Folgen für uns schwerwiegender.

Shelley S., 49, Kanada

»Ich bin eine aktive Schläferin, sowohl körperlich als auch geistig. Im Schlaf reibe ich meine Füße aneinander – das nennt man ›Grillenfüße‹. Beim Umdrehen mache ich einen Hüpfer, ich rolle mich in die Decke ein und drehe mein Kissen etwa viermal pro Nacht um. Auch geistig bin ich sehr aktiv und wache bei Geräuschen leicht auf. Wenn draußen Leute zu laut sind, schrecke ich manchmal mit Herzklopfen auf. Außerdem komme ich im Traum auf Problemlösungen und auf Ideen für meine Kunstprojekte.«

Luca H., 26, Australien

»Für mich ist das Zubettgehen jedes Mal ein Kampf gegen den Dopaminspielautomaten namens Handy.«

Kristen H., 33, USA

»Prokrastination, Schlaf und ich befinden uns in einer toxischen Dreiecksbeziehung wie aus einer Seifenoper. Mein Kopf weiß eigentlich, dass ich mit ausreichend Schlaf klarer denken und bessere Entscheidungen treffen kann. Also ist Schlafen eine seriöse, vernünftige Option. Aber spätabends lockt dann die Prokrastination und verspricht Aufregung und Abenteuer!«

Adrian G., 20, Norwegen

»Seit ich denken kann, habe ich Schlafprobleme. Mein überaktives Hirn hat mir als Kind oft Albträume beschert, wegen denen ich lange Zeit jede Nacht schreiend aufgewacht bin. Mein größtes Problem ist jetzt das Einschlafen. Ich habe eine Gewichtsdecke, Medikamente und wirklich jede Methode ausprobiert. Nichts funktioniert. Kurz gesagt: Schlafen ist für mich Stress.«

Der Werkzeugkasten

Für jede einzelne mit ADHS einhergehende Schlafstörung gibt es wirksame medizinische Behandlungsmöglichkeiten, aber du kannst auch einige Methoden einfach selbst anwenden oder Angehörigen empfehlen.

1. Schlaf wichtig nehmen

Es gibt Zeiten, in denen man einfach nicht gut schlafen kann, aber manchmal schläft man wenig, damit der Tag einem mehr Wach- und Arbeitsstunden bieten kann. Doch Schlaf ernst zu nehmen bedeutet, dass man ihn nicht für optional hält oder für weniger wichtig als andere Tagesaktivitäten. Keine Strategie kann etwas bringen, wenn man den Schlaf vernachlässigt, sobald etwas dazwischenkommt.

Jetzt fragst du dich vielleicht: *Und meine Yogastunde? Mein Workout? Dafür lohnt es sich doch, um sechs Uhr früh aufzustehen!*

Klar, sofern du trotzdem genug Schlaf bekommst. Aber laut Dr. Patrick LaCount gilt: »Wenn du dich zwischen Sport und ausreichend Schlaf entscheiden musst, dann *schlafe.*« Und das sagt jemand, der die positiven Auswirkungen von Sport auf ADHS erforscht!

Schlaf wichtig zu nehmen, heißt aber nicht, so viel zu schlafen wie möglich. Es müssen auch nicht unbedingt acht Stunden sein. Die erforderliche Menge an Schlaf ist von Mensch zu Mensch unterschiedlich und verändert sich im Laufe des Lebens.

Experten zufolge solltest du nach Möglichkeit lange genug schlafen, um dein intrinsisches Schlafbedürfnis zu erfüllen. Mit anderen Worten: Gönne dir so viel Schlaf, dass du erholt und frisch aufwachst und nicht zerschlagen und müde.

Daniel C., 36, Kansas

»Ich liebe die ruhigen Nächte. Dann kann ich Termine und Zwänge vergessen, weil der Tag ja vorbei ist und nichts mehr von mir verlangt wird. Ich genieße diese Nächte auch, weil ich dann allein bin und mich in keiner Weise verstellen muss. Aber Schlafmangel macht mich impulsiver. Wenn ich aufbleibe (eine impulsive Entscheidung) und dann in den folgenden Tagen weiterhin impulsive Entscheidungen treffe, bereue ich es und versuche, mein Verhalten zu ändern.«

Shizue T., 23, Oregon

»Ich habe meinen Körper darauf trainiert, früh schlafen zu gehen, denn ich brauche elf Stunden Schlaf pro Nacht, um voll und ganz ausgeruht zu sein. Ich schlafe gegen neun Uhr abends ein, wache aber bis ein Uhr noch ein paar Mal auf. So etwa ab Mitternacht kann ich meist gut wieder einschlafen und dann auch durchschlafen.«

2. Schlafhygiene betreiben

Unter Schlafhygiene versteht man die Nutzung von bestimmten Regeln und Ritualen, die einem helfen, besser zu schlafen. Umgekehrt gehört auch dazu, alles zu vermeiden, was einen davon abhält.

Aber worum geht es da genau?

Das ist etwas knifflig, denn es gibt zwar genügend Forschungsergebnisse, um allgemeine Richtlinien für eine gute Schlafhygiene aufzustellen, aber was im Einzelfall wirklich funktioniert, kann ganz unterschiedlich sein. Und da die Forschung zur Schlafhygiene größtenteils an der Allgemeinbevölkerung durchgeführt wurde, gibt es im Hinblick auf uns ADHS-Betroffene noch viele Wissenslücken.

Selbst wenn wir um die Maßnahmen, die eine gute Schlafhygiene beinhaltet, wissen, fällt es uns oft schwer, uns danach zu richten und sie konsequent umzusetzen. Wer ADHS hat, kann über manche gängigen Tipps nur lachen, weil sie für uns so unrealistisch sind. *Zwei Stunden vor dem Schlafengehen auf elektronische Geräte verzichten – soll das ein Witz sein?*

Dennoch gibt es einige wissenschaftlich fundierte Anregungen, die auch für die meisten von uns zumindest einen Versuch wert sind.

- **Wachmacher zeitig einnehmen.** Viele von uns nehmen stimulierende Medikamente, Koffein und sogar Nikotin zu sich, um ihre ADHS in den Griff zu bekommen. Manche Aufputschmittel wirken grundsätzlich länger als andere, und auf manche reagieren bestimmte Personen stärker. Es gibt Menschen, denen Koffein vor dem Schlafengehen dabei hilft, sich auf das Einschlafen »zu konzentrieren«, andere schlafen schlechter ein, wenn sie nach der Mittagszeit irgendwelche Wachmacher konsumieren. Schreibe dir am besten auf, wann du welches anregende Mittel zu dir nimmst und wie du dann in der Nacht danach schläfst. Anhand dieser Daten kannst du herausfinden, wann die beste Zeit für die Einnahme ist.

- **Konflikte vor dem Schlafengehen vermeiden.** Da man leichter einschläft, wenn man sich ruhig und sicher fühlt, solltest du dir (und deinen Angehörigen) vor dem Schlafengehen genug Zeit geben, um zum emotionalen Normalzustand zurückzukehren. Gibt es ein Problem, das nicht akut ist, sprichst du es am besten rechtzeitig vor dem Schlafengehen an oder verschiebst das auf den nächsten Tag, damit alle besser schlafen können. Zum einen vermeidest du so, dass alle Beteiligten sich vom Tag mental erschöpft in die Diskussion begeben, und außerdem tappst du nicht in die beliebte abendliche ADHS-Falle »Mir ist langweilig, und Streiten ist anregend!«

- **Schlaf- und Wachzeiten einhalten.** Der Schlaf hängt von zwei Faktoren ab: vom zirkadianen Rhythmus und von der homöostatischen Regelung, einem Steuerungsprozess, der neben anderen Körpersystemen auch das Schlafbedürfnis reguliert.* Der Schlaf funktioniert am besten, wenn zirkadianer Rhythmus und homöostatische Regelung zusammenarbeiten. Deshalb solltest du für einen guten Schlaf idealerweise deine Schlaf- und Wachzeiten möglichst genau einhalten. Auf diese Weise kann dein Körper sein Schlafverlangen entwickeln, während die innere Uhr zum Schlafengehen mahnt. Möchtest du deine Schlafenszeit verändern, empfiehlt Dr. Becker, dies schrittweise um jeweils höchstens eine Viertelstunde auf einmal zu tun.

- **Bett mit Schlaf assoziieren.** Je mehr Zeit du im Bett damit verbringst, an die Decke zu starren, E-Mails zu schreiben oder Sonstiges zu erledigen, desto mehr assoziierst du dein Bett mit dem Wachsein. Das kann das Schlafsignal schwächen, das das Hirn empfängt, wenn du dich hinlegst. Die Schlafforschung rät dazu, das Bett zu verlassen, sobald man 20 Minuten wach gelegen hat. Es ist besser, dann erst einmal etwas Langweiliges zu tun und sich wieder hinzulegen, wenn man bereit ist zu schlafen. Wer das Bett für andere Tätigkeiten nutzen *muss*, sollte mit bestimmten Signalen zwischen Wach-/Arbeitszeit und Schlafenszeit unterscheiden. So kannst du zum Beispiel dein Kopfkissen erst dann aufs Bett legen, wenn es Zeit zum Schlafen ist.

* Das funktioniert wie Hunger und Durst: Je länger man nichts isst, desto hungriger wird man. Je länger man nicht schläft, desto müder wird man.

HINWEIS ZU DIGITALEN GERÄTEN

Die Forschungslage zur Nutzung elektronischer Geräte vor dem Schlafengehen ist widersprüchlich. Der gängige Rat lautet, die Bildschirmzeit zu begrenzen und die Geräte aus dem Schlafzimmer zu verbannen. Es gibt jedoch keine eindeutigen Beweise dafür, dass der Verzicht auf elektronische Geräte in den Stunden vor dem Schlafengehen notwendig ist. (Den Göttern der Bildschirmzeit sei Dank!)

Wenn dich Reality-TV oder Wikipedia auf dem Tablet schläfrig machen, dann gönn dir das auf jeden Fall. Wofür auch immer du dich entscheidest, du solltest nur wissen, dass wissenschaftliche Studien die Annahme belegen, dass der Verzicht auf elektronische Geräte im Schlafzimmer gut für den Schlaf ist – und für die Beziehung (Zwinker!).

Shawn P., 46, Michigan

»Die meiste Zeit meines Lebens habe ich schlecht geschlafen, egal wann ich ins Bett gegangen bin. Letztes Jahr fragte mich mein Arzt, ob Koffein mir beim Schlafen hilft. Ich wäre nie darauf gekommen, so etwas auszuprobieren. Jetzt trinke ich eine Tasse koffeinhaltigen Tee direkt vor dem Zubettgehen, und seitdem schlafe ich besser ein und durch als je zuvor in meinem Leben.«

Rumena N., 34, Nordmazedonien

»Ich schlafe am besten, wenn ich das Gegenteil von dem mache, was empfohlen wird: Meine Schlafenszeit ist von zwei Uhr nachts bis zehn Uhr morgens, ich trinke vor dem Schlafengehen Koffein und lasse, wenn ich mich ins Bett lege, den Fernseher laufen.«

Raven M., 27, Tennessee

»Zu den ›Nebenwirkungen‹ der Medikamente, die ich gegen meine Angstzustände und meine kPTBS (komplexe posttraumatische Belastungsstörung) nehme, gehört es, dass mein Schlafrhythmus sich reguliert hat. Trotzdem halte ich mich nach wie vor so gut es geht an mein Abendritual. Dazu gehören Entspannung mit Hobbys, Aromatherapie, eine wirklich gute Schlafmaske und dass im Hintergrund *The Great British Baking Show* auf dem Fernseher läuft, der sich zu einer bestimmten Zeit abschaltet.«

3. Zum Schlafen motivieren

Zu wissen, dass man schlafen sollte und dass es wichtig ist, reicht oft nicht, um das ADHS-Hirn davon zu überzeugen, sich in den Ruhezustand für die Nacht herunterzufahren. ADHS-Betroffene werden von allem angezogen, was aufregend, dringend und neu ist. Schlaf ist so ziemlich das Gegenteil davon. Und der gesellschaftliche und soziale Druck, Schlaf möglichst einzuschränken, ist auch nicht gerade förderlich.

Hier folgen einige Maßnahmen, mit denen du dich eventuell nicht nur bettfertig, sondern auch bettbereit machen kannst:

- **Bedürfnisse tagsüber erfüllen.** Die Erkenntnis, wie wichtig ausreichender Schlaf für unser Hirn ist, könnte zu der Annahme verführen, dass man dafür auf Hobbys, Zeit für sich oder andere verzichten sollte. Aber auch diese Aktivitäten sind wichtig. Wenn wir ihnen tagsüber ohne schlechtes Gewissen genug Zeit einräumen, ist die Wahrscheinlichkeit geringer, dass wir erst damit anfangen, wenn wir *eigentlich* schlafen sollten – und wir sind dann auch eher bereit, tatsächlich zu schlafen.*

- **Rituale zum Runterkommen schaffen.** Hirn und Körper brauchen Zeit, um vor dem Schlafengehen zur Ruhe zu kommen. Für ADHS-Betroffene müssen die Abendrituale so interessant sein, dass sie sie gerne durchführen, aber nicht so spannend, dass sie gar nicht mehr damit aufhören wollen. Gute Beispiele: puzzeln, lesen, Partnermassage oder alte Serien gucken.

- **Sensorische Bedürfnisse berücksichtigen.** Viele ADHS-Betroffene reagieren empfindlich auf raue Decken, komisch schmeckende Zahnpasta, falsch sitzende Kleidung oder Etiketten im Schlafanzug. Auf der anderen Seite empfinden sie sensorisch angenehme Empfindungen als wohltuend. Um das Schlafengehen attraktiver zu gestalten, ist es daher sinnvoll, kuschelige Bettwäsche, Seidenkissen oder Gewichtsdecken anzuschaffen, Raumbedufter mit ätherischen Ölen oder wohlschmeckende Zahnpasta zu nutzen oder so viel Kleidung anzuziehen, wie einem guttut. Wenn sich der Körper wohlfühlt, ist es leichter, sich mental und körperlich zu entspannen.

---

* Und guter Schlaf führt vielleicht dazu, dass wir am nächsten Tag Aufgaben schneller erledigen, sodass wir mit hoher Wahrscheinlichkeit Zeit für alles Mögliche haben!

Marie S., 32, New Jersey

»Je mehr ich tun kann, um vor dem Schlafengehen zur Ruhe zu kommen, desto besser. Ich dimme das Licht im Badezimmer, benutze Lavendel-Duschgel und ziehe mir einen frischen Schlafanzug an – und zwar all das mindestens eine Dreiviertelstunde vor dem Schlafengehen.«

Joe, 42, Ohio

»Ich höre mir seit über einem Jahrzehnt dasselbe *Herr-der-Ringe*-Hörbuch an. Jetzt assoziiere ich es mit Schlaf. Ich reagiere wie der Pawlowsche Hund, sobald ich es höre.«

Anne Bettina P., 44, Dänemark

»Vor etwa sechs Monaten half mir das Sudoku-Spielen auf dem Handy beim Einschlafen. Dann waren es Kreuzworträtsel und jetzt ist es eine Fernsehserie. Hauptsache, mein Hirn ist abgelenkt.«

Andrew F., 37, Washington

»Seit der Grundschule schlafe ich am besten ein, wenn ich jemandem beim Reden zuhöre. Als ich jünger war, habe ich Radiosendungen, oft auch Wiederholungen, und Baseballübertragungen gehört, seit dem College sind es Podcasts. Seit 15 Jahren habe ich außerdem das Ritual, immer sonntagabends zum Einschlafen die Sendung *Wait Wait ... Don't Tell Me!* zu hören. Das bereitet mich mental auf den Montag vor.«

4. Den Chronotyp berücksichtigen

ADHS-Betroffene sind in der Regel Nachteulen und bekommen in einer Welt, die erwartet, dass man früh aufsteht, nur schwer genügend Schlaf.

Doch auch wenn dieser Chronotyp der häufigste ist, ist er nicht der einzig mögliche, zumal sich der Chronotyp im Laufe des Lebens auch ändern kann.*

Wenn du deinen Chronotyp kennst, kannst du ihn berücksichtigen und deinen Tagesablauf entsprechend deiner Wach- und Schlafphasen gestalten.

- **Chronotyp feststellen.** Geh ein paar Wochen lang (am besten im Urlaub, wenn du keine Zeitzwänge hast) dann ins Bett, wenn du dich schläfrig fühlst, und wache ohne Wecker auf. Das gibt dir einen Hinweis darauf, welcher Chronotyp du bist. Wenn du das nicht einrichten kannst oder es dir zu lange dauert, kannst du im Internet nach entsprechenden Fragebögen suchen und diese ausfüllen.

- **Wachphasen optimal nutzen.** Belege lieber spätere Kurse, wenn du eine Nachteule bist, und übernimm frühere Arbeitsschichten, wenn du der Lerchentyp bist. Selbst in einer Festanstellung mit regulärem Achtstundentag kannst du als Teilhabemaßnahme wegen deiner ADHS flexiblere Arbeitszeiten einfordern. Und wenn sich deine Arbeitszeiten nicht ändern lassen, kannst du vielleicht immerhin selbst bestimmen, zu wel-

* Funfact: Der Chronotyp verändert sich in der Schwangerschaft erheblich – es geht in Richtung Lerche!

cher Tageszeit du Aufgaben erledigst, die mehr Konzentration erfordern. Von deinem Chronotyp hängt nicht nur ab, wann du müde wirst, sondern auch, wann du am wachsten bist. Richtest du deine Arbeit danach aus, kannst du deine Produktivität insgesamt steigern.

- **Vorbereitungen treffen.** Wenn du früher aufstehen musst, als es deinem natürlichen Chronotyp entspricht, solltest du am Abend vorher so viel vorbereiten, wie du nur kannst. Richte deine Kleidung her, lege alles, was du zur Arbeit mitnehmen musst, hintereinander vor die Wohnungstür, weiche über Nacht Haferflocken als Frühstück ein und so weiter. Dank dieser Vorbereitungen kannst du morgens länger schlafen und nutzt die Phase, in der du abends noch hellwach bist, gut aus.

- **Lichtreize schaffen.** Der zirkadiane Rhythmus reagiert auf Umweltreize, besonders auf Licht. Smarte Glühbirnen kannst du so einstellen, dass sie sich abends langsam dimmen, wenn die Bettzeit naht. Das bringt das Hirn dazu, Melatonin zu produzieren und dich auf den Schlaf vorzubereiten. Mit smarten Leuchten lässt sich sogar der Sonnenaufgang simulieren. Und indem du morgens nach draußen gehst und das Sonnenlicht aufnimmst wie eine Zimmerpflanze, kalibrierst du deinen zirkadianen Rhythmus, denn das Sonnenlicht signalisiert deinem Hirn und Körper, dass es Tag ist – und dass du wach sein solltest!

Olivia L., 34, Texas

»Normalerweise mache ich mich unter der Woche erst nach elf Uhr abends bettfertig, weil ich abends produktiver bin. Mein Hirn funktioniert *frühestens* ab ein Uhr mittags so richtig. Meine Mom hat immer gesagt, dass ich morgens wie eine Fledermaus bin – langsam, lichtscheu und schweigsam. Ich wäre gerne ein Morgenmensch und habe es wirklich versucht. Aber früh zu Bett gehen und früh aufstehen, das funktioniert bei mir leider gar nicht.«

Hinweis zu Melatonin

Wenn du ein später Chronotyp bist und zur planmäßigen Schlafenszeit kein Melatonin produzierst, dann ist zugeführtes Melatonin eventuell eine Lösung. Tatsächlich schlafen viele ADHS-Betroffene mithilfe von Melatonin-Präparaten besser ein. Diese werden bei ADHS-bedingten Schlafstörungen sehr häufig verwendet und können ein früheres Einschlafen ermöglichen. Allerdings ist Melatonin in höheren Dosen rezeptpflichtig, und bei den frei verkäuflichen Nahrungsergänzungsmitteln ist umstritten, wer es in welcher Dosierung und wie lange anwenden sollte und wie es sich auf andere Schlafprobleme wie das Restless-Legs-Syndrom auswirkt. Bevor du es ausprobierst, solltest du auf jeden Fall mit deiner Ärztin oder deinem Arzt darüber sprechen (ich bin da nämlich keine Expertin).

Shanea, 49, Michigan

»Ich muss mein Abendprogramm mit einem heißen Bad beginnen, denn ich habe eine körperlich anstrengende Arbeit und muss meine Muskeln entspannen. Das Schwierige ist, dass ich eine Nachteule bin, also setze ich mir eine Grenze bei elf Uhr abends. Um in der Früh besser aufstehen zu können, nehme ich jeden Morgen von Montag bis Freitag Vitamine ein. Am Wochenende darf ich ausschlafen, weil meine Arbeit mich unter der Woche genug gefordert hat.«

5. Notfallplan zurechtlegen

Manchmal machst du alles »richtig« und hast *trotzdem* Einschlafprobleme. Weil die Angst vor der Schlaflosigkeit das Einschlafen erschweren kann, solltest du dir einen Notfallplan überlegen. Damit überstehst du nicht nur die Folgen einer unruhigen Nacht und den darauffolgenden Tag etwas besser, sondern der Plan lässt dich womöglich auch besser schlafen, weil du weißt, dass du Optionen hast, falls es nicht klappt.*

- **Woanders schlafen.** Manchmal kann ein Ortswechsel beim Einschlafen helfen, weil du einen anderen Schlafplatz nicht mit dem Einschlaf-Frust in Verbindung bringst. Zumindest kannst du dich besser entspannen, wenn du weißt, dass du niemanden

---

* Wenn du allerdings merkst, dass du immer häufiger auf deinen Notfallplan zurückgreifst, solltest du erst einmal prüfen, ob es dir wirklich gut geht. Denn vermehrte Schlafstörungen können ein Anzeichen für seelische oder körperliche Probleme sein, für Schwierigkeiten in Beziehungen oder mit dem Job. Im Zweifelsfall solltest du professionellen Rat einholen.

störst, falls du unruhig bist. Du kannst auch öfter mal die Schlafposition wechseln – ich drehe mich oft um und schlafe mit den Füßen am Kopfende.

- **Ausruhen.** Wenn du gar nicht schlafen kannst, kannst du zumindest etwas von der guten Wirkung des Schlafes mitnehmen, indem du dich entspannst und ausruhst. Du kannst meditieren, Restorative Yoga praktizieren oder einfach mit geschlossenen Augen im Bett liegen.

- **Hilfen für das Aufwachen nutzen.** Erst haben ADHS-Betroffene Schwierigkeiten beim Einschlafen, am Morgen ist dann meist das Aufwachen das Problem. Stell dir mehrere Wecker, lass jemanden anrufen oder nachschauen, ob du wach bist, oder nutze, was auch immer dich beim Aufwachen unterstützt (Katzen sind da probate Helferlein). Flexible Arbeitszeiten können dir ebenso helfen wie Kaffee.

Jessica M., 36, Los Angeles

»In einem Meditationskurs hat der Leiter einmal erklärt, dass Meditation tiefgreifend erholsam ist und auf eine Weise Energie spendet, die dem Schlaf ähnlich ist – nur eben nicht sofort. Zuerst schmeißt sie alle Stress-Bewältiger, mit denen wir uns mühsam aufrechterhalten haben, über den Haufen, sodass wir vielleicht noch müder werden. Mittlerweile meditiere ich, wenn ich nicht schlafen kann, um meine körperlichen und geistigen Batterien wieder aufzuladen.«

Raffael B., 41, Seattle

»Wenn ich nicht einschlafen kann, verlasse ich das Schlafzimmer und lese irgendetwas, das gerade interessant genug ist, um meine Aufmerksamkeit zu binden, aber nicht spannend genug, um mich anzuregen. Oft ist es irgendein unnützes Wissen von Wikipedia.«

Theresa W., 43, Michigan

»In manchen Nächten kann mein Kind, das sowohl ADHS als auch Autismus hat, nur ganz schwer einschlafen. Dann liegt es oft nicht mehr im viel zu stillen Schlafzimmer, sondern voll bekleidet auf der Couch und manchmal brennt sogar das Licht.«

Eulen und Lerchen

Die meiste Zeit meines Lebens verstand ich unter »rechtzeitigem« Schlafengehen, dass ich früh genug dran war, um um fünf oder sechs Uhr morgens aufzuwachen und bei Sonnenaufgang den Sonnengruß üben zu können. Alles jenseits dieser Uhrzeit war mir eindeutig »zu spät«.*

Wenn ich es schaffte, diesen Zeitpunkt einzuhalten, war ich so stolz auf mich, als hätte mich das irgendwie zu einem moralisch besseren Menschen gemacht – und sei es nur für diesen einen Tag. Es gibt allerlei Sprichwörter, die den Wert des frühen Aufstehens betonen: »Morgenstund hat Gold im Mund«, »Der frühe Vogel fängt den Wurm«, »Erfolg beginnt mit dem Sieg über die Snooze-Taste«.

---

* Unnötig zu erwähnen, dass ich oft »zu spät« im Bett war.

Bei der Recherche für dieses Kapitel stieß ich auf einen Artikel im Magazin *The New Yorker*, dessen Titel mir sofort ins Auge fiel: »No, Mornings Don't Make You Moral« (frei übersetzt: Nein, morgens ist man kein besserer Mensch!).

Die Journalistin Maria Konnikova erklärt darin, dass sich Menschen einigen Forschungsergebnissen zufolge tagsüber nach ethischen Gesichtspunkten besser verhalten als nachts. Die Wissenschaftler sprachen dabei vom *morning morality effect*. Allerdings gab es eine Einschränkung: Der Effekt ließ sich nur beobachten, wenn der Chronotyp passte.

»Manche logen morgens weniger«, stellte Konnikova fest, »aber nur, wenn sie ohnehin Frühaufsteher waren. Auch umgekehrt galt: Nachteulen logen abends weniger. Das Forschungsteam kam zu dem Schluss, dass die Tageszeit weniger Einfluss auf die Ehrlichkeit hat als die *Synchronizität zwischen Versuchsperson und Umgebung* [Hervorhebung von mir].«

Auch wenn ein moralisch gutes Verhalten bei mir nicht dafür ausschlaggebend ist, verspüre ich doch den Drang, früh aufzustehen, weil ich dann produktiver sein kann. Bin ich früh wach, schaffe ich tagsüber mehr, weil dann auch andere arbeiten und Geschäfte offen sind.

Können wir unseren Chronotyp denn überhaupt ändern und auch zu den Menschen gehören, die jeden Tag um sechs Uhr morgens Yoga machen? »Gute Frage«, meinte Dr. Becker. Er erklärte mir, dass sich der Chronotyp im Laufe des Lebens zwar von Natur aus verändert, dass aber eine absichtliche Einflussnahme eher schwer sei.

Andere Forscher stimmen ihm da zu. Für ihren Artikel hat Konnikova mit der Verhaltenswissenschaftlerin Sunita Sah gesprochen, derzufolge es »unglaublich schwierig, wenn nicht sogar unmöglich ist, die eigene Veranlagung zu überwinden und durch Übung produktiver zu werden, obwohl die Arbeitszeit der inneren Uhr zuwiderläuft«.

Das brachte mich zu der Frage, ob ich eine bessere Chefin, Partnerin oder Freundin wäre, wenn ich mich nur nach der für *meinen* Chronotyp angemessenen Schlafenszeit richten würde. Wie ein Test und reichlich bisherige Erfahrungen gezeigt haben, ist meine ideale Schlafenszeit eine halbe Stunde nach Mitternacht. Was würde passieren, wenn ich mich an diese Zeit halten würde, genug Schlaf bekäme und deswegen stolz auf mich wäre?

Das brachte mich zu der Frage, ob ich eine bessere Chefin, Partnerin oder Freundin wäre, wenn ich mich nur nach der für *meinen* Chronotyp angemessenen Schlafenszeit richten würde.

Der Artikel brachte mich auch zum Nachdenken über die Art, wie wir über andere basierend auf ihrem Schlafverhalten urteilen. Oft halten wir Leute für »faul«, weil sie länger schlafen, oder für besonders ehrgeizig, weil sie schon um sechs Uhr wach sind, oder für Spaßbremsen, weil sie auf durchtanzte Clubnächte verzichten.

Wenn uns bewusst ist, dass Menschen von Natur aus eine unterschiedliche Menge Schlaf zu verschiedenen Zeitpunkten brauchen, können wir auf diese Urteile eigentlich verzichten. Tatsache ist, dass es unheimlich produktive Menschen gibt, die bis mittags schlafen, sowie extrem gesellige Menschen, die um acht Uhr abends müde werden.

Wir könnten versuchen, eine Welt zu schaffen, die der Vielfalt der Chronotypen gerecht wird. Durch den technischen Fortschritt sind flexible Arbeitszeiten und das Arbeiten von zu Hause mittlerweile weitverbreitet. Das Internet ermöglicht es uns, Kontakt mit Menschen außerhalb unserer eigenen Zeitzone zu pflegen. Seit es für Alltagsaufgaben wie Korres-

Tatsache ist, dass es unheimlich produktive Menschen gibt, die bis mittags schlafen, sowie extrem gesellige Menschen, die um acht Uhr abends müde werden.

pondenz oder Zahlungsverkehr Onlinelösungen gibt, sind die Öffnungszeiten von Post und Bank praktisch unerheblich. Sogar notarielle Dienste sind rund um die Uhr im Internet verfügbar. Wer weiß, vielleicht kommen als Nächstes Nachtbuchläden und Tanzpartys zur Brunch-Zeit!

Und hey, wenn du zufällig von irgendwelchen Geschäften hörst (und/oder welche eröffnest), die außerhalb der normalen Geschäftszeiten offen haben, dann lass es mich wissen. Ich kenne einige Nachtschwärmer und Morgenmuffel, die da gerne vorbeischauen würden.

KAPITEL 6

DAS PHÄNOMEN ZEIT

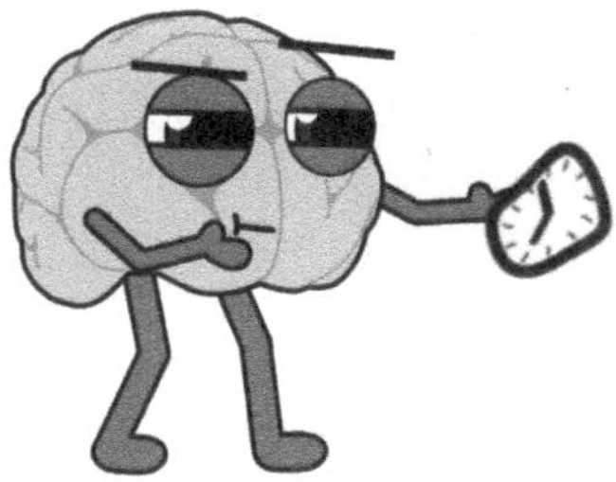

Die Leute glauben, die Zeit sei eine strikte Folge von Ursache zu Wirkung, aber aus nicht linearer, nicht subjektiver Sicht ist sie eher ein großes Knäuel aus wabbelig-wackeligem, uhrig-schlurigem … Zeug.

DOCTOR WHO (ZEHNTER DOCTOR)

Zeit – das wandelbare Wesen

In meiner Welt verändert sich die Zeit ständig.

Manchmal fühlt es sich an, als geriete ich in ihre Bewegungen, dann zerdrückt sie mich mit all dem, was jetzt oder morgen erledigt werden muss beziehungsweise letztes Jahr oder vor fünf Minuten hätte geschehen müssen.

Egal, wie viel Zeit ich mir für eine Arbeit, eine Anfahrt oder den Aufbruch zu einer Verabredung nehme, es ist nie die *richtige* Menge. Die Arbeit dauert länger als gedacht; ich vergesse, den Stau miteinzuplanen; und obwohl ich nur fünf Minuten duschen wollte, ist plötzlich eine halbe Stunde vergangen. *(Wie das denn?)*

Anders als die Konzentration, die etwas Festes ist, etwas, das entweder da ist oder nicht (und es ist eindeutig, wenn sie nicht da ist!), ist die Zeit etwas Wandelbares, das sich immer wieder anders anfühlt. Kurz vor einem Abgabetermin (oder wenn ich voll ausgebucht bin) spüre ich den kalten, drängenden Druck der unnachgiebigen Zeit. Wenn ich in ein Hobby oder Tagträume vertieft bin, zieht sie dagegen unbemerkt und ruhig an mir vorbei. Ist mir langweilig oder warte ich ungeduldig auf etwas (oder jemanden), dann zeigt sie sich zäh und unerträglich langsam.

Als Kind brauchte ich für Hausaufgaben, die man eigentlich in 15 Minuten erledigen sollte, oft eine Stunde, die sich *anfühlte* wie fünf.

Ich als Achtklässlerin: Das dauert ja ewig!
Die Uhr: Tick (*unendliche Stille*). Tock.

Mein Hyperfokus funktionierte hingegen wie eine Rutschbahn, die mich aus der Zeit katapultierte. Eigentlich nahm ich mir vor, eine halbe Stunde an einem Schulprojekt zu arbeiten, aber wenn ich daraus wieder auftauchte, war es draußen schon dunkel.

Ich als Achtklässlerin: (*vertieft*) Mal sehen, wenn ich die Eisstiele so verklebe, könnten sie als Stütze für diese Konstruktion …
Die Uhr: (*hinter mir, Zeiger wirbeln herum wie in einem Zeichentrickfilm*) Ticktockticktockticktickticktocktick ...

Als ich ins Teenageralter kam, war klar, dass ich mir meine Zeit schlecht einteilen konnte. Das hielt aber niemanden davon ab, genau das von mir zu erwarten.

»Nächste Woche musst du X machen, nicht vergessen!«

»Denk dran, Y ist in einem Monat fällig. Plan das ein.«

»Machst du bitte in einer Viertelstunde das Abendessen?«

Ich nickte und tat so, als ob ich das könnte.

Als ich älter wurde und immer mehr selbst für mein Zeitmanagement zuständig war, wuchsen die minutenlangen Verspätungen sich zu Wochen, Monaten oder sogar Jahren aus. Und das hatte gravierende Auswirkungen auf mein Leben.

Ich verpasste die Fristen von Collegebewerbungen oder zum Zahlen von Strafzetteln, Kreditkartenrechnungen und Steuern. Ich wurde gefeuert, weil ich ständig zu spät kam. Und ich musste immer Zeit aufholen, weil ich andauernd im Rückstand war.

Natürlich versuchte ich, mein Zeitmanagement zu verbessern, aber mein Vorgehen bei Terminen sah meist so aus:

1. Zeitplan aufstellen.
2. Zeitplan nicht einhalten.
3. Schritte 1 und 2 wiederholen.

Jahrelang konnte ich meine Probleme mit dem Zeitmanagement geschickt umgehen, indem ich eine Arbeit ausübte, die das nicht erforderte: kellnern. Ja, Zeit war in einer gewissen Weise auch dabei wichtig, aber im Grunde musste ich alles nur im Augenblick erledigen. Ich musste lediglich pünktlich zur Schicht erscheinen, aber ansonsten nicht irgendwann irgendwo sein. Ich musste auch nicht planen, wie lange ich für irgendetwas brauche. Ich musste nur meine Aufgaben erledigen, so schnell wie möglich und in der richtigen Reihenfolge: Getränke anbieten, Bestellung aufnehmen, Bestellung eintippen …

Alles jenseits der Arbeit machte ich dann, wenn es mir in den Kopf schoss. Oder wenn mir danach war. Oder wenn ein Abgabetermin so kurz bevorstand, dass mein Hirn Vollgas gab. Das Planen und Umplanen nahm so viel Zeit in Anspruch, dass es mir wie Verschwendung vorkam.

Ich muss gar nichts zu einer bestimmten Zeit erledigen, beschloss ich. *Hauptsache, es wird überhaupt erledigt.*

Wenn ich also viel zu tun hatte, packte ich alles, was mir einfiel, dann an, wenn es mir einfiel, also manchmal auch alles auf einmal, bis zum Umfallen. Am nächsten Tag wachte ich auf und machte damit weiter.

So war mein Leben in der Collegezeit, und so wurde es wieder, als ich meinen Kanal aufbaute und dabei als Kellnerin arbeitete. Als meine Internetaktivität sich ausweitete, gab es immer mehr Dinge, für die ich zuständig war, Termine und Anforderungen. An sieben Tagen in der Woche recherchierte, schrieb, drehte, redigierte und kommentierte ich (zusätzlich zu meinem eigentlichen Job). Und bald gab es Unmengen von YouTube-Kommentaren, ich musste Forschungsarbeiten wälzen, Abo-Prämien verteilen, Podcast-Interviews vorbereiten und an Konferenzen teilnehmen. Zuvor hatte ich immer mehr getan, um früheres Versagen auszugleichen, jetzt tat ich immer mehr, weil ich Erfolg hatte. Und das durchzuhalten wurde zunehmend schwieriger.

Es war anstrengend. Manchmal – etwa wenn ich um zwei Uhr morgens eine Folge drehte – merkte ich durchaus, dass mir diese Zeiteinteilung (oder das Fehlen einer solchen) nicht guttat. Aber ich wusste wirklich nicht, wie ich das ändern konnte. Dafür schämte ich mich. Ein gutes Zeitmanagement war schließlich für jedes Vorhaben im Leben von Bedeutung, und alle anderen schienen es draufzuhaben. Deshalb fühlte ich mich schrecklich, weil ich es als erwachsener Mensch immer noch nicht gelernt hatte.

Was ich gelernt habe

Ich dachte immer, ich erlebe die Zeit genauso wie alle anderen. Nur dass die anderen besser darin sind, mit ihr umzugehen.

Aber nö!

Tatsache ist, dass wir ADHS-Betroffenen beim Zeitmanagement stark benachteiligt sind. Das liegt zum einen daran, wie wir die Zeit erleben, und zum anderen daran, dass wir so oft Dinge vergessen (siehe »Probleme mit dem Gedächtnis«, Seite 211).

Laut Dr. Barkley haben 8 Prozent der Allgemeinbevölkerung Schwierigkeiten mit dem Zeitmanagement.

Und bei Menschen mit ADHS? 98 Prozent.

Ich wiederhole die Zahl, damit du weißt, dass es kein Tippfehler ist. 98 Prozent der ADHS-Betroffenen haben nach eigenen Angaben Schwierigkeiten mit dem Zeitmanagement – und ihre Partner bestätigen dies.

98 Prozent – das ist ein höherer Prozentsatz, als wenn man Leute fragen würde, ob sie Eis mögen.*

Sollte dir das, was ich von mir berichtet habe, bekannt vorkommen, kannst du jetzt mit den Selbstvorwürfen aufhören (und lieber auf die Uhr gucken, vielleicht verspätest du dich gerade).

Wir haben ein anderes Zeitempfinden

Dr. Barkley erklärt in seinen Vorträgen, Büchern und Forschungsarbeiten, dass ADHS-Betroffene gewissermaßen *zeitblind* sind – oder

---

* Ich habe nach Statistiken übers Eisessen gesucht und Folgendes gefunden: »Umfragedaten haben ergeben, dass 96 Prozent der Amerikaner Eis essen. Die beliebtesten Geschmacksrichtungen sind Schokolade (14 Prozent), gefolgt von Vanille (13 Prozent) und Butter-Pekannuss (11 Prozent).«

genauer gesagt: *zeitkurzsichtig*. Dies ist durch zahlreiche Studien (und Erfahrungen aus der ADHS-Community) belegt.

Zeitblindheit, *auch* Zeitkurzsichtigkeit, die
Fehlende (oder stark eingeschränkte) Fähigkeit zu merken, wie viel Zeit vergangen ist, und/oder abzuschätzen, wie lange etwas dauern wird.

Unterschiede in der Wahrnehmung von Zeit

Manche Menschen haben ein sehr exaktes Zeitempfinden. Sie wissen genau, wie lange sie mit jemandem geredet haben oder wann sie das Wasser für die Badewanne abdrehen müssen.* Sie spüren relativ genau, wie viel Zeit vergangen ist. Das kann an ihrer inneren Uhr liegen und verbunden damit an ihrem Empfinden für Umweltfaktoren wie Licht, Geräusche und Temperaturschwankungen.

ADHS-Betroffene haben dagegen ein eher vages Zeitempfinden. Wenn wir nicht bewusst darauf achten, können wir nicht sagen, wie viel Zeit vergangen ist, und im Gegensatz zu anderen *spüren* wir auch nicht das Vergehen der Zeit. Selbst wenn wir nicht in den Zustand des Hyperfokus abgetaucht sind, merken wir ohne Wecker und Erinnerungen oft nicht, dass die Zeit für etwas anderes gekommen ist. Und im Hyperfokus bekommen wir womöglich selbst das Timersignal nicht mit.

---

* Mir war nicht klar, dass manche Menschen dieses Zeitempfinden besitzen, denn in meiner Familie hat das keiner. Eigentlich sollte ich jetzt bei meiner Tante sein und dort diesen Text überarbeiten, aber ihr Haus ist momentan gerade eine Baustelle. Denn sie hat ihr Badezimmer geflutet … und ihr Schlafzimmer.

Mein YouTube-Genosse und Freund Jesse J. Anderson beschreibt es so: »Es ist wie ein Sinnesorgan, das ich nicht habe. Wenn ich kein Schmerzempfinden hätte, könnte ich anhand von bestimmten Anhaltspunkten vermuten, wie stark der Schmerz wohl ist – ›Meine Haut wird rot vom Aufprall‹, ›Das Wasser kocht‹, ›Oh, ich blute‹ –, aber ich könnte trotzdem nur raten. So ist es auch mit der Zeit. Ich nutze Anhaltspunkte, aber ich selbst spüre sie nie.«

Ein anderer Zeithorizont

Bei ADHS-Betroffenen liegt der Zeithorizont – also die zeitliche Grenze, bis zu der man vorausschaut und Ereignisse nahe genug sind, um sich real anzufühlen – viel näher. Für viele von uns existieren Projekte, Aufgaben und Ereignisse entweder »jetzt« oder »nicht jetzt« – und alles, was »nicht jetzt« ist, scheint es nicht zu geben. Wir leben eher in der Gegenwart und reagieren nur auf das, was wir gerade vor Augen haben und was im Moment getan werden muss.* Es fällt uns schwer, irgendetwas über den nächsten Tag hinaus zu planen, es sei denn, es ist etwas ganz Tolles. Aus unseren Fehlern zu lernen (die sind längst vergessen!) oder für die Zukunft zu planen (die fühlt sich nicht echt an!) wird daher schwierig.

Unser verkürzter Zeithorizont könnte der Grund dafür sein, dass wir mit dem Lernen für eine Prüfung erst am Vorabend beginnen. Der Zeitpunkt, ab dem etwas auf dem mentalen »Schirm« auftaucht, liegt bei uns in der Regel sehr nahe an der Deadline. Wir wissen zwar theoretisch, dass etwas auf uns zukommt, aber anders als bei unseren neurotypischen Mitmenschen meldet der Radar nicht rechtzei-

* Was sich – in den Worten unseres Producers Eddie – danach richtet, »welcher Kunde gerade am lautesten schreit«.

tig: »Jetzt aber mal damit anfangen!« Und bis der Schalter von »nicht jetzt« auf »jetzt« umgelegt wird, dauert es.

Die Zeit rennt oder kriecht

»Wenn man Spaß hat, rennt die Zeit.« Das gilt zwar in gewissem Maße für alle Menschen, aber mit ADHS ist es extremer. Langweilige Tätigkeiten können sich scheinbar ewig hinziehen, während wir bei Aktivitäten, die das Hirn beschäftigen, leicht die Stunden oder sogar die Tage aus den Augen verlieren. Sollen wir angeben, wie lange etwas dauert, unterschätzen wir oft den Zeitaufwand für Aufgaben, auf die wir uns freuen*, und überschätzen den Zeitaufwand für Aufgaben, vor denen uns graut.

Wir rechnen zu wenig Zeit ein

Ein ADHS-Coach hat einmal festgestellt, dass ein Spiel aus drei Phasen besteht: dem Aufbau, dem eigentlichen Spiel und dem Aufräumen. Das Gleiche gilt für so ziemlich alle Tätigkeiten, für das Abendessen ebenso wie für Meetings.** Aber wir ADHS-Betroffenen vergessen oft die beiden Phasen »Aufbau« und »Aufräumen« und rechnen nur die Zeit ein, die wir für die Sache an sich zu brauchen meinen.

Wenn wir zum Beispiel irgendwo hinmüssen, planen wir dafür eine Viertelstunde ein (weil die App sagt, dass wir die Strecke in 15 Minuten zurücklegen) und berücksichtigen nicht, dass wir auch zum Auto

---

* Wenn etwas verlockend klingt, vergesse ich dabei oft, dass ich auch dafür Zeit brauche.

** Stimmt doch, oder? Wusste ich auch nicht! Aber ja: Man muss dorthin gelangen, Dokumente oder Stichpunkte zurechtlegen, an dem Meeting teilnehmen, dann die beschlossenen Maßnahmen festhalten, andere darüber informieren und das erworbene Wissen verarbeiten.

laufen, womöglich tanken und einen Parkplatz suchen müssen. Weil wir nicht daran denken, dass wir planen, vorbereiten, aufräumen und nachbereiten müssen, sind wir oft schon zu spät dran, bevor wir überhaupt angefangen haben.

Es gibt weitere Faktoren, die wir oft nicht berücksichtigen:

- **Pech:** Wir gehen bei der Planung vom Optimalfall aus. Leider läuft nicht immer alles perfekt.

- **Biologische Bedürfnisse:** Als Menschen müssen wir essen, trinken, uns bewegen, auf die Toilette gehen und schlafen. Bei der Vorhersage, wie lange wir für etwas brauchen, kalkulieren wir oft keine Zeit für Toilettengänge oder Ruhepausen ein.

- **Übergangszeiten:** Wenn eine Aktivität um ein Uhr nachmittags endet und die nächste genau zur selben Zeit beginnt, ist man wahrscheinlich zu spät, selbst wenn es sich nur um Videomeetings handelt. Übergänge brauchen Zeit – und das Hirn benötigt ebenfalls etwas Zeit, um von einer Sache zur nächsten zu wechseln.

- **Zusammenhänge:** Manchmal kann man etwas nicht erledigen, bevor man nicht etwas anderes geschafft hat. Es ist zum Beispiel schwierig, Geschenke einzupacken, wenn sie noch nicht angekommen sind – oder wenn kein Geschenkpapier da ist.

- **Energielevel:** Zeitmanagement ist zu großen Teilen auch Energiemanagement. Man mag zwar die Zeit für etwas haben, aber nicht die Energie, um es tatsächlich zu tun.

- **Kreative Prozesse:** Wenn es sich um schöpferische Arbeit handelt, kann man nicht einfach so loslegen, sondern braucht auch Zeit, um Inspirationen zu sammeln, zu brainstormen und Ideen sacken zu lassen.

- **Fehler:** Fehler sind doppelt problematisch, wenn man sie nicht eingeplant hat. Denn es ist nicht nur wahrscheinlicher, dass wir welche machen und sie möglicherweise korrigieren müssen. Es ist auch wahrscheinlicher, dass wir extra Zeit brauchen, um unsere Arbeit (oftmals mehrmals) zu prüfen.

Wir berücksichtigen unsere ADHS nicht

Zwar hat die Zeitkurzsichtigkeit nichts mit den Beeinträchtigungen der Exekutivfunktionen zu tun, aber diese Einschränkungen können zu unseren Schwierigkeiten mit dem Zeitmanagement beitragen.

- **Beeinträchtigungen des Arbeitsgedächtnisses** machen es wahrscheinlicher, dass wir vergessen, was wir gerade tun, oder dass wir umkehren müssen, um etwas Liegengelassenes zu holen. Da wir solche Vergesslichkeiten ausgleichen müssen, dauern bestimmte Aufgaben, gerade organisatorische Aufgaben, länger als eigentlich nötig.

- **Organisatorische Probleme** führen dazu, dass wir benötigte Gegenstände eher verlegen, nicht finden oder nur mit Mühe wieder an den richtigen Platz legen (wenn wir überhaupt wissen, wo der ist). Uns fällt es auch oft schwer, unsere Gedanken und unsere Äußerungen zu ordnen. Als divergent Denkende können wir mitunter wunderbar fantasievoll schreiben, aber weniger gut das Gemeinte auf einen Punkt bringen (was konvergentes Denken erfordert) und dem Durcheinander in unserem Kopf irgendeine Struktur geben.*

- **Schwierigkeiten mit der Aufmerksamkeitssteuerung** führen zu großen Schwankungen in unserer Produktivität. An manchen Tagen sind wir im Hyperfokus und bewältigen ein Riesenpensum; an anderen Tagen lassen wir uns von allem ablenken und schaffen kaum etwas.

- **Defizite in der Reaktionshemmung** erhöhen die Wahrscheinlichkeit, dass wir etwas, das wir eigentlich gar nicht vorhatten, impulsiv in Angriff nehmen oder nicht mehr abbrechen können. ADHS-Betroffene schaffen eine Menge – nur eben oft nicht das, was sie sich vorgenommen haben.

Leider planen wir unsere Zeit häufig so (oder es wird von uns erwartet, dass wir unsere Zeit entsprechend planen), als gäbe es diese Unterschiede nicht – als hätten wir keine ADHS. Wir gehen davon aus, dass wir Dinge in der gleichen Zeitspanne (und mit der gleichen Disziplin) erledigen können wie jemand ohne ADHS, obwohl alles dagegen spricht. Wir erwarten, dass wir Dinge zu dem Zeitpunkt erledigen, zu dem wir sie geplant haben. Und dann zögern wir mit der Erfüllung unserer »Pflichten« (oder scheuen gänzlich davor zurück), statt uns selbst die Flexibilität zu erlauben, zwischen verschiedenen Aufgaben hin- und herzuspringen.

---

* Ich habe schon ganze Vorträge neu geschrieben, weil das schneller ging, als einen bereits fertigen Vortrag herauszusuchen und umzuschreiben.

Das Ergebnis? Die Arbeit nimmt oft die Nächte und Wochenenden in Beschlag oder wir geraten in Verzug. Wir sagen Freizeitverabredungen ab, schränken unsere Schlafenszeit ein und gönnen uns keinerlei Bewegung, Entspannung oder Vergnügung. Wir stecken viel zu viel Zeit in das, was andere von uns verlangen, und viel zu wenig in das, was wir brauchen, um uns erfüllt oder auch nur einigermaßen zufrieden zu fühlen. Wir brennen aus. Oder wir geben es auf, unsere Zeit überhaupt managen zu wollen.

Nathan F., 44, Australien

»Ich bin gleichzeitig 15 und 44 Jahre alt. Alle Ereignisse der letzten 30 Jahre sind letzten Monat passiert. Die Zukunft findet sowohl morgen als auch in einer weiten Ferne statt, an die ich noch nicht zu denken brauche. Ich habe keine konstruktive Lösung, um damit umzugehen.«

Dan M., 40, Irland

»Für mich gibt es nur drei verschiedene Zeiterfahrungen:

1. Jetzt vs. nicht jetzt.
2. Warum dauert das alles so lange?
3. Hä? Wie kann es sein, dass es schon Zeit für X ist?«

Justin D., 29, Kentucky

»Die Zeit dehnt und verkürzt sich, sie verändert sich von Tag zu Tag, und das schon seit meiner Kindheit. Ich hatte die Uhrzeit immer sehr im Blick, hatte mehrere Uhren in meinem Zimmer und trug eine Armbanduhr. Regelmäßig auf die Uhr zu schauen war einfach meine Art, damit umzugehen. Das Bedürfnis, immer die Uhrzeit zu kennen, war so stark ausgeprägt, dass ich beim Aufwachen nach meiner Weisheitszahnentfernung als Erstes nach der Uhrzeit fragte. Ich bekam kaum die Augen auf und konnte nicht sprechen, also musste ich mit Gesten um Stift und Papier bitten und die Frage aufschreiben!«

Angie T., 42, Missouri

»Meine ADHS-Erfahrung ist insofern besonders, als ich einerseits zeitkurzsichtig bin und andererseits ein präzises Zeitgefühl habe. Ich weiß zum Beispiel sehr gut, wie viel Zeit vergangen ist, aber vernünftig einzuschätzen, wie viel Zeitaufwand eine Arbeit beansprucht, fällt mir schwer. Um das zu kompensieren, runde ich meine Schätzung stark auf und riskiere damit, dass ich früher fertig werde und mich langweile.«

Der Werkzeugkasten

Viele allgemeingültige Zeitmanagement-Tipps taugen nicht für ADHS-Betroffene, weil sie deren besondere Herausforderungen nicht berücksichtigen. Im Folgenden habe ich daher Strategien zusammengestellt, die genau dies tun. Heißt das, dass du dadurch gut im Zeitmanagement wirst? Nicht unbedingt – und schon gar nicht sofort. Die Probleme von ADHS-Betroffenen im Umgang mit Zeit lassen sich nicht dadurch wegzaubern, dass man »einen Kalender benutzt«.* Aber nach und nach kannst du mehr Kontrolle über deine Tage, Wochen, Monate und Jahre gewinnen und immer mehr selbst bestimmen, was du mit deiner Zeit machst – anstatt dass die Zeit bestimmt, was sie mit dir macht.

1. »Zeitwissen« erwerben

Mit »Zeitwissen« meine ich, dass man lernt, wie lange Dinge tatsächlich dauern (beziehungsweise wie lange *du* dafür unter bestimmten Umständen brauchst) und was man mit diesem Wissen anfängt. Durch erworbenes Zeitwissen kannst du dein angeborenes schwaches Zeitgefühl kompensieren.

- **Rückwärts planen.** Beginne mit dem, was du (zu einem bestimmten Zeitpunkt) erreichen willst, und gehe von dort aus zurück. Welcher Schritt muss vor der finalen Erledigung passieren, und wie lange wirst du dafür deiner Meinung nach brauchen? Wie sieht der Schritt davor aus?** Wenn Fristen so weit in der Zukunft liegen, dass sie sich nicht »real« anfühlen, kann dir diese Methode den Einfluss deiner momentanen Bemühungen

---

* Einem Zeitplan zu folgen, den man mit einem Hirn erstellt hat, das keine Vorstellung davon hat, wie lange etwas dauert, ist ein zum Scheitern verurteiltes Unterfangen, wie viele von uns schon vor langer Zeit festgestellt haben. Interessanterweise sind wir in der Regel besser darin, Zeitpläne für *andere* zu erstellen, vielleicht weil das die kalten Exekutivfunktionen anspricht. Wir lassen uns dann nicht davon beeinflussen, wie toll oder furchtbar das zu Vollbringende klingt, weil nicht wir es erledigen müssen.

** Das hat bei mir schon (ziemlich) gut funktioniert, bevor ich gelernt habe, wie ich meine Zeit als ADHS-Betroffene effektiv einteilen kann. Wenn am Dienstag ein Video auf meinem Kanal erscheinen sollte, bedeutete das, dass ich es am Montag schneiden musste, was wiederum hieß, dass ich es am Sonntag aufnehmen musste und bis dahin ein Skript geschrieben haben musste.

auf das spätere Ergebnis deutlich machen. So erkennst du auch eher *alle* Schritte, die zur Erledigung nötig sind, und kannst die Gesamtdauer besser abschätzen.

- **Zeit erfassen.** Schätze zuerst, wie lange eine Arbeit dauern wird, und miss dann, wie lange du *tatsächlich* dafür brauchst. Wir ADHS-Betroffenen sind Zeitoptimisten und merken oft erst nachher, dass bestimmte Aufgaben doppelt oder sogar dreimal so viel Zeit benötigen wie erwartet. Wenn du weißt, wie viel Zeit du wirklich aufwenden musst, kannst du in Zukunft besser planen und dir viel Frust im Zusammenhang mit dem Einhalten des Plans ersparen.

- **Zeitdiebstahl aufdecken.** Verlorene Zeit lässt sich nicht »nachholen« – sie ist für immer futsch. Wenn du das nächste Mal Zeit nachzuholen versuchst, dann achte darauf, ob du dazu Zeit aus einem anderen Lebensbereich »stiehlst«. Überlege dann, ob es sich lohnt, die Zeit aus diesem Bereich abzuzwacken, oder ob du nicht lieber umplanen möchtest. Denn sonst vernachlässigst du womöglich unabsichtlich etwas anderes, das dir wichtig ist – und musst am Ende auch dort Zeit nachholen.

Taryn G., 29, Illinois

»Meine Smartwatch erinnert mich jede Stunde daran, einmal aufzustehen. Dann merke ich, dass ich eine Stunde lang bei etwas (oder nichts) hängen geblieben bin.«

Laura P., 41, New York

»Eine etwas kostspielige Maßnahme zur Verbesserung meines Zeitempfindens ist mein Laufband unter dem Schreibtisch. Ich ›spüre‹ die Zeit eher, wenn ich meine Schreibtischarbeit mit körperlicher Bewegung verbinde.«

2. Zeit zu etwas Realem machen

Wenn du kein präzises Zeitgefühl hast, musst du dir Systeme einrichten, die dir das Vergehen der Zeit deutlich machen. Das lässt die Zeit weniger verschwommen und abstrakt wirken und macht sie stattdessen sichtbarer und greifbarer. Uhren sind ein naheliegendes (und gerne empfohlenes) Hilfsmittel, aber Folgendes kannst du auch ausprobieren:

- **Konkret werden.** Wenn du irgendetwas auf später verschiebst, dann entscheide, wann »später« ist und trage es dir in den Kalender ein. Du kannst dazu einen bestimmten Zeitpunkt wählen oder das Verschobene mit einer regelmäßigen Aktivität verbinden. Zum Beispiel: »Samstag um zehn Uhr« oder »morgen zwischen Abendessen und Fernsehen«. Ziel ist, dass »später« konkret und auch wirklich wahr wird.

- **Den Tag mit »Zeitpfeilern« strukturieren.** Zeit kann schnell bedeutungslos werden, wenn man nichts zu tun hat und nirgendwo zu einer festen Zeit sein muss. Sogenannte »Zeitpfeiler« oder *time pillars* sind zeitlich festgelegte Ereignisse und Rituale, die dem Tag Struktur verleihen und dir die effektive Nutzung deiner Zeit erleichtern.* Selbst wenn du ungern deinen Tag verplanst, können ein paar wiederkehrende Aktivitäten wie die Mittagspause, das Zubettgehen oder auch nur ein paar Weckrufe deinem Tag Struktur geben. In der Ferienwohnung, in der ich dieses Buch geschrieben habe, gab es ein Leuchtschild, das automatisch um fünf Uhr nachmittags »Gönn dir was« anzeigte. Wir beschlossen, dass uns dieser Zeitpfeiler das Ende der Arbeit und den Anfang der Erholung signalisieren sollte.

- **»Zeitdepots« einrichten.** Ein »Zeitdepot« *(time bucket)* ist ein Zeitfenster im Tag, in der Woche oder im Monat, das du für bestimmte Aktivitäten reservierst, beispielsweise für ein Hobby, für Orga-Kram oder hoch konzentrierte Arbeit. Mit einem Zeitdepot sicherst du dir Raum und Zeit für Wichtiges und behältst dabei die Flexibilität, innerhalb dieses Zeitrahmens zu tun, wonach dir der Sinn steht. Wenn dienstags Hobbyabend ist, musst du ja nicht vorher festlegen, welches Hobby du dann angehst, aber weil die Zeit dafür reserviert ist, fühlt es sich wie ein »echter« Termin an und so besteht weniger die Gefahr, die Zeit anderweitig zu verplanen.

* Viele glauben, dass sie viel produktiver sein können, wenn sie ihren Brotjob aufgeben, dabei ist oft das Gegenteil der Fall. Ohne feste Zeiten, um die man herumplanen muss, fällt der Druck weg, etwas zu einer bestimmten Zeit zu erledigen.

Ryan S., 47, USA

»Ich brauche eine analoge Uhr mit Ziffernblatt. Wenn auf einer Digitaluhr 12:00 oder 12:15 Uhr steht, bedeutet das für mich nichts. Aber wenn der Minutenzeiger ein Viertel des Ziffernblattes überquert hat, das verstehe ich.«

Matt G., 45, Ohio

»In meinem Kalender bestimme ich Zeitblöcke für die Arbeit an bestimmten Aufgaben, aber auch für Pausen, Mittagessen und Spaziergänge. Struktur wirkt auf mich sehr beruhigend, also schaffe ich mir einfache, leicht einzuhaltende Strukturen im Leben, um meine Ängste zu mindern.«

3. Über Probleme mit der Zeiteinteilung reden

Eine Verspätung ist zwar an sich nicht schön, aber was andere am meisten ärgert, ist, dass ihre Zeit verschwendet wurde und das dem Zuspätkommenden offenbar egal ist. Zuzugeben, dass du im Verzug bist oder deine Zeit nicht im Griff hast, kann unangenehm sein, aber das Offenlegen deiner Schwierigkeiten hilft den anderen zu verstehen, dass es nicht gegen sie gerichtet ist. Dein Umfeld hat dann vielleicht sogar die Möglichkeit, dich zu unterstützen, und es lässt sich womöglich sogar vermeiden, dass deine Zeit oder die eines anderen verschwendet wird. Ein naheliegender erster Schritt zu dieser Art der Kommunikation wäre, Bescheid zu geben, wenn du im Verzug bist – aber es gibt noch andere Situationen, in denen Reden hilfreich sein kann.

- **Hilfe bei der Priorisierung annehmen.** Wenn du merkst, dass dir die Zeit fehlt, um alles zu schaffen, musst du nicht allein herausfinden, was wichtig ist und was nicht. Holst du dir Rat von anderen, ist das ein Gewinn für beide Seiten, vor allem im Beruf oder in Beziehungen: Du stresst dich nicht selbst, weil du alles zu erledigen versuchst, und die anderen können dich bitten, die für sie wichtigsten Aufgaben zuerst in Angriff zu nehmen.

- **Planung überprüfen lassen.** Wenn du mit jemandem, der keine Probleme mit dem Zeitmanagement hat, über deine Planung redest, erkennt der vielleicht sofort, dass das nicht funktionieren kann. Auch eine Person einzuweihen, die ähnliche Probleme hat, kann helfen, denn sie hat vielleicht einen objektiveren und vernünftigen Blick auf die Dinge. (Erinnerst du dich an das coole EF-System von Seite 104?)

- **Erst nachfragen, dann zusagen.** Nach den Einzelheiten einer Aufgabe zu fragen, kann dazu führen, alle damit verbundenen Arbeitsschritte und Erwartungen zu verstehen. Womöglich stellst du dann fest, dass du für einen vermeintlich »kleinen« Gefallen in Wirklichkeit 14 bis 38 Stunden Zeit brauchen wirst.

- **Um Unterstützung bitten, falls nötig.** Viele ADHS-spezifische Anpassungen – zum Beispiel häufigeres Feedback, ein späterer (oder flexiblerer) Arbeitsbeginn oder mehr Zeit (oder mehr Pausen) für eine Prüfung oder ein Projekt – sind eigens dazu gedacht, unsere Zeitkurzsichtigkeit teilweise zu kompensieren. Nimm sie in Anspruch.

Henriikka H., 42, Finnland

»Als ich an meiner Abschlussarbeit saß, bat ich meine Betreuerin, mir klare Fristen zu setzen. Anstatt sich also regelmäßig mit mir zu treffen und meine Fortschritte zu begutachten, gab sie mir konkrete Ziele vor (beispielsweise: Bis zu diesem Zeitpunkt muss eine vollständige Gliederung vorliegen, muss jenes Kapitel fertig sein usw.). Damals hatte ich noch keine Diagnose, wusste aber schon, dass es ohne von außen auferlegte Fristen nichts wird.«

Lisa G., 48, Australien

»Mein Chef weiß von meinen Problemen mit Hyperfokus und meiner mangelnden Zeitwahrnehmung. Ich habe um die Erlaubnis gebeten (und sie auch erhalten), im Büro Timer und Wecker zu benutzen. Sie erinnern mich an die Mittagspause, an meine Medikamente; daran, wann ich zu Hause anrufen muss, damit die Kinder an bestimmte Dinge denken, und wann es Zeit ist, zusammenzupacken und nach Hause zu gehen. Bei kürzeren Fristen sind visuelle Timer mit einem farbigen, nach und nach schrumpfenden Balken hilfreicher.«

Tony S., 53, Australien

»Meine Frau weiß, dass sie alles in den gemeinsamen Kalender eintragen muss. Wenn es dort nicht steht, weiß ich nichts davon, egal wie oft sie es erwähnt.«

HINWEIS ZU ZEITZUSCHLÄGEN

ADHS-Betroffene bekommen oft den Rat, bei der Planung von Arbeitsabläufen den Zeitaufwand zu schätzen und dann die doppelte oder sogar dreifache Zeit einzuplanen, damit die Zeit auch wirklich reicht. Das kann jedoch auch nach hinten losgehen. Wenn wir mehr Zeit für etwas zur Verfügung haben, kann das bedeuten, dass wir *weniger schnell* vorankommen als sonst, weil wir jetzt ja genug Zeit haben!

Mehr Zeit zu haben gibt uns nicht automatisch auch die Fähigkeit, sie gut zu nutzen. Oft nimmt es das Gefühl der Dringlichkeit, das wir brauchen, um loszulegen und dranzubleiben.

Um den richtigen Mittelweg zu finden, kannst du den Zeitraum, den du einer Aufgabe widmest, immer wieder variieren. Du kannst auch, statt dir einfach mehr Zeit zu geben, Folgendes ausprobieren:

- **Zeitpuffer einrichten.** Gib dir nur so viel Zeit, wie deinem Empfinden nach nötig ist, aber achte darauf, dass die darauffolgende Aktivität notfalls später beginnen kann. (Bonuspunkte gibt es, wenn dies etwas ist, von dem du nur ungern Zeit abzwackst, wie zum Beispiel Gaming!)
- **Zwei Zeitblöcke einplanen.** Gib dir nur so viel Zeit, wie deinem Empfinden nach nötig ist, aber reserviere dir für den Fall, dass es doch knapp wird, an einem anderen Tag einen »Not-Zeitblock« mit der gleichen Dauer.
- **Pausen zulassen.** Gib dir nur so viel Zeit, wie deinem Empfinden nach nötig ist, aber lass einen Timer mit der Gesamtzeit laufen. Diesen Timer darfst du anhalten, um dich zu dehnen, Liegestütze zu machen oder nachzudenken. Wenn du wieder bereit für deine Arbeit bist, lässt du den

Timer weiterlaufen. So spürst du, dass die Zeit begrenzt ist und drängt, und hast gleichzeitig die Möglichkeit, deine Gedanken zu ordnen, Abstand von Problemen zu gewinnen oder dir schnell einen Dopaminschub zu verschaffen, der dir beim Weiterarbeiten hilft, ohne etwas von der vorgesehenen Zeit aufzubrauchen.*

4. Manchmal nicht an die Zeit denken

Die Zeit im Auge zu behalten und strikt nach Plan vorzugehen, fühlt sich für viele ADHS-Hirne unnatürlich und stressig an. Zeitmanagement kann notwendig sein (vor allem, wenn man mit anderen Menschen zu tun hat), aber es ist nicht immer unerlässlich.

Zeit zum Abschweifen zu haben, kann herrlich (und sehr erholsam) für unser Hirn sein. Dann kann es sich ganz mit dem beschäftigen, was wir gerade tun, und muss nicht auf die Uhrzeit achten. So können wir tiefer in eine Arbeit (oder ein Spiel) eintauchen. Dürfen wir die Zeit aus den Augen verlieren, geraten wir in einen Flow-Zustand, in dem wir uns so sehr in eine Tätigkeit versenken, dass wir uns mühelos darauf konzentrieren können. Wissen wir dagegen, dass wir rechtzeitig irgendwo sein müssen, können wir nicht so tief eintauchen. Für die, die dieses »Sich-Versenken« nicht steuern können, bedeutet das oft, dass sie gar nicht erst damit anfangen. Ich höre viele Geschichten von Betroffenen, die sich nicht trauen, eine Tätigkeit zu beginnen, weil sie in fünf Stunden zum Zahnarzt müssen.

* Dr. Barkley meint, dass Menschen mit ADHS ihre Zeitmanagement-Probleme beim Erledigen von Aufgaben eher durch solche »Auszeiten« lösen können – denn mehr Zeit zu haben ist für Menschen ohne Zeitgefühl bedeutungslos.

Es gibt allerdings Methoden, mit denen du dein Hirn frei laufen lassen kannst, ohne dass es zu Problemen kommt:

- **Reihenfolge statt Zeitplan.** Für unser Hirn ist es viel einfacher, Dinge in einer bestimmten Reihenfolge zu erledigen als zu festen Zeitpunkten. Genau darum sind Checklisten in unserer Community so beliebt. So kommen wir mit weniger Stress von A nach Z, als wenn C, E und F zu einer bestimmten Zeit fertig sein müssen.

- **Tage ohne Meetings.** Vielen ADHS-Betroffenen tut es gut, wenn sie sich mindestens einen Arbeitstag von Meetings und Terminen frei halten, damit sie ohne Unterbrechungen in ihren Flow finden. Blocke also zumindest einige längere Zeitspannen für intensive Arbeit.

- **Flexible Tage.** Lege, wenn du kannst, ein, zwei Tage fest, an denen es egal ist, ob du überhaupt arbeitest oder Überstunden machst. Diese »flexiblen« Tage dienen als Puffer, um Versäumtes nachzuholen, und erleichtern es dir, während der restlichen Woche deinen Zeitplan einzuhalten.

- **Urlaub von der Zeit.** Manchmal hilft es, an einem bestimmten Tag bewusst nichts zu einer bestimmten Zeit oder in einer bestimmten Reihenfolge erledigen zu müssen. Das Hirn braucht … *Uhr-laub*!

Lyndall C., 30, Kanada

»Ich habe gelernt, dass es im Altgriechischen zwei verschiedene Wörter für Zeit gibt: *kairos* und *chronos*. Von *chronos* kommt das Wort »chronologisch« und es bezieht sich auf bestimmte Zeitspannen wie Stunden, Tage oder Monate. *Kairos* bezieht sich dagegen auf »Gelegenheiten« wie Jahreszeiten, das richtige Timing und Augenblicke.

Ein Beispiel für Chronos-Zeit wäre: ›Ich gehe Montagnachmittag einkaufen.‹ Ein Beispiel für Kairos-Zeit wäre: ›Ich gehe einkaufen, wenn die Bananen alle sind.‹

Beides kommt regelmäßig vor, aber bei dem einen geht es um einen willkürlich festgesetzten Zeitpunkt, bei dem anderen um die richtigen Bedingungen.

Uns ADHS-Betroffenen bereitet die Chronos-Zeit Probleme. Aber nicht alle Kulturen verwenden oder beachten exakte Chronos-Zeiten. Viele arbeiten eher mit Kairos-Zeiten. Dieses Wissen hat mir geholfen, Schuldgefühle und Ängste in Bezug auf mein Zeitmanagement abzubauen. Wenn ich allein bin, mache ich mir keine Gedanken über die Chronos-Zeit. Ich lebe mein Leben meistens in der Kairos-Zeit. Das gibt mir Energie, und die kann ich fürs Zeitmanagement nutzen, wenn ich mit der Chronos-Zeit der nordamerikanischen Zivilisation Schritt halten muss.«

Kirsten C., 49, Michigan

»Als ich als Lehrerin arbeitete, hatte ich einen Tag in der Woche, an dem meine Familie mich nicht zu Hause erwarten durfte. Stattdessen blieb ich in der Schule, bis alles an Planung, Bürokratie und sonstigem Nervkram *erledigt* war. Ob ich um 17 Uhr fertig war oder arbeitete, bis der Hausmeister mich rauswarf, war egal. Und ich wusste immer, dass ich diese Zeit zur Verfügung hatte.«

Kurt W., 47, Kanada

»In den letzten drei Jahren habe ich mich bewusst mit der Unschärfe der Zeit angefreundet. Alles wird leichter, wenn ich vergesse, wie lange ich schon daran arbeite, und gar nicht spüre, wie die Zeit vergeht.«

Kalender-Jenga

Etwa ein Jahr nach dem Start meines YouTube-Kanals war ich von meinem Kalender, der die Zeit vom Aufwachen bis zum Umfallen verplante, doch ein wenig gestresst. Ich fühlte mich wie eine Wildkatze, die sich panisch an der Zimmerdecke festkrallt. Was als Interview mit dem ADHS-Coach Eric Tivers gedacht war, wurde zu einer Intervention, bei der er mich mit klugen Leckerlis und bestärkendem Streicheln wieder auf den Boden lockte.

»Was hast du vor Augen, wenn du an einen Kalender denkst?«, fragte er.

»Keine Ahnung. Einen Käfig?«

Immer wenn es mir phasenweise gelang, einen Zeitplan zu befolgen, war es so, dass ich ihn *strengstens* befolgte. Egal, was sonst in meinem Leben passierte, ich biss die Zähne zusammen und hielt mich exakt an den Kalender. *Leben? Es gibt kein Leben. Nur den Kalender!* Zeit mit mir zu verbringen, machte da nicht viel Spaß, denn in Gedanken war ich immer schon auf dem Sprung zum nächsten Termin. Mir machte es auch nicht viel Spaß.

Eric erklärte mir, dass ein Zeitplan nicht starr sein sollte. Der Kalender sollte für einen da sein und nicht umgekehrt. Und meine Versäumnisse? Nun, es ist wirklich schwer, einen Zeitplan einzuhalten, wenn er auf völlig unrealistischen Zeitvorgaben beruht. Kein Wunder, dass ich so viel Angst hatte.

Nach diesem Gespräch wagte ich mich wieder an meinen Kalender. Ich lernte zu »blocken«, also Zeiträume für meine Verpflichtungen und Projekte zu reservieren und mich nicht groß darum zu kümmern, ob ich sie auch wirklich einhalten würde. Zeitblöcke waren keine Befehle, sie dienten nur dazu, Zeit für eine bestimmte Tätigkeit vorzusehen. Man durfte sie auch verschieben! Ich stoppte bei wiederkehrenden Tätigkeiten die Zeit, die ich dafür brauchte, und stellte schockiert fest, dass die veranschlagte Zeit in keinster Weise der real benötigten entsprach.

Die Tricks, die ich von Eric und anderen lernte oder mir selbst beibrachte und die ich hier beschrieben habe, funktionierten! Ich drehte meine Videos (meistens) nicht mehr um zwei Uhr nachts, konnte mir den Sonntag frei nehmen und trotzdem alles schaffen!

Ich »optimierte« meinen Kalender so weit, dass die gesamte Woche bis auf die Stunde durchgeplant war. Da ich wusste, wie wichtig die Work-Life-Balance ist, machte ich um sechs Uhr Feierabend, um danach mit dem Hund spazieren zu gehen und Zeit mit meinem Freund zu verbringen. Natürlich gab es immer noch was zu tun.

Wenn eine Extraarbeit aufploppte, verschob ich sie aufs Wochenende. Wohin denn sonst? Weil ständig Extraarbeit auftauchte, delegierte ich alles, was Zeit kostete, aber nicht »produktiv« war: den Austausch mit meiner Community, das Finden neuer Ideen und die Gespräche mit meinem Team.

Ich optimierte und optimierte, und bald wurde mein Kalender zu dem starren Käfig, den ich so sehr gefürchtet hatte. Ich hatte das Gefühl, dass in all diesen Blöcken und Depots gar kein Platz für *mich* war. Wenn ich einen Zeitblock verpasste, brachte das im Kalender die nächsten drei Monate komplett durcheinander, was wiederum hieß, dass ich Zeit für die Neuordnung des Kalenders einplanen musste, was wiederum weitere Zeitblöcke über den Haufen warf.

Also begann ich zu rebellieren. Ich arbeitete an Projekt C, wenn ich eigentlich an Aufgabe A sitzen sollte, dann wachte ich um vier Uhr morgens auf, um Sache Q in Angriff zu nehmen, und verschlief Vorhaben X völlig. Ich spielte Kalender-Jenga, und der Turm begann *übelst* zu schwanken. Die Unordnung schlich sich wieder ein, gefolgt von einer alten Bekannten: der angstgetriebenen Depression. Wen kümmerte es noch, wenn ich einen Tag ausließ? Es würde eh alles zusammenbrechen. Ich fing an, mich vor meinem Kalender zu verstecken.

In diesem Nebelzustand erkannte ich, dass Zeitmanagement keine Zauberei ist, mit der wir *alles* schaffen können. Tatsächlich hatte ich der übertriebenen Planung Dinge geopfert, die mir wichtiger waren als alles andere: in den Hundepark zu gehen, gedanklich und physisch umherzustreunen, mich in Videospielen zu verirren oder Wikipedia zu durchstöbern. Die Optimierung jeder Minute, jeder Stunde und jedes Tages hat ein Limit, das man nicht unbeschadet überschreiten kann. Wir sind Menschen, keine Computer. Für so ein Leben sind wir nicht gemacht.

Seitdem ist mir klar, dass Zeitmanagement, wie viele andere Dinge im Leben, ein Balanceakt ist. Man sollte die Zeit so gut einteilen, dass man etwas schafft, ohne das Gefühl zu haben, die Zeit sei nur zum Schaffen da und nicht zum Leben.

Ein misslungener Tag darf nicht die ganze Woche ruinieren und schon gar nicht die kommenden drei Monate durcheinanderbringen. Zeitmanagement sollte nicht die Spontaneität aus dem Leben oder die Freude aus der Arbeit vertreiben. Eines steht fest: Wenn du deine Zeit so

Ein misslungener Tag darf nicht die ganze Woche ruinieren und schon gar nicht die kommenden drei Monate durcheinanderbringen.

durchoptimieren musst, hast du einfach zu viel um die Ohren. Dann brennst du irgendwann aus. Oder du rebellierst wie ich.

Auch neurotypische Menschen lassen sich Freiräume im Tagesablauf und gönnen sich Pufferzeiten, um zu atmen, auf die Toilette zu gehen oder an Aufgaben zu arbeiten, die länger dauern als gedacht. Und wer ADHS hat, benötigt eben mehr solche Freiräume.

Ich brauche *Zeit zum Abschweifen.* Zeit, in der die Zeit keine Rolle spielt. Gönne ich mir diese Phasen nicht, dann nimmt sie sich mein Hirn trotzdem.

KAPITEL 7

DIE SACHE MIT DER MOTIVATION

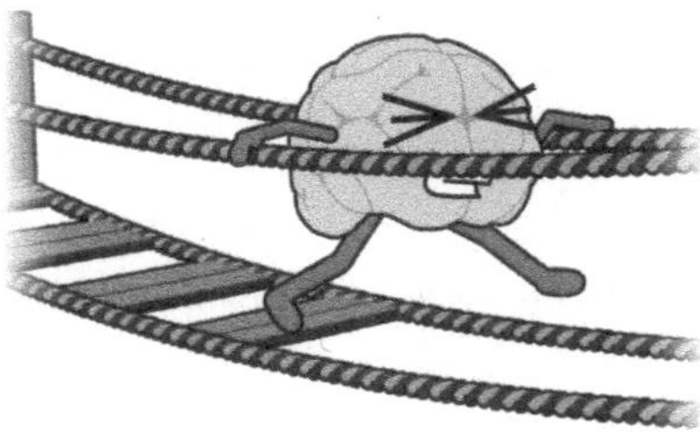

Hat man sein Warum des Lebens, so verträgt man sich fast mit jedem Wie.

FRIEDRICH NIETZSCHE

Ich tue, wozu ich Lust habe.

BART SIMPSON

ICH vs. HIRN

Die meiste Zeit meines Lebens gab es einen Kampf zwischen mir, die irgendetwas für wichtig hielt, und meinem Hirn, das darauf keinen Bock hatte.

> **Ich:** Ich werde das machen!
> **Hirn:** Nö.
> **Ich:** Aber ich muss es unbedingt schaffen, um irgendwann dieses und jenes wichtige Lebensziel zu erreichen.
> **Hirn:** Welche Lebensziele? *(Löscht Lebensziele von der Festplatte und überschreibt sie mit Katzenvideos.)*

Umgekehrt habe ich oft aus heiterem Himmel die Motivation verspürt, Dinge zu tun, die mir gar nicht wichtig sind.

> **Ich:** *(Ich schaue ein Video darüber, wie man aus geschmolzener Eiscreme Kuchen macht.)*
> **Hirn:** WIE GEIL IST DAS DENN. LASS UNS DAS JETZT SOFORT MACHEN.
> **Ich:** Na gut. Dann werden heute wohl keine E-Mails mehr beantwortet. *(Ich hole einen Becher Eis und lege dabei den Laptop in die Kühltruhe.)*

Normalerweise verstehe ich, *warum* ich etwas tun (oder lassen) sollte, aber aus dieser Einsicht allein erwächst kein brauchbarer Motivationsschub. Es spielt keine Rolle, ob die Tätigkeit entscheidend für etwas ist, das mir am Herzen liegt, oder ob sie völlig unerheblich und eine riesige Zeitverschwendung ist. Was zählt, ist, ob mein Hirn *Lust* darauf hat oder nicht.

Manchmal kann ich etwas schlichtweg nicht tun, solange mein Hirn nicht kooperiert. Das fühlt sich dann an, als müsste ich mit Geiselnehmern verhandeln!

> Manchmal kann ich etwas schlichtweg nicht tun, solange mein Hirn nicht kooperiert.

Hin und wieder ziehe ich eine Sache durch, obwohl mein Hirn zappelnd »Will aber nicht!« kreischt, und bringe sie tatsächlich hinter mich. Aber das hat einen Nachteil: Es dauert dreimal so lange als sonst, ich bin weniger gründlich, und es ist gut möglich, dass das Ganze beim nächsten Mal noch schwieriger wird.

Zuweilen gelingt es mir, mein Hirn anzuregen und neugierig zu machen, aber dann verliert es plötzlich das Interesse und vergisst, was zu tun ist, oder bleibt beim ersten Hindernis verwirrt stehen. (Ich besitze einige halb fertig gestrickte Decken und halb abgeschlossene Studiengänge.)

Egal, wie viel mir daran lag, eine Rolle zu ergattern, das College abzuschließen, ein sauberes Zuhause zu haben oder einen richtigen Job zu finden – das, was ich zum Verfolgen und Erreichen dieser Ziele hätte tun müssen, habe ich immer gemieden oder verschoben.

Wenn ich mich selbst davon überzeugte, etwas zu tun (oder herauszufinden, wie man es tut), kostete mich das oft so viel Energie, dass nicht genug übrig war, um die Sache tatsächlich durchzuziehen. Erst wenn etwas dringlich genug wurde, kam ich in die Gänge. Dann blieb alles andere liegen, während ich die Hausarbeit fertigstellte, auf den letzten Drücker zur Vorlesung hastete oder kurz vor einer

> Wenn ich mich selbst davon überzeugte, etwas zu tun (oder herauszufinden, wie man es tut), kostete mich das oft so viel Energie, dass nicht genug übrig war, um die Sache tatsächlich durchzuziehen.

längeren Autofahrt wegen des seit Monaten überfälligen Ölwechsels schamerfüllt bei der Werkstatt vorfuhr.

Und das, was mir wichtig, aber nie wirklich dringend war? Wie zum Beispiel meinen Roman fertig zu schreiben, kochen zu lernen oder ein Krimidinner zu veranstalten? Dazu bin ich einfach nie gekommen.

Weder ich noch die Menschen um mich herum verstanden das. Natürlich gab es vermeintliche Erklärungen. Ich sei faul. Ich hätte keine Willenskraft. Es sei mir vielleicht doch nicht so wichtig.

Manchmal war ich auch davon überzeugt, dass ich mich selbst sabotierte. Warum sonst hätte ich einen ganzen Sommer für eine Eins in Statistik gebüffelt, mich aber letztlich nicht für den Kurs eingeschrieben? Irgendwie *wollte* ich wohl scheitern.

Es war frustrierend und anstrengend. Für viele gute Dinge im Leben muss man nicht nur etwas tun, sondern man muss es auch *stetig* tun. Aber da meine Motivation alles andere als stetig war, zahlten sich meine Bemühungen selten aus. Irgendwann wollte ich wissen, warum das so ist.

Was ich gelernt habe

ADHS-Hirne lassen sich nicht dadurch motivieren, dass etwas wichtig ist. Im Gegenteil: Gerade die wichtigsten Aufgaben, die oft langwierig, monoton oder langweilig sind, werden als furchtbar quälend empfunden. Selbst wenn wir motiviert sind, ein Ziel zu erreichen, kann es uns schwerfallen, darauf hinzuarbeiten. An einem Ziel anzukommen setzt zahlreiche Zwischenschritte voraus, und manche davon weisen die genannten Eigenschaften auf, die unser Gehirn *nicht auf Dauer ertragen kann.*

Es gibt sogar einen Begriff für unseren Hang, die Dinge, die nicht sofort (sondern mit Verzögerung) Freude bringen, zu umgehen und zu vermeiden: Verzögerungsaversion (auch: *delay aversion*).

ADHS-Betroffene wählen lieber die sofortige Befriedigung, indem sie etwas tun, das ihnen Spaß macht, oder indem sie sich der Qual einer öden Tätigkeit entziehen – selbst wenn ihnen das Ziel dahinter sehr am Herzen liegt.

Aber was *motiviert* denn überhaupt ein ADHS-Gehirn? Alles, was ...

- dringend ist,
- neu oder neuartig ist,
- eine Herausforderung darstellt (aber nicht zu leicht oder zu schwer ist),
- von persönlichem Interesse ist.

Mit anderen Worten: alles, was *stimuliert*. Das ist so, weil das Belohnungssystem von ADHS-Hirnen grundlegend anders funktioniert.

Wir sind Dopa-divers

Dopamin ist ein Neurotransmitter, der motiviert und dadurch bestimmte Handlungen fördert. Wenn etwas angenehm ist, wird Dopamin zusammen mit anderen Wohlfühl-Botenstoffen ausgeschüttet und macht sich auf den Weg zu den entsprechenden Rezeptoren im Hirn. Das Gehirn nimmt dies als Signal, sich das gute Gefühl zu merken: *Das hat sich gut angefühlt, gerne wieder!* Es kommt sogar vor, dass das Hirn »antizipatorisches« Dopamin im Voraus ausschüttet, um Verhaltensweisen zu verstärken, die zu etwas Erfreulichem führen, wie zum Beispiel das Ausfüllen von Steuerformularen, das eine schöne Rückzahlung nach sich zieht.

Es gibt Belege dafür, dass ADHS-Hirne das antizipatorische Dopamin nicht in gleichem Maße freisetzen wie neurotypische Hirne. Zudem kann die Wiederaufnahme – die Reabsorption des Dopamins – erfolgen, bevor dieses einen Rezeptor erreicht.

Wenn das passiert, »lernt« das Hirn nicht, dass eine Tätigkeit wie das Ausfüllen von Steuerformularen etwas Gutes nach sich zieht. Und bringt eine Tätigkeit nichts Gutes, warum sollte man sie dann ausüben? Deshalb ist es oft so, dass Aktivitäten, die unmittelbar Befriedigung bieten, unser Hirn blitzartig in Beschlag nehmen. Lassen wir die Steuererklärung liegen und greifen stattdessen zur Spielkonsole, fühlen wir uns gut und das Dopamin fließt. Wenn genug Dopamin im Blut ist, um zumindest einige Rezeptoren zu erreichen, lernt das Gehirn, dass Gaming anderen Aktivitäten vorzuziehen ist. Das macht es wahrscheinlicher, dass wir auch bei der nächsten ähnlich öden Aufgabe lieber die Spielkonsole wählen.

Der Dopaminspiegel beeinflusst auch, wie wir unsere Lebensumstände, unseren Gefühlszustand und unsere Leistungsfähigkeit einschätzen. Ist er niedrig, fühlen wir uns unmotiviert, körperlich müde und haben weniger Freude an Alltagstätigkeiten. Unser Hirn ist unterstimuliert. Deswegen warten wir bis kurz vor der Deadline, bevor wir mit einem Projekt anfangen. Deswegen machen wir einfache Aufgaben unnötig kompliziert. Deswegen verändern wir unseren Schreibstil oder die Farbe des Stifts oder kritzeln auf Blättern herum, statt Notizen zu machen. Und deswegen werden wir bei ernsten Angelegenheiten so albern. Instinktiv stimulieren und motivieren wir unser Hirn, indem wir ihm ein Gefühl von Dringlichkeit, Herausforderung, Neuheit oder Faszination vermitteln.

Belohnungen in weiter Ferne

Es gibt zwei Arten von Motivation: intrinsische und extrinsische.

Intrinsische Motivation liegt vor, wenn man etwas tut, weil es an sich angenehm und befriedigend ist. Solche Aktivitäten brauchen keine äußeren Anreize, damit man sie gerne ausführt. Kekse essen ist zum Beispiel intrinsisch motivierend. Niemand muss dafür bezahlt werden; sie schmecken einfach lecker. Man möchte Kekse essen, weil man gerne Kekse isst. Und die Belohnung dafür erfolgt unmittelbar. Zu den Tätigkeiten, die mich intrinsisch motivieren, gehören unter anderem etwas Neues zu lernen, Zeit mit Tieren zu verbringen, neue Ordnungssysteme einzurichten und mich mit meiner Spielkonsole in eine Decke einzukuscheln. Alle diese Dinge tue ich gerne um ihrer selbst willen.

Extrinsische Motivation liegt vor, wenn man etwas wegen seiner äußeren Konsequenzen tut (oder unterlässt). So bereitet man sich zum Beispiel mühsam auf einen Vortrag vor, weil es jemandem (oder vielen Leuten) auffallen würde, wenn man es nicht täte. Man tut sich die klebrige Arbeit des Brotbackens an, weil man danach frisches Brot hat. Oder man macht vielleicht die Steuererklärung (was absolut niemand, den ich kenne, angenehm findet), weil finanzielle Einbußen drohen, wenn man es sein ließe.

Gute Noten, eine Gehaltserhöhung oder andere wichtige Lebensziele bedeuten eine extrinsische Belohnung und sind deshalb motivierend. Natürlich wollen wir auf einer guten Schule unseren Abschluss machen und natürlich wollen wir mehr Geld verdienen. Und selbstverständlich sind wir bereit, dafür alles Nötige zu tun – zumindest theoretisch.

In der Praxis ist es oft so, dass die extrinsischen Konsequenzen – sowohl die positiven als auch die negativen – zu weit entfernt sind, um motivierend zu wirken, vor allem in Konkurrenz zur sofortigen Befriedigung durch Videospiele oder Partymachen.

Das liegt an der *Zeitpräferenz*, die einem wünschenswerten zukünftigen Ergebnis weniger Wert zuweist als einem, das wir *sofort* haben können. Die Zeitpräferenz tritt bei jedem Menschen auf, deshalb bekommt man oft den Ratschlag, sich lieber für eine erfolgreiche Woche zu belohnen als für ein erfolgreiches Semester. Aber bei ADHS-Betroffenen kommt zur Zeitpräferenz noch der kürzere Zeithorizont hinzu. Eine Belohnung, die erst nächste Woche eintritt, wirkt nicht sehr motivierend, weil wir die nächste Woche noch gar nicht im Blick haben (mehr zu unserer Zeitwahrnehmung im Kapitel »Das Phänomen Zeit«, Seite 151). ADHS-Hirne reagieren sehr empfindlich auf Belohnungen, aber wenn die Belohnung nicht erheblich (sprich: verlockend) ist, muss sie sofort erfolgen, sonst hat sie keinen Einfluss auf die jeweiligen Entscheidungen.

Bei intrinsisch lohnenden Tätigkeiten, die an sich so viel Spaß machen, dass keine extrinsische Motivation nötig ist, hat die Zeitpräferenz weniger Auswirkungen. Dass eine extrinsische Belohnung in weiter Ferne liegt, ist dann unerheblich. Ja, es ist sogar von Vorteil, auf eine extrinsische Motivation zu *verzichten*, denn Untersuchungen haben ergeben, dass extrinsische Belohnungen die intrinsische Motivation *verringern* können.

Für den Fall, dass es für bestimmte Handlungen an intrinsischer Motivation fehlt, brauchen wir das Gefühl der Dringlichkeit, das sich einstellt, sobald eine extrinsische Konsequenz am Zeithorizont auftaucht – und das geschieht bei uns später als bei anderen. So stürzen wir in eine Krise nach der anderen, weil wir alles auf den letzten Drücker angehen. Und in diesem Verhalten werden wir noch bestärkt: Erledigen wir etwas in letzter Minute, schüttet das Hirn jede Menge Dopamin aus, das uns mitteilt: *Das hat sich gut angefühlt, gerne wieder!*

Beim Thema Motivation vergessen wir oft, dass es immer auch eine Motivation *gegen* das Tätigwerden gibt und dass diese Motivation stärker sein kann als die Motivation *dafür*. Wenn du verstehen möchtest, was dich in die eine oder andere Richtung treibt, kann dir das »Arbeitsblatt Entscheidungsfindung« auf Seite 441 weiterhelfen.

Um aus diesem Kreislauf auszubrechen, muss man sich extrinsische Belohnungen gönnen, die so unmittelbar (oder aufregend!) sind, dass sie tatsächlich motivierend wirken. Zum Beispiel *während der Arbeit* Kekse essen.

Emotionale Hürden

Wenn wir etwas »Einfaches« erledigen, zum Beispiel einen Anruf tätigen, geht es nicht nur um die Handlung an sich. Wir stehen dabei auch vor einer emotionalen Barriere, die aus früheren Misserfolgen bei dieser Tätigkeit erwachsen ist. Brendan Mahan, ADHS-Coach und Gründer der Website ADHD Essentials, nennt diese Barriere die *Wall of Awful* – die »Mauer des Schreckens«. Je mehr Probleme uns die fragliche Tätigkeit in der Vergangenheit bereitet hat, desto mehr Misserfolg, Enttäuschung, Ablehnung und Sorge haben wir in diesem Zusammenhang erlebt. Und je mehr solcher negativen Erfahrungen wir gemacht haben, desto höher ist die Mauer.

Wir brauchen dann nicht nur ausreichend Motivation, um die Tätigkeit auszuführen. Wir benötigen ebenfalls genug Motivation – und oft auch Zeit –, um davor die emotionale Mauer zu überwinden.

Jeder Mensch hat Mauern des Schreckens um bestimmte Aufgaben aufgebaut, an denen er gescheitert ist. Aber Brendan zufolge haben ADHS-Betroffene besonders viele davon – und sie sind tendenziell höher als bei den meisten anderen. Wir erleben viel mehr Misserfolg, Kritik und Ablehnung als unsere neurotypischen Mitmenschen. Zu den häufigsten bei uns auftretenden Emotionen gehören Überforderung, Entmutigung, Hoffnungslosigkeit, Angst und Verwirrung.

Was die Sache noch komplizierter macht, ist, dass ADHS-Betroffene in der Regel ein relativ schwaches Arbeitsgedächtnis haben (mehr dazu auf Seite 217). Das bedeutet, dass wir nicht genug geistige Speicherkapazität haben, um uns daran zu erinnern, *warum* wir etwas tun oder wie es sich anfühlt, es zu Ende zu bringen. Stattdessen kann es sein, dass der gesamte Arbeitsspeicher damit beschäftigt ist, herauszufinden (oder sich daran zu erinnern), was zu tun ist und wie wir uns dabei fühlen. Das Ergebnis ist, dass wir nur noch die Mauer des Schreckens sehen. Wir können nicht über sie hinwegschauen und sie hat keine Fenster, durch die wir sehen könnten, was auf der anderen Seite ist.

Brendan zufolge gibt es verschiedene Möglichkeiten, mit dieser Mauer umzugehen. Wir können zum Beispiel so wütend werden, dass wir sie in einem Gewaltakt niederreißen und die Aufgabe erledigen. Leider schadet das oft unseren Beziehungen, denn wenn wir die Mauer durchbrechen, sind wir nicht immer nett zu uns selbst (oder zu anderen).

Eine andere Option ist, in die Mauer eine Tür einzubauen. Indem wir unsere Stimmung mit Musik beeinflussen, eine Lieblingssendung im Hintergrund laufen lassen oder uns einen neuen Arbeitsort suchen, lenken wir uns lange genug ab, um mit der Arbeit fertig zu werden.

Aber oft müssen wir die Mauer auch erklimmen. Bevor wir uns der Aufgabe zuwenden und sie sowohl im Moment als auch in Zukunft effektiv angehen können, müssen wir die emotionale Arbeit bewerkstelligen, uns darauf vorzubereiten, unsere Ängste auszuhalten und uns darauf einzustellen, sie zu erledigen.

Meine Freundin und Kollegin Dani Donovan hat in ihrem Arbeitsbuch *The Anti-Planner* Aktivitäten, Spiele und Tipps zusammengestellt, die sie speziell für die Bewältigung der emotionalen Hürden entwickelt hat, die uns von unseren Pflichten abhalten. Sie meint dazu: »Wenn du weißt, wie du die Ursache deines mentalen Widerstands ermitteln kannst, ist es einfacher, eine maßgeschneiderte Lösung für den Umgang mit diesen Gefühlen zu finden oder zu schaffen.«

Motivation entsteht aus dem Tun

Als ich Schauspielerin war, habe ich immer darauf gewartet, dass genug Motivation aufkam, um zwei Stunden lang Text zu lernen. Da das fast nie passierte, musste ich dann in letzter Minute am Tag des Castings pauken.

Was ich damals im Gegensatz zu heute nicht wusste, ist, dass es keine Motivation braucht, um tätig zu werden. Oft ist es sogar umgekehrt: Das Handeln kann Motivation *erzeugen*. Hier einige Beispiele dafür:

- Dass wir das Handy in die Hand nehmen, motiviert uns dazu, unsere E-Mails, Chatnachrichten oder Kommentare in den sozialen Medien zu lesen.
- Dass wir uns aufs Sofa setzen, motiviert uns dazu, die Fernbedienung in die Hand zu nehmen.
- Das Planen einer längeren Reise mit dem Auto motiviert uns dazu, Musik-Playlists zu erstellen.

Das ist das Prinzip hinter dem, was in der Psychologie *Verhaltensaktivierung* (auf Englisch: *behavioral activation*) genannt wird. Du musst keine Lust auf eine Runde mit dem Fahrrad (oder dem Motorroller) haben, um loszufahren. Zieh einfach deine Fahrradklamotten an. Überprüfe den Reifendruck. Steig auf das verdammte Ding. Und dann schau, wie es dir damit geht.*

---

* Dieses Beispiel ist eine Hommage an die Fahrradtouren, die ich als Kind mit meiner Familie unternommen habe. Meine Mutter konnte wegen ihrer Körperbehinderung nicht Fahrrad fahren und fuhr auf dem Motorroller mit. Diese Fahrten zählen zu meinen schönsten Erinnerungen und … ich glaube, ich habe mich gerade selbst zu einer kleinen Tour überredet. Bin gleich wieder da. (Lies schon mal weiter!)

Ist es möglich, dass du zu diesem Zeitpunkt immer noch keine Lust auf eine Tour hast? Klar.

Aber wenn du eh schon startbereit bist, kannst du dich leichter dazu motivieren, auch ohne große Lust loszuradeln. Außerdem kann die Verhaltensaktivierung negative Gedanken beenden. Statt dich in Ausflüchten wie »Da muss ich ja noch einiges tun, keine Ahnung, ob überhaupt Luft in den Reifen ist, nachher bleibt gar keine Zeit mehr zum Fahren« zu verlieren, denkst du: »Hey, ich kann ja eigentlich gleich loslegen.«

Egal, wozu wir uns motivieren möchten, es hilft zu wissen, dass unser Verhalten – unser ganz konkretes Handeln – die Motivation erhöhen (oder verringern) kann. Die Motivation *folgt* dem Tun.

Motivation ist nicht alles

Dem Psychologen Dr. Ari Tuckman zufolge ist Motivation oft der erste Hebel, den wir ziehen, wenn wir uns selbst oder jemand Nahestehenden dazu bringen wollen, etwas zu tun – aber es ist nicht unbedingt immer der *richtige* Hebel.

Die Motivation ist nur ein Teil eines größeren Systems, um Dinge zu erledigen, und es kann gut sein, dass gar nicht die Motivation das Problem ist. Vielleicht gibt es ja andere hinderliche Gründe:

- **Mangel an Kompetenz:** Du weißt nicht genau (oder erinnerst dich nicht daran), wie man etwas macht oder welche Schritte dazu nötig sind.

- **Mangel an Ressourcen:** Du hast nicht das, was du brauchst, um die Aufgabe zu erledigen. Dir fehlen zum Beispiel Zeit, Material oder Energie.

- **Perfektionismus:** Dein Perfektionismus und die damit einhergehenden Ängste bremsen dich aus oder halten dich in Denkschleifen gefangen.

- **Zu viel Optimismus:** Du gehst davon aus, dass du die Sache morgen erledigen kannst, obwohl du gar nicht weißt, ob du dir damit ausreichend Zeit dafür einräumst. (Dies wird als *Optimismusverzerrung* bezeichnet.)

- **Vergesslichkeit:** Wegen der ADHS-bedingten Gedächtnisprobleme (siehe »Probleme mit dem Gedächtnis«, Seite 211) weißt du vielleicht gar nicht mehr, was du dir überhaupt vorgenommen hattest.

- **Unrealistisches Ziel:** Das Ziel, das du dir gesetzt hast, ist gar nicht oder nicht dauerhaft erreichbar.

Kyle T., 27, Malta

»Das meiste bekomme ich nur deshalb erledigt, weil mir von außen eine Struktur aufgedrückt wird, etwa im Betrieb, wo die Angst vor Blamage stark genug ist, um mich über die Mauer zu zerren. Alles andere mache ich erst, wenn ich buchstäblich keine andere Wahl mehr habe (wenn ich nichts mehr essen kann, weil sich sämtliches Geschirr in der Spüle stapelt) oder wenn der Abgabetermin so nah ist, dass mich Panik und Adrenalin beispielsweise in einer Nacht einen ganzen Aufsatz schreiben lassen.«

Melissa H., 38, USA

»Wenn ich schneller arbeite, als mein Hirn es realisieren kann, komme ich mir vor wie in einem Trickfilm. Da fehlen in der Brücke lauter Motivationsbretter, aber ich laufe in die leere Luft, ohne nach unten zu schauen. *#cartoongravity*«

Daniel C., 36, Kansas

»Am schwersten ist es, große und langweilige Vorhaben zu beginnen. Als Professor meine ich damit das Korrigieren. Ich habe keine besonders sinnvolle Strategie, um es zu bewältigen. Die Arbeit ist nicht strukturiert genug für einen Timer oder einen sonstigen Weckruf. Und sie gehört auch nicht zu meinem gewohnten Tagesablauf. Meine üblichen Systeme versagen also allesamt.«

Der Werkzeugkasten

Wir ADHS-Betroffenen tun instinktiv vieles, was unser Hirn motiviert. Manches davon ist gut für uns, anderes weniger. Leider ist es so, dass viele von uns die »Motivationsmethoden« verinnerlichen, mit denen andere uns traktieren, weil sie die Funktionsweise unseres Hirns nicht richtig verstehen. Unter anderem gehört dazu, sich selbst zu beschimpfen und zu bestrafen. So können wir die Mauer des Schreckens durchaus überwinden, sie wird aber auch *höher*. Es kann zwar einige Zeit dauern, bis wir solche schädlichen Vorgehensweisen aus unserem Kopf verbannen und effektivere Motivationstechniken erlernen, aber ich kann dir versprechen: Es geht auch besser.

1. Die Motivationsbrücke reparieren

Stell dir die Motivation als eine Brücke vor, die dich von dem Wunsch, etwas zu tun, zur tatsächlichen Umsetzung bringt. Bei ADHS fehlen in der Brücke oft einige Bretter. Kleinere Lücken kannst du mit Willenskraft überspringen, aber wenn die Hälfte der Brücke weg ist, musst du Bretter ergänzen. Medikamente können hier helfen, aber ebenso folgende Strategien:

- **Sanften Druck erzeugen.** Lade Besuch ein, wenn du dich zum Putzen motivieren willst. Melde dich mit einem Freund bei einem Kurs an, um mit Sport anzufangen. Setze dich mit einer Kollegin zusammen, um lästige Aufgaben zu erledigen. Teile ein Langzeitprojekt in lauter Minischritte ein, damit du damit anfängst, bevor es zu spät ist. Indem du ein gewisses Maß an Druck erzeugst, kannst du verhindern, dass es später zur Krise kommt.

- **Herausforderung im richtigen Maß.** Wenn etwas zu einfach ist, ist es dir vielleicht zu langweilig; ist es zu schwierig, kann es so frustrierend und entmutigend sein, dass du es nicht durchziehst. Hast du eine Arbeit vor dir, die du eigentlich beherrschst, aber nur widerwillig tust, kannst du ihr ein paar herausfordernde Elemente hinzufügen. Entmutigt dich eine Aufgabe, dann versuche, mit einem leichteren Teilbereich zu beginnen – an ganz schlechten Tagen kannst du deinen Anspruch ruhig noch etwas reduzieren. Die Messlatte niedriger zu legen kann auch bei Perfektionismus helfen!*

---

* Mein Lieblingsratschlag in dieser Richtung (der mir auch bei der Arbeit an diesem Buch geholfen hat) ist aus dem Buch *Bird by Bird* von Anne Lamott: »Schreibe miese erste Entwürfe.«

- **Arbeit mit persönlichem Interesse verknüpfen.** Wenn du etwas tun musst, das du nicht tun willst, dann frage dich Folgendes: Gibt es *irgendetwas* Interessantes daran? Falls nicht, kannst du ja deine persönlichen Interessen in die Aufgabe einfließen lassen. Natürlich muss dein finales Referat seriös klingen, aber wer sagt denn, dass du den ersten Entwurf nicht mit Zitaten aus Dungeons & Dragons vollpacken darfst? Wenn Schildkröten deine Leidenschaft sind, hakst du deine To-do-Liste eben nicht mit einem Stift ab, sondern benutzt dafür Schildkröten-Sticker. Du kannst dir nicht immer aussuchen, *was* du tun musst, aber *wie* du es tust, liegt häufig in deiner Verantwortung.

- **Den Reiz des Neuen nutzen.** Langweilige oder monotone Arbeit lässt sich dadurch, dass man sie an einem neuen Ort, mit neuen Leuten oder neuem Werkzeug ausführt, so interessant machen, dass man sie zu Ende bringt. Das gilt auch für Ordnungs- und Planungssysteme, die langweilig geworden sind. ADHS-Coaches verwenden gerne einen von Barbara Luther geprägten Begriff: *resparklize* (»das Prickeln wiederherstellen«). Wenn also das System, das drei Wochen lang gut funktioniert hat, plötzlich ohne ersichtlichen Grund nichts mehr bringt, du es aber gerne fortsetzen möchtest, dann belebe es! Gib ihm auf irgendeine Weise neuen – interessanten – Schwung.

Natasha L., 25, Florida

»Man muss immer klein anfangen. Nicht den ganzen Kleiderhaufen auf einmal. Nur *ein* T-Shirt aufräumen.«

Caitlin D., 37, Ohio

»Ich habe für alle möglichen Aufgaben einen Soundtrack. Ich habe ein Lied fürs Anziehen – wenn ich es anhöre, dann ziehe ich mich an. Mein Lied für den Abwasch erinnert mich daran, dass das Spülen nicht so lange dauert, wie ich denke. Ich habe mir immer vorgestellt, dass es einen Soundtrack für mein Leben gibt, aber ich hätte nie gedacht, dass ich ihn tatsächlich als Selbsthilfemaßnahme nutzen würde.«

Sarah G., 39, South Carolina

»Mir hilft es, wenn ich das, was ich tun muss, mit etwas kombiniere, das mir gefällt. Wenn ich die Mahlzeiten für die Woche vorbereite, dann richte ich sie besonders schön in den Boxen an oder probiere neue Zutaten aus. Um auf dem Laufband durchzuhalten, lasse ich eine gute Serie auf dem Fernseher laufen. Beim Putzen hilft manchmal ein neues Putzmittel. (Ja, echt – manchmal tut was Neues gut!)«

2. Hindernisse reduzieren

Je mehr Hindernisse du aus dem Weg zwischen dir und einer Aufgabe räumen kannst, desto weniger Motivation brauchst du zum Tätigwerden – und zum Tätigbleiben. Durch das Beseitigen von Hindernissen kannst du ohne Zögern vorangehen und einfacher mit der Tätigkeit beginnen. Sich den Weg zu ebnen bedeutet, alles zu tun, was die Wahrscheinlichkeit erhöht, dass du eine Aufgabe anpackst (dazu gehören auch Belohnungen – mehr dazu auf Seite 202).

- **Möglichst viel im Voraus tun.** Schlafe in deiner Sportkleidung, buche Kurse im Voraus oder mach dir eine Checkliste. Wenn du möglichst viel bereits im Voraus erledigst, hast du weniger zu tun – und es hält dich weniger davon ab –, wenn du loslegen musst.

- **Physische Hindernisse aus dem Weg räumen.** Wenn vor dem Klavier etwas steht, ist es schwieriger hinzukommen und zu spielen. Überfordert dich eine Arbeit sensorisch, etwa weil sie dir zu hell, zu laut oder zu eklig ist, dann finde ein Hilfsmittel, das dich vor dem Unangenehmen bewahrt. Benutze Handschuhe beim Geschirrspülen, Ohrstöpsel bei lauten Fahrten oder eine Sonnenbrille bei Besorgungen im Freien.*

- **In gutes Werkzeug investieren.** Dass du negative Assoziationen mit bestimmten Arbeiten hast, kann zum Teil auch an ungern benutzten Werkzeugen liegen, die du für diese Aufgaben zur Verfügung hast. Indem du dir Dinge zulegst, die sich gut anfühlen und schön aussehen, ist dieser Hinderungsgrund beseitigt und du kannst loslegen. Außerdem sparst du damit auf lange Sicht vielleicht sogar Geld. Wie oft hast du dir zum Beispiel schon etwas an der Imbissbude gekauft, weil dir das hübsche Kochgeschirr oder Utensilien, die dir das Kochen erleichtern würden, zu teuer waren?

---

* Oft bemerken wir die Hindernisse nicht, wenn wir nicht genau hinschauen. Bei Arbeiten, die dir regelmäßig Probleme bereiten, kann es helfen, ein »Hindernisprotokoll« zu erstellen und herauszufinden, wo genau die Schwierigkeiten liegen. Hindernisse, die beseitigt werden können, kannst du dann für dein zukünftiges Ich aus dem Weg räumen! Diese Methode finde ich extrem wirksam und ihr ist es zu verdanken, dass ich meine Videos (meistens) pünktlich fertigstelle. Denn ich habe es geschafft, in den Hindernissen, die mich aufhielten, Muster zu erkennen.

- **Das Warum nicht vergessen.** Es gibt einen Grund, warum du diese Arbeit tust. Kennst du ihn? Vielleicht hat der gar nicht direkt etwas mit deiner Aufgabe zu tun. Dafür gibt es ein schönes Beispiel in einer *Simpsons*-Folge. Als Homer nach Maggies Geburt wieder zur Arbeit muss, klebt er dort Babyfotos auf ein Schild seines Chefs mit der Aufschrift »Nicht vergessen: Ihr seid für immer hier«, und zwar so, dass die Fotos einige Buchstaben verdecken und – im Englischen – die Botschaft verändern zu: »Tu es für sie.«

- **Nutze den Schwung.** Wenn du irgendwann Lust hast, etwas Wichtiges anzupacken, das du normalerweise nicht gerne machst, dann leg sofort los. Schmiede das Eisen, solange es heiß ist – oder besser gesagt, solange die Hindernisse nicht da sind.

- **Iss zuerst das Eis.** Dieser Ratschlag stammt von meinem Freund Jesse J. Anderson, dem Autor von *Der ADHS-Survival Guide*: Anstatt als Erstes zu versuchen, die Kröte zu schlucken, kann es sinnvoll sein, mit einem Eis zu starten. Wenn du etwas tust, das dir Spaß macht, anstatt sofort das Unangenehme auf der Liste in Angriff zu nehmen, kommst du wahrscheinlich leichter in eine produktive Stimmung, die dir dann weiterhilft.

Jolie J., 32, Florida

»Ich sorge ganz systematisch dafür, dass Aufgaben einfacher werden und mehr Spaß machen. Ich passe alles an meine Vorlieben an und gestalte Dinge mit Stickern und Farbe attraktiver. Sobald etwas hübsch, lustig und superleicht zugänglich ist, kann ich damit anfangen. Weg mit allen Hindernissen!«

Skye N., 22, Singapur

»Ich habe mir vorgenommen, anders über Aufgaben zu denken. Statt mich zum Lernen zu zwingen, ›lade ich mich dazu ein‹. Positive Assoziationen machen es leichter, die Mauer des Schreckens zu überwinden.«

Spider, 39, Florida

»Nachdem ich morgens meine Medikamente geschluckt habe, nehme ich mir bewusst eine Stunde Zeit, um nichts Wichtiges zu tun und langsam in die Gänge zu kommen. Ich spiele ganz ruhige Computerspiele und schaue mir Filme von Spaziergängen in Gärten oder Parks an, bis das Medikament richtig wirkt und ich das starke Gefühl habe, mit der Arbeit loslegen zu wollen.«

3. Rechenschaft ablegen

Die Pflicht, zwischendurch über seine Tätigkeit Rechenschaft abzulegen, kann den Abstand zwischen der Aufgabe, die du erledigen musst, und den Konsequenzen der Ausführung (oder Nichtausführung) verkürzen. Aber Rechenschaft ablegen zu müssen reicht allein als Ansporn nicht aus, denn wie gesagt ist nicht immer Motivation das Problem. Sofern es aber nicht an der Motivation liegt, kann eine zusätzliche Rechenschaftspflicht alles noch schlimmer machen.* Sind jedoch alle Ressourcen und Fähigkeiten bereit, um das Geforderte auszuführen, kann eine zusätzliche Rechenschaftspflicht tatsächlich zum Handeln anspor-

* Das bedeutet noch mehr Ängste, Panikattacken und Dissoziation.

nen – denn wenn du die Sache nicht erledigst, werden andere Leute es *merken*. Und auch *wenn* du sie ausführst, merken sie es!

- **Prioritäten setzen.** Wenn es darum geht, Rechenschaft abzulegen, kann es zunächst sinnvoll sein, zu klären, was du tun musst und was warten kann. Brauchst du dabei Unterstützung, können dir Coaches oder Therapeutinnen, aber auch Freundinnen oder Kollegen helfen, einen Plan zu erstellen (und anzupassen), damit du bei den entscheidenden Dingen vorankommst.

- **Produktivitätspartner finden.** Es gibt viele Gruppen, in denen sich Leute vernetzen und gegenseitig unterstützen. Du kannst auch jemanden bitten, dir als »Body-Double« zu dienen, also einfach ruhig mit dir im Raum zu sitzen, während du arbeitest. Eine weitere Möglichkeit ist, dich an einen öffentlichen Ort zu begeben, wo andere Leute arbeiten oder lernen. So bist du unterschwellig dem sozialen Druck ausgesetzt, das Gleiche zu tun.

- **Häufiger Feedback einfordern.** Manchmal wird man mit einem Projekt nicht fertig, weil man irgendwo feststeckt. Oder der Abgabetermin liegt in weiter Ferne, sodass das Hirn nicht in Gang kommt. In diesen Fällen kann es helfen, um mehrere kürzere Fristen für einzelne Schritte und/oder um ein häufigeres Feedback zu bitten. Rückmeldung kann man sich in Gesprächen mit der Chefin, mit Kollegen oder irgendwelchen Bekannten holen: »Kann ich dir am Freitag zeigen, wie weit ich mit meinem Projekt gekommen bin?«

- **Aus der Aufgabe einen Wettbewerb machen!** Es gibt eigene Apps, Programme und Wettbewerbe zur Steigerung der Produktivität, aber es geht auch viel einfacher. Fordere einen Mitmenschen heraus, zusammen mit dir eine gute Angewohnheit einzuüben, zum Beispiel morgens das Bett zu machen: Wer dem anderen zuerst ein Bild vom schön gemachten Bett schickt, hat gewonnen.

Solstice H., 33, USA

»Ich bin in einer tollen Online-Selbsthilfegruppe mit einer Art ›Tauschbörse für Exekutivfunktionen‹. Einer schreibt zum Beispiel: ›Oh weh, ich muss heute Wäsche waschen‹, dann antwortet jemand: ›Wenn du die Wäsche in die Maschine steckst, stelle ich das Abendessen in die Mikrowelle.‹«

Amy H., 49, South Carolina

»Ich tue manchmal so, als wäre ich eine YouTuberin, die anderen einfach ihren Alltag vorführt. Dann kommentiere ich alles, was ich mache, für die imaginäre Kamera. Manchmal funktioniert das – schließlich will ich dem imaginären Publikum gefallen.«

Katherine E., 30, Virginia

»Die beste Motivation für mich ist, wenn es einen klaren Zusammenhang zwischen meiner Arbeit und der von anderen gibt. Im Beruf muss ich wissen, wer mein Ergebnis braucht, um seine Arbeit ausführen zu können. Und im Privaten: Benötigt mein Partner sauberes Geschirr, um abends ein Essen auf den Tisch zu bringen?«

HINWEIS ZUR PROKRASTINATION

ADHS-Betroffene prokrastinieren oft – und das aus gutem Grund. Das Gefühl der Dringlichkeit, das wir beim Nahen einer Frist verspüren, bringt unser Hirn in die Gänge. Viele von uns haben gelernt, dass sie sich eine Menge Zeit und Geisteskraft sparen können, wenn sie erst kurz vor dem Abgabetermin mit der Arbeit beginnen und nicht schon lange vorher.

Aber es kommt darauf an, *wie* man prokrastiniert.

Untersuchungen haben ergeben, dass man durch sogenannte *aktive Prokrastination* – damit ist gemeint, bewusst abzuwarten und Druck aufzubauen, sodass das Hirn in Gang kommt oder man die hinausgeschobenen Hausaufgaben in letzter Sekunde erledigen kann – ähnliche Leistungen und Ergebnisse erzielt wie ohne Prokrastination. *Passive Prokrastination* – das heißt den Kopf in den Sand zu stecken und bloß nicht DARAN zu denken – hat dagegen eher negative Folgen: schlechte Noten, verpasste Chancen und ... ich habe vergessen, was noch. Da müsste ich nachschauen, das schiebe ich aber gerade vor mir her ...

Dennoch hat auch das aktive Prokrastinieren seinen Preis. Um extrem dringend gewordene Arbeit noch zu schaffen, muss man womöglich etwas Wichtiges absagen. Und die Nachtschicht vor der Abgabe kann Auswirkungen auf die Hirnleistung am folgenden Tag haben. Manchmal sind diese Folgen es wert, manchmal aber auch nicht.

Das Fazit? Es ist unrealistisch, zu erwarten, dass jemand überhaupt nicht prokrastiniert, egal ob mit ADHS oder ohne. Aber wenn du es tust, dann tu es mit Bedacht.

4. Wirksam belohnen

Eine Belohnung sollte auf die zu motivierende Person (also auf *dich*) auch wirklich motivierend wirken. Extrinsische Belohnungen können bei Aufgaben, die nicht intrinsisch motivierend sind, ein gutes Mittel sein, um sofortiges Interesse zu wecken, vor allem wenn das angestrebte Ziel (und der Erfolg!) weit entfernt scheint.

- **Eine passende Belohnung wählen.** Es gibt ganz unterschiedliche Möglichkeiten der Belohnungen und jeder Mensch reagiert da auch anders. Vielleicht ist für dich der beste Ansporn etwas, das du dir selten gönnst, oder etwas, das mit den Bemühungen zu tun hat, die du zum Erreichen deines Ziels unternimmst. Ich kaufe mir zum Beispiel gerne etwas für meine Fitnessausrüstung, wenn ich fleißig trainiert habe. Bin ich mit dem Schreiben gut vorangekommen, darf es ein flauschiger Pullover sein, wie ich ihn gerne dabei anhabe. Belohnungen, die auf dich zugeschnitten sind und für dich eine Bedeutung haben, wirken motivierender als allgemein gängige.

- **Belohnungen angemessen gestalten.** Ökonomisch betrachtet flutet eine übermäßig große Belohnung den Belohnungsmarkt, sodass es zur Inflation kommt. Wenn du dich für das Ausräumen des Geschirrspülers mit Sushi belohnst, ist das ab jetzt der Mindestlohn für das Ausräumen des Geschirrspülers. Viel Glück, wenn dein Hirn dann morgen die gleiche Arbeit für weniger Lohn verrichten soll. Ist andererseits die Belohnung nicht groß genug, ist sie auch nicht motivierend genug: *Nee, für fünf Minuten Videospielzeit räume ich das Geschirr echt nicht weg. Dafür brauche ich ja schon mehr als fünf Minuten!*

- **Belohnungen zeitnah gewähren.** Eine Belohnung, die du sofort erhältst, ist ein größerer Anreiz. Umgehendes positives Feedback ist ein gutes Beispiel dafür. Du kannst dich auch belohnen, während du etwas tust, oder etwas Verlockendes mit der Tätigkeit selbst verbinden. Liegt die Belohnung in der Zukunft, beispielsweise eine geplante Reise, kannst du ihr wirksame Bedeutung verleihen, indem du ein Bild des Reiseziels aufhängst und die Tage bis zum Start in deinem Kalender abhakst. Nutze deine Vorfreude!

- **Das Fertigwerden belohnen.** Belohnungen sind als Motivationstreibstoff unwirksam, wenn du sie dir unabhängig von deinen Leistungen gewährst – und auch, wenn du sie dir gar nicht gewährst. Gönne dir deine Belohnung bald nach dem Abschluss deiner Aufgabe (oder eines Zwischenschritts), aber auf keinen Fall, bevor du diesen vorab festgelegten Punkt erreicht hast.*

DJ D., 25, Ohio

»Wenn ich etwas erledigen muss, fange ich mit dem Schwierigsten an und nehme mir für danach etwas Schönes vor. Eine Liste aufzustellen und nach und nach abzuhaken, gibt meinem Hirn einen Dopaminschub, weil ich das Gefühl habe, etwas geschafft zu haben, wenn ich von einer Sache zur nächsten übergehe.«

* Eine befreundete Autorin hat mir für die Arbeit an der Endfassung dieses Buchs ein Care-Paket geschenkt. Es enthielt mehrere kleine Päckchen und Karten zusammen mit einer Anleitung. Ein Geschenk durfte ich sofort aufmachen, die anderen erst, wenn ich zu einem Viertel fertig war, zur Hälfte, zu drei Vierteln und letztlich ganz. Das war supernett – und supermotivierend!

Kricket W., 16, Michigan

»Meine Mutter hat versucht, mich mit M&Ms zu den Mathehausaufgaben zu motivieren. Zuerst hat sie mir ein Tütchen für die Erledigung eines ganzen Arbeitsblatts versprochen. Das hat aber nicht funktioniert. Dann hat sie die Tüte aufgerissen und neben jede Aufgabe ein einzelnes M&M gelegt. Das hat geklappt. So bekam ich sofort eine Belohnung und den Anreiz, weiterzumachen.«

Lucila S., 30, Mexiko

»Um mich zum Schwimmtraining zu motivieren, habe ich mir für das Duschen danach einen superteuren Body-Schaum gekauft. Den darf ich nur in diesem Zusammenhang benutzen und fühle mich dann wie in einem Spa.«

5. Durchhalten ist kein Muss

Oftmals beginnt man etwas Neues, ohne sich dafür auch den Zeitpunkt für das Ende zu überlegen. Denn meist geht man davon aus, dass die neue Gewohnheit, der neue Job oder das neue Hobby genau das Richtige ist und man deshalb für eine längere Zeit oder für immer dabeibleibt. Bewahrheitet sich dies nicht, folgen verständlicherweise Frustration und Enttäuschung. Doch anstatt zu erwarten, dass man trotz aller gegenteiligen Erfahrungen diesmal wie durch Zauberei an etwas festhält, ist es oft hilfreicher, bewusst mit dem ADHS-typischen Auf und Ab von Interesse und Motivation zu rechnen.

- **Hobbys, Jobs und Interessen abwechseln.** Wenn der Reiz einer Sache nachlässt, ist es in Ordnung, zu etwas anderem zu wechseln. Durch etwas zeitlichen Abstand eröffnet sich dann auch die Chance, Dinge wieder neu zu entdecken.

- **Von Hummeln lernen.** Nimm mit, was du aus einer Erfahrung gelernt hast, und »bestäube« damit dein nächstes Vorhaben. ADHS-Betroffenen wird oft nachgesagt, dass sie vieles können, aber nichts richtig. Man könnte sie deshalb als »Dilettanten« schmähen, aber ebenso gut als »Generalisten« preisen. Auf jeden Fall ist es lohnend, sich vielfältige Fähigkeiten anzueignen.

- **Einen Zeitraum festsetzen.** Nimm dir vor, eine bestimmte Zeit lang an einer Sache festzuhalten, die du für sinnvoll hältst. Wenn du den finalen Zeitpunkt erreichst, überprüfst du, ob es sich lohnt, weiterzumachen. So investierst du nicht unbegrenzt Zeit und Energie in etwas, das dich nicht weiterbringt. Diese Strategie hilft auch gegen die ADHS-typische Tendenz, ein Projekt, ein System oder eine Aufgabe beim ersten Anzeichen von Misserfolg aufzugeben.

Jeffry C., 47, Alaska

»Es gibt Tage, da bin ich einfach nicht motiviert, und das ist auch okay. Wichtig ist das Gefühl, nicht immer motiviert sein zu müssen. Manchmal muss man einfach existieren und die Welt genießen, ohne irgendetwas schaffen zu wollen.«

Cashel R., 45, Louisiana

»Aus meiner Sicht ist ADHS am Theater kein Nachteil. Ich habe zeitlich begrenzte Projekte, die von Vorstellung zu Vorstellung genug Abwechslung bieten, um mein Interesse wachzuhalten. Außerdem kann ich verschiedene Positionen ausfüllen, je nachdem, was für die jeweilige Show gefragt ist.

Ihr braucht eine Schauspielerin? Hier habt ihr eine! Szenenbildnerin, Bühnenbildnerin, Ausstatterin, Regisseurin, Requisiteurin, Kostümbildnerin? Ich bin die Richtige. Ich beherrsche gerade genug von alledem, um gute Arbeit zu liefern. Und dann geht es weiter mit etwas Neuem, das mein hibbeliges Hirn beschäftigt.«

Trainer 1 vs. Trainer 2

Als ich dieses Buch schrieb, erzählte mir Dr. Patrick LaCount, der meinen Kanal als Psychologe wissenschaftlich berät, eine Geschichte, die er auch in seiner Therapiearbeit verwendet.

Stell dir eine Achtjährige vor, die Torwartin ihrer Fußballmannschaft ist.

Kurz vor Spielende schießt eine gegnerische Spielerin auf das Tor. Unsere Torwartin versucht, die Flugbahn zu erraten, hechtet in diese Richtung und verfehlt den Ball völlig. Der Ball geht in die andere Richtung und fliegt ins Tor. Das Spiel ist vorbei – und ihre Mannschaft hat verloren.

Trainer 1 ruft sie zu sich und fängt an zu schimpfen. »Was ist los mit dir? Wegen dir haben wir verloren. Wir haben das doch im Training besprochen. Du wusstest, was zu tun ist!«

Das Mädchen fühlt sich furchtbar und geht zerknirscht nach Hause. Beim nächsten Training, vielleicht sogar beim nächsten Spiel, sagt sie, sie habe Bauchschmerzen, und bleibt zu Hause.

Jetzt stell dir dasselbe Szenario noch einmal vor – nur dass diesmal Trainer 2 sie zu sich ruft, nachdem das Team das Spiel verloren hat. »Hey, komm mal her. Denk daran: Wenn du wissen willst, in welche Richtung sie schießt, musst du auf ihre Augen und auf die Fußstellung achten. Verstanden? Klar hast du es verstanden.«

Das Mädchen fühlt sich immer noch furchtbar, weil das Team wegen ihr verloren hat, aber sie weiß jetzt, was sie anders machen kann. Und beim nächsten Spiel ist sie natürlich wieder auf dem Platz.

Wenn Dr. LaCount diese Geschichte erzählt, fragt er immer: »Welchen Trainer würdet ihr eurem Kind wünschen, damit es Spaß am Spiel hat?«

Alle entscheiden sich für Trainer 2.

»Und welcher wäre euch lieber, wenn euer Kind Fußballprofi werden soll?«

Auch hier wählen alle Trainer 2.

Wenn wir uns selbst motivieren wollen, reden wir aber oft wie Trainer 1 mit uns selbst: »Was ist los mit dir! Du wusstest, dass das wichtig ist, du hättest *früher damit anfangen sollen.*« Oder: »Warum hast du das so gemacht? Du *weißt es doch besser.*« Oder sogar: »Mein Gott, du bist so ein [hier deine Lieblingsbeleidigung einfügen, die wahrscheinlich ableistisch ist] – wie konntest du etwas so Wichtiges vergessen/verpassen/vermasseln? Das war doch *offensichtlich!* Du bist erwachsen – *verhalte dich auch so.*«

Viele ADHS-Betroffene sind mit solchen Botschaften aufgewachsen und haben sie verinnerlicht und für sich normalisiert.

Es gibt zahlreiche Menschen, die mich gefragt haben, wie ich mit einer ADHS überhaupt ein Buch schreiben konnte, obwohl wir es doch oft kaum hinbekommen, ein Buch zu *lesen*. Um ehrlich zu sein: Es war sehr schwer.

Dieses Kapitel war eine echte Herausforderung. Mein Problem war, dass ich zu viel zu sagen hatte. Ich wusste nicht, wo ich anfangen sollte. Ich saß eine Stunde und 17 Minuten im Auto auf dem Parkplatz vor dem Büro und fror elend, weil ich nicht die Energie hatte, hineinzugehen und das Kapitel zu Ende zu schreiben, aber auch nicht aufgeben und nach Hause gehen wollte. Jedes einzelne Werkzeug dieses Kapitels (und noch einige aus anderen Kapiteln) musste ich anwenden, um es doch noch zu schaffen.

Und trotzdem habe ich Fristen verpasst. Ich habe das Geschriebene durchgelesen und es furchtbar gefunden. Es war mir peinlich, meiner Lektorin den Mist zu zeigen, den ich geschrieben hatte. Natürlich meldete sich die Stimme von Trainer 1: »Was ist nur los mit dir! Du hättest früher anfangen sollen. Das ist erbärmlich. Warum lässt man dich überhaupt ein Buch schreiben?«

Wenn mir heute wieder so etwas passiert, wende ich den Trick an, den Dr. LaCount allen Klient:innen beibringt. Statt zu schimpfen, ist es besser, innezuhalten und sich zu fragen:

»Was würde Trainer 2 sagen?«

Mein Trainer 2 würde feststellen, dass ich noch nie ein Buch geschrieben habe. Ich lerne es, während ich es mache.

Anstatt mir zu sagen, was ich hätte tun sollen, würde Trainer 2 vorschlagen, die Abgabefristen an mein Schreibtempo anzupassen, meine Lektorin um Rat zu fragen, meinen Stolz zu überwinden und einen Schreibpartner zu engagieren, der mir bei den Stellen hilft, die mir schwerfallen, und auf dem eiskalten Parkplatz eine Freundin anzuschreiben und sie zu bitten, sich eine Weile zu mir zu setzen.

Ich habe auch Ratschläge von Bekannten bekommen. Dani, die als Kind selbst Torwartin war, hat mir gesagt: »Es kann sich so anfühlen, als ob das ganze Spiel von dir und diesem einen Ball abhängt. Dabei tragen noch einige andere im Team dazu bei, dass die Mannschaft gewinnt oder verliert. Manchmal ist das System, in dem du arbeitest, für dich einfach nicht besonders förderlich. Und selbst wenn es das ist, ist es unrealistisch zu erwarten, dass du jeden Ball hältst. Du musst dich damit abfinden, dass du einige Schüsse reinkriegst – und das muss okay sein.«

Wenn ich etwas ausprobiere und es klappt nicht, lerne ich aus dieser Erfahrung und ich merke mir, was ich beim nächsten Mal anders machen kann.

> Ich merke mir, was ich beim nächsten Mal anders machen kann.

Und wenn ich wieder etwas schreiben muss, dann bin ich zur Stelle.

KAPITEL 8

PROBLEME MIT DEM GEDÄCHTNIS

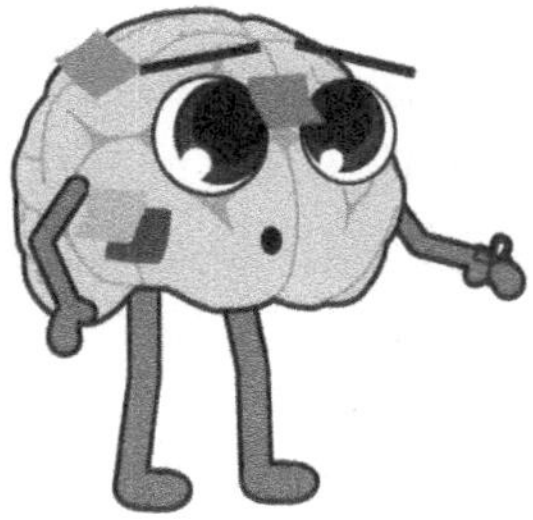

Das Einzige, was schneller ist als das Denken, ist das Vergessen.
Gut, dass uns andere dabei helfen, uns zu erinnern.

VERA NAZARIAN

Ich hätte es fast vergessen

Als ich bereits ein Jahr an diesem Buch gearbeitet hatte, sprach ich mit Pina Varnel, der Autorin des Webcomics *ADHD Alien*, über die Schwierigkeiten, vor denen wir jeweils beim Schreiben unserer Werke standen. Dabei kam das Thema Vergesslichkeit zur Sprache und sie fragte mich, wie ich das Thema in meinem Buch angehen würde.

Ich glotzte sie an.

Ein ganzes Jahr hatte ich damit zugebracht, ein Buch über ADHS zu schreiben, und dabei komplett vergessen, ein Kapitel über Vergesslichkeit einzuplanen.

Das war für mich Beweis genug, dass dieses Thema unbedingt ins Buch gehörte. Doch war es schon zu spät? Immerhin war das Manuskript in weniger als einem Monat fällig und ich war auch ohne das zusätzliche Kapitel noch nicht einmal annähernd fertig.

Menschen, die um mein Wohlergehen besorgt waren, fragten mich, ob es nicht eine andere Lösung für das Thema gäbe. Etwa es kurz in einem anderen Kapitel unterzubringen, knapp in einer lustigen Anekdote am Ende abzuhandeln oder für das nächste Buch aufzuheben? Ich schüttelte den Kopf. Ich musste das schaffen. 90 Prozent des ADHS-Lebens sind von zwei Sätzen geprägt, die man abwechselnd aufsagt: »Tut mir leid, ich war abgelenkt« und »Tut mir leid, ich habe es vergessen«. Mir war klar, dass es zu diesem Thema sehr viel zu sagen gab.

Also kontaktierte ich meinen wissenschaftlichen Berater Dr. Patrick LaCount (der auch ADHS hat):

Ich: Hi, Patrick! Kannst du mir bis Samstagmorgen Forschungsergebnisse für das Gedächtnis-Kapitel zukommen lassen? Ich fange nächste Woche damit an.

Patrick: Ja klar!

Am Montagmorgen hakte ich nach:

Ich: Hi, Patrick! Hast du mir was geschickt? Wenn nicht, hättest du morgen Zeit, darüber zu reden? Ich fange am Donnerstag mit dem Kapitel an.

Patrick: F**ck, ich wusste doch, dass ich was vergessen habe! Ich kann morgen früh was zusammenstellen und hätte dann von 15 bis 16 Uhr Mountain Time Zeit.

Dann hätte ich fast das Meeting verpasst, weil *ich* vergessen hatte, dass er »Mountain Time« geschrieben hatte.

Es ist natürlich nicht so, dass ich mir gar nichts merken kann. Ich kann mich an die Farbe der Vorhänge in meinem Elternhaus erinnern. Ich werde nie vergessen, wie ich das erste Mal auf einem Schulball mit einem Jungen getanzt habe – oder besser gesagt, wie ich ihm bloß gegenüberstand – und wie lange ich mich danach vor Scham im Klo versteckt habe, weil ich nicht gewusst hatte, was zu tun war, als die Musik anfing. Ich kann dir sagen, wie viel Trinkgeld mir sechs anspruchsvolle Gäste gegeben haben, als ich mit Mitte 20 eine Nachtschicht im Diner geschoben habe (sechs zerknitterte Dollarscheine).

Aber mich daran erinnern, was ich tue, während ich es zu tun versuche? Fehlanzeige.

Den Text im Kopf behalten, den ich drei Stunden lang auswendig gelernt habe? Eher schwierig.

Mich an den Namen der Person erinnern, die vor mir steht? Viiielleicht.

Auf den ersten Blick scheint das kein großes Problem zu sein. Ich kann darüber lachen. Es ist ein Teil dessen, was mich ausmacht. Wie meine Mutter oft sagte: Ich würde meinen Kopf vergessen, wenn er nicht befestigt wäre.

Bei einem genaueren Hinsehen ist das Ganze allerdings nicht so harmlos oder »schrullig«. ADHS-Betroffene vergessen *ständig* Dinge – und wir kämpfen uns damit ab, unsere Vergesslichkeit zu kompensieren.

Das hat an meinem Selbstwertgefühl genagt. Wenn ich merkte, dass ich etwas Naheliegendes oder Wichtiges vergessen hatte, kamen mir sofort und automatisch negative Gedanken. Urteile, die mit »Ich bin so …« und »Ich bin so eine …« begannen, schwirrten in meinem Kopf umher und sprudelten manchmal aus mir heraus.

Meine Vergesslichkeit hat mich finanzielle Sicherheit gekostet. Ich habe Jobs verloren, weil ich es verpasst habe, irgendeinen Papierkram zu erledigen. Ich habe – zweimal – meine Bonität erst aufgebaut und dann völlig ruiniert, weil ich Rechnungen nicht bezahlt habe, obwohl ich das Geld dafür hatte. Das hat mir bei der Wohnungssuche Schwierigkeiten bereitet, weil meine Kreditwürdigkeit nicht gut genug war, um eine Wohnung zu mieten.

Meine Vergesslichkeit hat auch Beziehungen zerstört. Nicht nur Freundschaften hat man mir wegen meiner Unzuverlässigkeit aufgekündigt, auch Liebesbeziehungen sind daran zerbrochen, dass ich mir Dinge und Verhaltensweisen nicht merken konnte. Sagt diese Freundin zum ersten oder zum fünfzigsten Mal etwas Unfreundliches? Worum ging es noch mal beim letzten Streit? Vergessliche Menschen – vor allem solche mit geringem Selbstwertgefühl (siehe oben) – sind zudem leicht zu manipulieren.

Mir war immer klar, dass ich durchaus in der Lage war, mir Dinge zu merken. Ich wusste aber auch, dass ich mich auf mein Gedächtnis nicht verlassen konnte – nicht so, wie ich es brauchte, und nicht dann, wenn ich es brauchte.

WAS ICH VERGESSEN HABE (SEHR UNVOLLSTÄNDIGE LISTE)

- Was du gerade gesagt hast
- Was ich gerade gesagt habe
- Was ich gerade gemacht habe
- Wo ich meine Schlüssel/mein Handy/das, was ich gerade in der Hand hatte, hingelegt habe
- Was gestern passiert ist
- Warum ich vor zehn Minuten wütend war
- Ob ich meine Medikamente eingenommen habe
- Die lebensverändernde Erleuchtung, die ich gestern hatte
- Was ich für morgen/nächste Woche/nächsten Monat zugesagt habe
- Was ich für das, was ich vorhabe, an Material benötige
- Die Grenzen, die du gesetzt hast
- Die Grenzen, die ich gesetzt habe
- Alles, was ich gerade gelesen habe
- Was ich ab jetzt anders machen soll
- Den Namen der App, die ich öffnen will und schon tausendmal benutzt habe
- Wie man die Fernbedienung bedient
- Meine Jacke
- Meine Socken
- Die Hose, die ich unbedingt anziehen wollte, *bevor* ich an die Tür gehe

Was ich gelernt habe

Bevor ich für meinen Kanal zu recherchieren begann, wusste ich, dass es zwei Arten von Gedächtnis gibt: Kurzzeit- und Langzeitgedächtnis. Tja, es gibt aber noch einige andere Arten, über die die Hirnforschung bislang noch streitet: sensorisches Gedächtnis, implizites Gedächtnis, explizites Gedächtnis, haptisches Gedächtnis, prozedurales Gedächtnis und so weiter. Es sind zu viele, um sie sich zu merken. Jedenfalls für mich.

Worauf ich hinauswill: Das Gedächtnis ist etwas Kompliziertes, aber hier folgen ein paar wichtige Dinge, die wir ADHS-Betroffenen wissen müssen.

Unser Langzeitgedächtnis ist … ganz okay

In mehreren Studien zum Langzeitgedächtnis haben Teilnehmende mit ADHS bei Tests bezüglich bestimmter Gedächtnisarten genauso gut oder sogar besser abgeschnitten als neurotypische Probanden.

Ein Beispiel dafür ist das episodische Gedächtnis, eine Unterart des Langzeitgedächtnisses, das es uns ermöglicht, uns an die Einzelheiten eines bestimmten Erlebnisses zu erinnern – was passiert ist, was gesagt wurde, wie wir uns gefühlt haben und so weiter. In einer Studie aus dem Jahr 2008 hat man festgestellt, dass Kinder mit ADHS ein besonderes Erlebnis ausführlicher und anschaulicher schildern konnten als Kinder ohne ADHS.

Das trifft auch auf mich zu. Selbst als Erwachsene kann ich ganze Szenen aus meiner Kindheit mit so vielen visuellen und emotionalen Details beschreiben, als wäre es ein Film. Meine Schreibkumpanin, die kein ADHS hat, kann das nicht, aber dafür weiß sie noch, woran wir heute arbeiten sollen. *(An Kapitel 8, »Probleme mit dem Gedächtnis«, meine Süße.)*

Andererseits haben manche Studien bei ADHS-Betroffenen Defizite im Langzeitgedächtnis festgestellt. Wie das?

Die Fähigkeit, sich etwas zu merken, hängt von drei Prozessen ab: dem Enkodieren, dem Speichern und schließlich dem Abrufen von Informationen. Eine Meta-Analyse des Langzeitgedächtnisses bei Erwachsenen mit ADHS legt nahe, dass unsere Probleme beim langfristigen Erinnern eigentlich ein *Lerndefizit* sind, das in der Phase der Enkodierung auftritt. Mit anderen Worten: Wir können uns nicht an das erinnern, was wir uns nie gemerkt haben.

Erkenntnisse wie diese sind zum einen interessant – und zum anderen nützlich, denn wir können einiges tun, um den Enkodierungsprozess zu fördern. Dazu müssen wir zunächst das Arbeitsgedächtnis verstehen – und die Art, wie es im ADHS-Hirn arbeitet (haha!).

Das Arbeitsgedächtnis ist gestört

Arbeitsgedächtnis, das
Gedächtnisart, die neue Informationen temporär im Kopf speichert, während sie verarbeitet werden.

Wir nutzen das Arbeitsgedächtnis im Alltag ständig: Wir merken uns Uhrzeit und Datum, während wir einen Stift zum Aufschreiben suchen. Wir wissen, mit welcher Absicht wir einen Raum betreten haben. Wir prägen uns den Namen unseres Gegenübers ein und sagen ihm den unseren, während wir die neue soziale Situation einzuschätzen versuchen.

Das Arbeitsgedächtnis eines jeden Menschen hat eine begrenzte Anzahl von »Speicherplätzen«. Informationen, die zu berücksichtigen sind, behalten wir an diesen Speicherplätzen. Sie verschwinden dann schnell wieder und werden ständig umgeräumt, um Platz für neue Informationen zu schaffen. (Informationen, die später noch gebraucht werden, kann man auf der Festplatte des Hirns speichern, indem man sie mit Techniken wie »Notizen machen« und »Lernen« enkodiert.)

Das Arbeitsgedächtnis ist im ADHS-Hirn oft beeinträchtigt. Wir haben grundsätzlich weniger Speicherplätze, besonders im verbalen und auditiven Arbeitsgedächtnis. Deshalb können wir uns so schwer Sachen merken, die wir gerade gelesen oder gehört haben.

Nehmen wir an, eine neurotypische Schülerin hat ein Arbeitsgedächtnis, mit dem sie temporär fünf Informationen festhalten kann. Eine andere Schülerin mit ADHS kann nur drei im Kopf behalten.

Der Lehrer stellt eine Frage und gibt drei mögliche Antworten vor.

Die neurotypische Schülerin dürfte die Frage problemlos beantworten und dabei gleichzeitig noch an den süßen Jungen in der zweiten Reihe denken können. Aber wenn der Lehrer die dritte Antwortmöglichkeit genannt hat, dürfte die ADHS-Schülerin die Frage schon vergessen haben, *selbst wenn sie voll konzentriert ist.* Sie hat nicht genug Speicherplätze, um alle Informationen zu behalten.

Unsere ADHS-Schülerin muss sich auch mehr anstrengen, um Aufmerksamkeit und Verhalten zu steuern. Wegen ihrer Schwierigkeiten bei der Aufmerksamkeitssteuerung können die Informationen viel leichter aus den Speicherplätzen geschubst werden. Wir verbrauchen auch wertvolle Speicherplätze im Arbeitsgedächtnis, um uns daran zu erinnern, dass wir stillsitzen, leise sein und all das andere tun sollen, was unser Hirn nicht von selbst macht.

Probleme mit dem Merken

Man kann sich nicht an das erinnern, was man zuvor nicht wirklich aufgenommen hat. Und wie schon im Kapitel »Was hat es mit dem (Hyper-)

Fokus auf sich?« (Seite 69) angesprochen, haben wir ADHS-Betroffenen Probleme damit, unsere Aufmerksamkeit zu steuern. Doch das ist nicht der einzige Faktor, der es uns erschwert, uns an Dinge zu erinnern, die lange her sind (und mit »lange« meine ich so ungefähr gestern).

Was wir nicht verstehen, merken wir uns nicht

Um eine Information für die Langzeitspeicherung zu enkodieren, muss das Hirn sie mit bereits vorhandenem Wissen vergleichen und dann entscheiden, wo sie abzulegen ist. Dazu muss allerdings das Arbeitsgedächtnis die Information lange genug bereithalten.

Ist die neue Information leicht zu verstehen und bezieht sie sich auf ein vertrautes Thema, kann die Enkodierung schnell und einfach vor sich gehen. Hat man hingegen keine Ahnung, wovon jemand spricht, möglicherweise weil man das Grundwissen verpasst oder nicht gut genug enkodiert hat, dann bleibt nicht genug Zeit, um diesen Prozess durchzuführen. Bevor das Hirn die Enkodierung vollbracht hat, kommen neue Informationen herein und verdrängen die alten aus dem Arbeitsgedächtnis.

Ich habe das schmerzhaft erfahren, als ich am College an einem Algebra-Kurs teilnehmen durfte. Nach der Hälfte der Stunde teilte der Professor einen Test aus. Obwohl ich zu diesem Zeitpunkt schon gelernt hatte, mein Arbeitsgedächtnis und meine Aufmerksamkeit zu stärken, konnte ich keine der Fragen über den Lerninhalt der Stunde beantworten. Keine einzige.

Dem Professor muss ich zugutehalten, dass er seinen Vortrag gelegentlich mit dem Angebot »Irgendwelche Fragen?« unterbrochen hatte. Weil aber mein Arbeitsgedächtnis die Informationen nicht lange genug behalten konnte, um sie zu verstehen, begriff ich nicht genug, um überhaupt zu wissen, welche Fragen ich hätte stellen können.

Wie schon so oft in der Schule fühlte ich mich wie eine miserable Schülerin. Dann machte ich mir bewusst, dass ich das nicht wirklich war. Ich hatte in diesem Fall einfach nicht genug Grundwissen bezüglich Algebra, um den Professor zu verstehen, bevor das Gesagte wieder aus meinem Arbeitsgedächtnis verschwand.

Der Professor unterrichtete im darauffolgenden Kurs den gleichen Stoff.

In der zehnminütigen Pause zwischen den Kursen eignete ich mir schnell etwas Grundwissen über Algebra an, indem ich das tat, was ich am besten kann: googeln. Ich überflog Artikel über die Grundlagen, erfuhr die Bedeutung einiger Begriffe und lernte die »fünf Schritte« zum Lösen einer Gleichung. *(Das geht schrittweise?! Na, das erklärt einiges.)* In der folgenden Stunde verstand ich viel mehr von dem, was der Professor sagte. Und als er den Test austeilte, wusste ich noch einiges von dem, was er erzählt hatte – und konnte mehrere Fragen richtig beantworten.

Weil ich einen »Aufhänger« für den Lerninhalt hatte – in diesem Fall war es das gegoogelte Grundwissen –, konnte ich mehrere Daten an einem »Speicherplatz« des Arbeitsgedächtnisses unterbringen. Und das wiederum bedeutete, dass mein Arbeitsgedächtnis mehr Informationen speichern konnte – genug, um die Ausführungen des Professors zumindest teilweise zu verstehen und zu enkodieren.

Wir können uns nicht an das erinnern, woran wir nicht aktiv denken

Die ADHS-bedingten Probleme mit dem Langzeitgedächtnis haben generell eher mit der Enkodierung als mit der Speicherung oder dem Abruf von Informationen zu tun. Es gibt jedoch eine bemerkenswerte Ausnahme.

Während der *assoziative* und der *serielle Abruf* bei ADHS-Hirnen nicht beeinträchtigt ist, deuten Studien mit ADHS-Kindern und -Jugendlichen darauf hin, dass dies beim *freien Abruf* durchaus der Fall ist. Der freie Abruf ist ein spontaner Erinnerungsvorgang, der ohne Hinweisreiz geschieht. Wir aber erinnern uns zum Beispiel daran, dass wir eine Jacke mit in die Schule genommen haben, und wissen vielleicht sogar noch, wo wir sie hingelegt haben, aber beim Hinausgehen vergessen wir sie, wenn uns nicht irgendetwas (oder irgendjemand) daran erinnert.

Dieses »Aus den Augen, aus dem Sinn« wird manchmal für ein Problem mit der Objektpermanenz gehalten. Die Objektpermanenz ist ein wichtiger Meilenstein in der frühkindlichen Entwicklung, der oft in Guckguck-Spielen erreicht wird. Dabei entsteht die Erkenntnis, dass ein Gegenstand oder eine Person auch dann noch existiert, wenn man sie nicht mehr sieht.

Zu *verstehen*, dass eine Freundin weiter existiert, wenn sie den Raum verlässt, ist bei ADHS nicht das Problem.

Aber *sich daran zu erinnern*, dass die Freundin weiter existiert, wenn sie den Raum verlässt (und dass man eigentlich per Chatnachricht nachfragen wollte, ob sie gut nach Hause gekommen ist), das ist ein Problem für uns, denn das hängt vom freien Abruf ab.

»TUT MIR LEID, ICH HABE ES VERGESSEN!«

Unsere Schwierigkeiten mit dem freien Abruf erklären auch, warum das prospektive Gedächtnis – das Erinnern an etwas in der Zukunft Auszuführendes – bei ADHS-Betroffenen beeinträchtigt ist. Zumindest das *zeitbezogene* prospektive Gedächtnis.

Das zeitbezogene prospektive Gedächtnis sorgt dafür, dass man daran denkt, zu einem bestimmten Zeitpunkt oder nach Ablauf eines bestimmten Zeitraums eine Handlung auszuführen.

Nehmen wir an, unsere Freundin möchte, dass wir uns in ein paar Stunden bei ihr melden. Oder wir haben ihr gesagt, dass wir sie um vier Uhr nachmittags anrufen. Wir haben Pläne dafür gemacht, diese Pläne verstanden und diese Information irgendwo im Hirn abgespeichert. (Und dass die Pläne in unserem Hirn sind, wissen wir, weil sie uns oft zu willkürlichen Zeiten wieder ins Bewusstsein kommen.)

Doch wenn die Zeit schließlich gekommen ist, erinnern wir uns nicht an diese Pläne. Die meiste Zeit wissen wir ja nicht einmal, wie spät es ist (siehe Kapitel 6, »Das Phänomen Zeit«, Seite 151).

Wenn wir aber vergessen, die Freundin um vier Uhr anzurufen, wieso erinnern wir uns dann daran, sie beim nächsten Treffen nach dem Buch zu fragen, das sie uns leihen wollte?

Das liegt daran, dass unsere Absicht, das Buch beim nächsten Wiedersehen auszuborgen, im *ereignisbezogenen* prospektiven Gedächtnis gespeichert ist, welches bei ADHS-Hirnen nicht beeinträchtigt zu sein scheint. Das ereignisbezogene prospektive Gedächtnis erzeugt als Reaktion auf einen externen Hinweisreiz die Erinnerung an ein bestimmtes Vorhaben. Sofern ein externer Hinweisreiz vorliegt, wird unsere Fähigkeit, uns an ein Vorhaben zu erinnern, nicht durch unser gestörtes Zeitgefühl oder unsere Probleme mit dem freien Abruf beeinträchtigt (obwohl es durchaus möglich ist, dass wir den Wortlaut dessen, was wir sagen wollten, vergessen, erinnern wir uns zumindest daran, dass wir es sagen wollten).

Aber noch mal: Nur weil uns jemand gebeten hat, nach dem Essen etwas zu erledigen, heißt das nicht, dass wir das tatsächlich gehört oder enkodiert haben. Ja, auch nicht, wenn wir es ausdrücklich zugesagt haben. Denn: Unser Hirn schweift gerne ab, und zwar ganz gehörig.

Anonym, 25, USA

»An Termine, Geburtstage und sogar Feiertage zu denken, ist für mich extrem schwierig. Ich merke, dass ich mir ständig Erinnerungen aufschreiben muss.«

Koen S., 33, Belgien

»Ich kann mir zwar vornehmen, etwas auf keinen Fall zu vergessen, aber selbst wenn es das Wichtigste aller Zeiten ist, verschwindet die weltbewegende Erkenntnis einfach aus meinem Kopf, wenn ich abgelenkt werde. Ich erinnere mich dann nicht einmal daran, dass ich eine solche Idee hatte. Sie ist einfach weg.«

Dez C., 47, Washington

»Ich habe das Gefühl, dass ich Dinge entweder sofort oder nie wieder vergesse. Da gibt es nichts dazwischen.«

Suzanne S., 37, Alaska

»Die größte Lüge, die ich mir selbst auftische, ist: ›Das muss ich nicht aufschreiben, das merke ich mir.‹ In 99 Prozent der Fälle, in denen ich mir das sage, vergesse ich die Sache.«

Der Werkzeugkasten

Sollen wir also erst gar nicht versuchen, uns Dinge zu merken? Nein. Nun ja … irgendwie schon. Es ist wichtig zu akzeptieren, dass wir Dinge vergessen, und wenn wir verstehen, *warum* wir uns so schlecht Dinge merken, können wir leichter entscheiden, welche Strategien uns dabei unterstützen können (solange wir daran denken, sie anzuwenden). Inzwischen habe ich so viele »Hilfsmittel« für meine Gedächtnisprobleme gefunden, dass sie mich fast schon nicht mehr stören. *Fast.* Hier kommen meine Lieblingsmethoden, die ich ständig anwende.

1. Eine Assistenz nutzen

Die Exekutivfunktionen sind so etwas wie die Chefinnen des Hirns – und welche Chefin bräuchte keine Assistentin? Kalender, Checklisten, Apps und Planer fungieren entweder als virtuelle (digitale) oder persönliche (analoge) Assistenten. Auch wenn die Benutzung dieser Hilfsmittel nicht immer leicht ist, helfen sie doch, den Arbeitsspeicher für die eigentliche Aufgabe freizuhalten. Keine Sorge, du bist und bleibst die Chefin; deine Assistenz ist nur dazu da, deinem Hirn mehr Freiraum für Wichtigeres zu lassen. Zum Beispiel für die Entscheidung, ob du die Aufgabe überhaupt ausführen willst oder nicht.

- **Journal:** In einem Journal oder Tagebuch kannst du Gedanken, Gefühle und Träume festhalten, auf Begegnungen zurückblicken und nachvollziehen, wie die Dinge laufen. Wenn du es auch als Planer nutzen möchtest, eignet sich ein Bullet-Journal hervorragend dafür.

- **To-do-Liste:** Manchmal ist man überfordert, weil zu viele »Todos« im Kopf herumschwirren. Dann hilft es, den ganzen Wust aufs Papier zu bringen und genau einzugrenzen, was man überhaupt schaffen kann.* Dr. LaCount empfiehlt, pro Tag nicht mehr als drei bis fünf Aufgaben vorzusehen. Da es mit ADHS schwierig sein kann, Prioritäten zu setzen, rät er, Aufgaben zu wählen, die bei Erledigung das Gefühl vermitteln, dass der Tag ein Erfolg war. Und übrigens: Dass deine To-do-Liste kurz ist, heißt ja nicht, dass du nicht mehr tun darfst. Viele in der Community führen auch Listen, auf denen sie festhalten, was sie alles geschafft haben!

- **Projektmanagementsoftware:** Mit Diensten wie Asana, Monday, Trello oder Notion kann man To-do-Listen und ganze Projekte verwalten. Aber Vorsicht! Ihre Kapazität ist unbegrenzt, deine aber nicht.

Annamarijn V., 31, Belgien

»Wir haben in unserer Küche ein großes Whiteboard mit unserem Kalender und wichtigen Infos für die laufende Woche. Auch der Speiseplan steht darauf. Dadurch, dass ich das alles am Anfang der Woche aufschreibe, muss ich es nicht die ganze Zeit im Kopf behalten.«

* Das ist oft weniger, als man denkt, denn der gewöhnliche Tagesablauf ist schon voll mit Routinetätigkeiten, und unser Hirn lässt sich gerne zu etwas Ungeplantem hinreißen.

Phoenix R., 39, Kalifornien

»Ich nutze meine Hyperfixierungen gerne als Hilfsmittel, um mich an Dinge zu erinnern. Zurzeit bin ich von schönen Schreibwaren besessen, also schreibe ich meine Termine in verschiedenen Farben auf, damit ich sofort weiß, zu welcher Kategorie sie gehören (z. B. lila für Familie, eigene Farben für jedes Familienmitglied, eine Farbe für Schule usw.).«

Jen M., 40, North Carolina

»Jede Verabredung oder Verpflichtung trage ich sofort in meinen Kalender ein. Kein ›Das mache ich später‹, nein, sofort. Ich habe auch eine Bullet-Journal-App auf dem Handy, in der ich meine To-do-Liste führe. Eine App ist insofern sinnvoll, als ich einen Zettel verlegen und völlig vergessen würde.«

HINWEIS ZU KLEBEZETTELN

Haftnotizen taugen nicht wirklich als Assistent. Aber sie sind fantastische Assistenten *für* deinen Assistenten. Stell dir Haftnotizen als eine Art Kurzzeitgedächtnis vor. Sie sind gut geeignet, um etwas Wichtiges kurzzeitig festzuhalten, aber wenn du willst, dass die Information haften bleibt (haha), solltest du sie in den Langzeitspeicher aufnehmen (etwa im Kalender).

2. Das Arbeitsgedächtnis entlasten

Wer weniger Arbeitsspeicherplätze hat, muss sie effektiver nutzen. Das ist vor allem bei neuen Aufgaben wichtig, weil diese das Arbeitsgedächtnis stärker beanspruchen. Denn wir haben die Daten noch nicht unterteilt und können daher nicht so viel an einem Speicherplatz unterbringen. Auch bei stressigen Aufgaben ist das essenziell, denn wenn Emotionen hochkommen, schaltet sich auch das heiße EF-System ein, das die kognitiven Fähigkeiten dämpft (siehe Seite 103). (Ein Grund dafür, dass Aufgaben, die »genauso einfach« sind, nicht unbedingt »genauso machbar« sind.)

- **Arbeitsspeicherplätze leeren.** Wir alle kennen das: Während eines wichtigen Gesprächs oder einer komplexen Aufgabe schießt dir ein Gedanke durch den Kopf und schreit nach Aufmerksamkeit. Passiert dir das das nächste Mal, dann nimm dir eine Sekunde Zeit und schreibe den Gedanken auf. So bist du ihn vorerst los und hast zum konzentrierten Zuhören oder Arbeiten weiterhin dein gesamtes Arbeitsgedächtnis parat (und nicht nur den Teil, der nicht krampfhaft daran denkt, was du sagen oder was du dir für nächste Woche merken wolltest). Weil das Notieren so wirken kann, als wäre ich nicht aufmerksam, kündige ich es nach Möglichkeit an: »Warte, das erfordert meine ganze Konzentration. Lass mich schnell was aufschreiben, damit ich wieder voll bei der Sache bin.«

- **Visuelle oder auditive Unterstützung.** Checklisten sind ein visuelles Medium, das viele ADHS-Betroffene nutzen. Aber sie sind nicht das einzige Mittel zur Erweiterung des Arbeitsgedächtnisses. Auf zwei Monitoren hast du mehr Informationen im Blick, die du dann nicht im Hirn speichern musst. Auch ein Notizblock oder ein Whiteboard bietet Platz zum Aufschreiben und hält Informationen abrufbar im Blickfeld. Du kannst sogar einen Tab aus dem Browser ziehen und eine Webseite in einem separaten Fenster aufrufen (einfach den Tab anklicken und verschieben!). Musst du dich bei der Arbeit bewegen (z. B. beim Kochen oder Putzen) oder bist du sehbehindert, kann ein Podcast oder eine selbst aufgenommene Anleitung helfen!

- **Ein aktives Body-Double nutzen.** Unter einem Body-Double verstehe ich jemanden, der sich einfach zu dir setzt, während du arbeitest. Ein *aktives* Body-Double bietet zusätzliche Unterstützung und kann zum Beispiel ein Lernpartner sein, der dich abfragt, oder eine Kollegin, die Daten laut vorliest, während du sie eingibst. Wenn du mit einem aktiven Body-Double arbeitest, wird die mentale Arbeitslast aufgeteilt, was die Arbeit für euch beide leichter und weniger frustrierend macht. Außerdem werden dadurch Speicherplätze im Arbeitsgedächtnis frei und können für intensivere kognitive Aufgaben wie Enkodierung, Analyse oder Ergebnisprüfung genutzt werden.

- **Nur eine Sache auf einmal tun (Monotasking!).** Während Multitasking die Motivation und (seltsamerweise) die Konzentration fördern kann, können wir durch Monotasking einer Tätigkeit mehr Arbeitsspeicherplätze zuweisen. Das ist wichtig, wenn eine Aufgabe unser ganzes Gehirn beansprucht. (Siehe »Hinweis zum Multitasking«, Seite 79.)

- **Eins nach dem anderen.** Es kann auch helfen, die Aufgabe in einzelne Schritte aufzuteilen und diese nacheinander zu erledigen. Entscheide zum Beispiel, was du sagen möchtest, *bevor* du es sagst, oder stelle alle Zutaten bereit, bevor du zu kochen anfängst.

Andrea M., 34, Schweden

»Ich nutze bei der Arbeit zwei Monitore: einen, um alle benötigten Informationen anzuzeigen, und den anderen zum Schreiben oder für Berechnungen. Da ich nicht mehr Alt+Tab drücken muss, bin ich weniger abgelenkt und laufe nicht Gefahr, etwas zu öffnen, das ich nicht öffnen sollte.«

Lyskari V., 30, Kalifornien

»Alles, was ich brauche, stelle ich vorher bereit. Wenn ich Kekse backe, hole ich alle Zutaten heraus und stelle sie in der Reihenfolge des Rezepts auf. Dann prüfe ich, ob alle meine Messbecher, Rührschüsseln und sonstigen Utensilien in Reichweite sind. Je weniger ich bei der Arbeit holen oder hervorsuchen muss, desto geringer ist die Belastung für mein Arbeitsgedächtnis und desto wahrscheinlicher ist es, dass ich am Ende leckere Kekse habe.«

3. Die Enkodierung verbessern

Da unsere Probleme mit dem Langzeitgedächtnis in der Enkodierungsphase auftreten, ist es sinnvoll, besonderes Augenmerk auf den Enkodierungsprozess zu legen. Die Enkodierung erfolgt in mehreren Schritten: aufpassen, den Sinn der neuen Informationen erfassen und dem Hirn Zeit geben, sie zu verarbeiten. Das Internet ist voll von

Tipps, die beim Enkodieren (alias Lernen und Üben) helfen sollen, aber die folgenden sind für uns wirklich hilfreich:

- **Verknüpfungen nutzen.** Menschen mit »gutem« Gedächtnis können Daten effektiver trennen und verbinden. Dabei hilft es, wenn du sie mit etwas Bekanntem verknüpfen kannst. Erkundige dich zum Beispiel bei einem Kurs im Voraus nach den Themen; verschaffe dir bei Meetings einen Überblick über die Tagesordnung; frage, worum es in einer Geschichte gehen wird (damit du verstehst, wie die Einzelheiten zusammenhängen); oder überfliege neuen Lernstoff, bevor du ihn dir einzuprägen versuchst.

- **Aktive Lerntechniken anwenden.** Unser Hirn schweift eher ab, wenn wir passive Lerntechniken wie zum Beispiel Lesen nutzen. Stellen wir dagegen etwas mit dem Stoff an, wird im Hirn das Task-positive-Netzwerk (»aufgabenbezogenes Netzwerk«) aktiviert und das Default-Mode-Netzwerk (»Ruhezustandsnetzwerk«) gehemmt (das das chronische Abschweifen verursacht, siehe Seite 76). Schreib dir den Lernstoff auf, erstelle und verwende Karteikarten, mache dir Exzerpte aus dem Lehrbuch.

- **Fakten aufpeppen.** Am leichtesten merkst du dir Dinge, wenn sie für dich bedeutsam oder besonders sind. Bringe deshalb den Lernstoff in eine andere, zu dir passende Form. Verwandle das, was du dir merken willst, in eine Geschichte, ein Akronym, einen Witz oder ein Bild. Spiele es nach. Nutze dazu verstellte Stimmen!

- **Gelerntes erklären.** Indem du das Gelernte jemand anderem verständlich erklärst, begreifst du selbst den Stoff viel besser. Zur Not erklärst du es dir selbst – oder tust so, als würdest du es einem Fünfjährigen beibringen. Kannst du etwas so darlegen, dass es ein Fünfjähriger versteht, hast du es sicher kapiert.

- **Wirken lassen.** Verteile neuen Stoff auf mehrere zeitlich getrennte Lerneinheiten und lass das Hirn dazwischen ausruhen. Meditiere, mach ein Nickerchen oder wiederhole bereits Gelerntes. ADHS-Betroffene büffeln gerne am Vorabend der Prüfung bis tief in die Nacht, aber wenn du deinem Hirn Zeit zum Ausruhen gibst, kann es die Daten effektiver enkodieren, und dann bleiben sie eher im Kopf.

- **Schlafen!** Ausreichend Schlaf erhöht das Konzentrationsvermögen und – Bonus! – begünstigt die Verarbeitung und Speicherung des Gelernten. Betrachte den Schlaf als eine Lerneinheit, bei der du nicht aufmerksam sein musst.

Anonym, 20, Florida

»Mein Vater hat mir in der Grundschule beim Einmaleins geholfen, indem er aus Lernkarten ein Spiel mit lauter lustigen Stimmen gemacht hat. Er hatte gemerkt, dass mein Hirn nichts aufnehmen konnte, wenn mein Interesse nicht geweckt war. Das war lange vor meiner Diagnose, und ich bin immer noch beeindruckt, dass er einfach so herausgefunden hat, wie er mich beim Lernen unterstützen konnte.«

Laura W., 29, Australien

»Ich arbeite als persönliche Assistentin und habe immer meinen Laptop dabei, damit ich mir alles notieren kann, was mir aufgetragen wird. Bei jeder neuen Aufgabe schreibe ich alle einzelnen Schritte genau auf. Auf diese Weise erschaffe ich für jeden Prozess eine exakte Dokumentation, die auch für andere nützlich ist. Wenn ich nichts zum Aufschreiben habe, wiederhole ich die Sache so lange in Gedanken, bis ich sie irgendwo aufgeschrieben oder erledigt habe. Muss ich zwei Sachen auf einmal tun, bin ich allerdings aufgeschmissen.«

4. Hinweise nutzen – aber mit Bedacht

Jemandem mit ADHS die Verwendung von *Hinweisen* nahezulegen, ist so, als drücke man einem Pyromanen einen Flambierbrenner in die Hand. Vielleicht gibt es Crème brûlée, vielleicht brennt aber auch das Haus ab. Hinweise – also vereinzelte visuelle oder akustische Erinnerungen jeglicher Art – sind ein mächtiges und wichtiges Werkzeug für Hirne, die Probleme mit dem freien Abruf haben. Sie geschickt einzusetzen, erfordert einiges an Können – und einen Plan B, wenn etwas in Flammen aufgeht.

- **Dinge so positionieren, dass du sie sehen kannst.** Achte darauf, dass alles, mit dem du interagieren möchtest, für dich auch zu sehen ist. Verwende Etiketten und durchsichtige Behälter. Richte dir eine »Startrampe« neben der Wohnungstür ein, wo alles griffbereit liegt, was du brauchst, wenn du rausgehst. Lagere Gemüse offen im Kühlschrank und nicht im Schubkasten. Mit dieser Methode kannst du allerdings an den Punkt kommen, an dem du so vieles im Blick hast, dass du nicht mehr erkennst, was du tatsächlich brauchst. Nimm dies als Indiz dafür, dass nun ein paar Dinge wegmüssen.*

- **Hinweise nur zur richtigen Zeit.** Wenn sich die Sprachenlern-App mit der Tageslektion meldet, während du gerade zum Supermarkt fährst, wirst du die Erinnerung entweder ignorieren oder du öffnest die App und riskierst einen Autounfall. Falls du bereits dazu neigst, Erinnerungen zu übergehen, musst du sie *verfremden*: Eine Socke über der Türklinke soll dich daran erinnern, die Wäsche zu machen, ein Metronom in der Süßigkeitenschublade ermahnt dich zum Tuba-Üben. Ungewöhnliche Hinweise reißen dich aus dem Default-Modus und haben eine bessere Chance, bei dir anzukommen.

- **Hinweise bewusst ignorieren.** To-do-Hinweise ziehen immer eine Reaktion nach sich, auch wenn diese darin besteht, den Hinweis zu übergehen. Pass auf, dass sich deine Hinweise nicht abnutzen. Halte deshalb kurz inne, bevor du reagierst. Wenn du beschließt, den Hinweis zu ignorieren, musst du dir bewusst machen, warum du diese Entscheidung triffst. Diese wertvolle Information kannst du nutzen, um den Hinweis in Zukunft wirksamer zu gestalten oder um Hemmnisse zu erkennen und zu beseitigen.

- **Mit Hinweisen an Ziele erinnern.** Mit To-do-Hinweisen solltest du zwar behutsam umgehen und genau überlegen, wann sie

---

* Oder dass eine kreative Lösung hermuss! Meine Tante legt ihr Handy zum Beispiel in ihren Schuh. Wenn sie spazieren gehen möchte, würde sie ihr Handy vielleicht vergessen, aber nicht ihre Schuhe.

auf dich einwirken sollen, aber mit Merkzetteln, die deine Ziele und Absichten deutlich machen, kannst du ruhig alles vollkleben. Die ADHS-Coachin Caroline Maguire rät dazu, Hinweise auf den Menschen, der du sein möchtest, dort zu platzieren, wo du sie im Laufe des Tages oder der Woche immer wieder siehst. Solche Reminder verbinden deine Alltagsarbeit mit deinen übergeordneten Zielen und Werten und rücken dir wieder ins Bewusstsein, warum du etwas tust.

BEISPIELE FÜR ZIELHINWEISE

Zielhinweise können ganz unterschiedlich aussehen, zum Beispiel:

- **Ein Wort, das bei dir etwas auslöst:** Ein einzelnes Wort ist perfekt, wenn du deine Ziele für dich behalten willst.
- **Lustige oder inspirierende Poster:** Du erinnerst dich eher an Dinge, wenn sie auffallen oder Emotionen wecken.
- **Vision-Boards (analog oder virtuell):** Eine solche Collage konkretisiert das, was du werden oder erreichen möchtest.
- **Fangfragen fürs Hirn:** Wenn du dir Fragen stellst wie »Warum übe ich so gerne Klavier?« oder »Warum bin ich so gut im Sparen?«, sucht dein Hirn automatisch nach Antworten: »Ach so, weil …« Das kann die intrinsische Motivation steigern.

Holly K., 33, Oregon

»Ich verwende möglichst keine Hinweise für Aufgaben, die länger als zwei Minuten dauern, denn je zeitaufwendiger die Aufgabe, desto eher rede ich mir ein: ›Ach, darauf komme ich später zurück‹, obwohl Erfahrungen aus Jahrzehnten unwiderlegbar beweisen, dass das eine Lüge ist.«

Çağatay A., 26, Türkei

»Ich bringe Hinweise möglichst dort an, wo sie mich stören. Da ich die meiste Zeit am Computer arbeite, klebe ich mir manchmal einen Zettel mitten auf den Bildschirm. Würde ich ihn auf den Schreibtisch oder sonst wohin legen, würde ich mich einfach daran gewöhnen, aber wenn der Zettel mich stört, motiviert mich das, die Sache zu erledigen und das Post-it loszuwerden.«

Scott H., 39, Japan

»Ich lasse Dinge herumliegen, wenn ich noch etwas mit ihnen zu tun habe, und das erklärt, warum ich als unordentlich gelte. Ich lege Dinge dorthin, wo ich sie nicht ignorieren kann. Würde ich zum Beispiel Rechnungen abheften, würde ich hundertprozentig vergessen, dass sie existieren. Den Müllsack stelle ich mitten in den Flur, damit ich nicht vergesse, ihn am Abholungstag rauszubringen. Ich lasse unerledigte Aufgaben offen herumliegen, damit ich, wenn mein Hirn nach etwas Neuem sucht, vielleicht bei einem laufenden Projekt lande und daran weiterarbeite.«

Das Positive an der Vergesslichkeit

Mein Arbeitsgedächtnis ist der am stärksten beeinträchtigte Teil meines ADHS-Hirns.

Dass das so ist, ahnte ich bereits in dem Moment, als ich erfuhr, was das Arbeitsgedächtnis ist. Es hat sich später bestätigt, als ich mich testen ließ. Der Befund umschreibt es freundlich mit der Feststellung, mein Arbeitsgedächtnis sei ein »relativer Schwachpunkt«.

Die gute Nachricht ist, dass ich mir gar nicht alles merken *will*.

Wenn sich eine Freundin, mit der ich mich bei anderer Gelegenheit über eine schwierige Situation unterhalten habe, danach erkundigt, wie es mir jetzt deshalb geht, dann bin ich froh, dass ich da ganz ehrlich rückfragen kann: »Welche schwierige Situation?« Ich habe sie längst vergessen, das heißt, sie quält mich nicht mehr und ich habe sie überwunden.

Da ich bisweilen meine Grenzen vergesse, kann ich mich mit Elan und Ehrgeiz in ein neues Projekt stürzen. So bekomme ich die Gelegenheit, erneut zu erfahren, wo diese Grenzen liegen. Und manchmal haben sie sich verändert.

Die Vergesslichkeit hat mir Erfahrungen beschert und eine ganze Karriere, die ich sonst nicht eingeschlagen hätte. Mein eingeschränktes Erinnerungsvermögen hat mich auch dazu gebracht, nützliche kompensatorische Fähigkeiten zu erlernen. Weil ich mir so schlecht merken kann, wo ich etwas abgespeichert habe, bin ich jetzt ein Profi im Umgang mit der Suchleiste von Webseiten und Computerprogrammen. Weil ich davon ausgehe, dass sich niemand irgendetwas merken kann, bin ich eine gute Wissensvermittlerin geworden. Ich bin hoch motiviert, alles, was ich gelernt habe, zu sammeln und weiterzugeben, weil ich weiß, dass ich es sonst vergesse.

Ich liebe auch die Freude, etwas wiederzuentdecken. Früher habe ich 20-Dollar-Scheine in meinen Jackentaschen versteckt, damit ich diese durchwühlen und mich darüber freuen konnte, wenn mir das Geld ausging. Diese Woche habe ich wieder darüber gestaunt, dass wir ein neues Auto gekauft haben. Ich hatte diese Neuigkeit vergessen, weil ich so sehr mit dem Buch beschäftigt war, dass ich das Auto seit Tagen nicht mehr gesehen hatte. *Aus den Augen, aus dem Sinn!*

So laufe ich mit einem kindlichen Staunen durch die Welt und erlebe vieles wie zum ersten Mal. Ich verliere manches, ja, aber das ermöglicht mir auch die Freude, verloren Geglaubtes wiederzufinden und erst recht zu schätzen. Schließlich merkt man oft erst, wie viel einem etwas bedeutet, wenn man es nicht mehr hat.

Mein (momentan) kostbarster Besitz ist ein Button, den ich von einer wunderbaren Frau bekommen habe, die in der Inklusionsabteilung der University of Washington arbeitet. Darauf steht: »Wir gehören alle hierher.« An den Namen der Frau, die ihn mir schenkte, kann ich mich zwar nicht mehr erinnern, sehr wohl aber an ihr Lächeln angesichts meiner hellen Freude, als ich in dem Korb mit den Buttons wühlte wie eine Schatzsucherin.

Ich spüre noch die Kraft, die mir dieser Button auf der Bühne gab, als ich zum ersten Mal seit Jahren wieder einen Vortrag vor Publikum halten musste und Angst hatte, ich könnte es wegen meiner Gedächtnisprobleme vermasseln. Mein Button beruhigte mich und bestärkte mich darin, dass ich dann trotzdem hierhergehören würde. *Wir gehören alle hierher.*

> Ich verliere manches, ja, aber das ermöglicht mir auch die Freude, verloren Geglaubtes wiederzufinden und erst recht zu schätzen.

Ich kann mich beim besten Willen nicht mehr daran erinnern, wo ich den Button nach meiner Rückkehr hingelegt habe, aber wenn ich ihn wiederfinde, kommt er hinter Glas mit einem dicken Rahmen darum. Falls ich dann noch weiß, dass ich das vorhatte.

So bewege ich mich durchs Leben. Und ich liebe es irgendwie, so wie ich es liebe, wenn ich zum Schlafengehen meine Kontaktlinsen herausnehme und alle Lichter wie Schneeflocken aussehen.

Vor allem, weil ich mir inzwischen Hilfsmittel angeeignet habe und auf meinem Weg durchs Leben besser entscheiden kann, was ich mir merken und was ich vergessen möchte.

Meine Gedächtnisprobleme haben mein Vertrauen gefestigt, auch mein Vertrauen in das, was ich nicht sehen, fühlen oder anfassen kann, denn so vieles in meinem Leben ist ein Traum oder eine Erinnerung, etwas Zerfranstes, nur durch meine Vorstellungskraft in den Fokus gerückt. Das Bild, das ich von den Ohrringen habe, die ich als Kind verlor, ist für mich nicht deutlicher als das Bild von der Zukunft, die ich mir erhoffe. Aber ich glaube an beide. Ich vertraue darauf, dass es beide gibt.

Mit das Schönste an meiner Vergesslichkeit ist, dass ich, wenn ich mich für ein neues Projekt begeistere, nicht mehr weiß, wie schwierig das letzte war. Ich vergesse die Schattenseiten und möglichen Nachteile, die langen Arbeitstage und das Weinen im Auto. Die negativen Folgen dieser Vergesslichkeit habe ich zu spüren bekommen, wie ich am Ende des Buches noch erzählen werde. Doch dass ich so große Träume habe und so große Sachen angehe, liegt daran, dass ich die Einschränkungen der Realität zwischendurch vergesse und meinen Wünschen nachjage, ohne an mögliche Hindernisse zu denken.

Viele von uns machen das genauso. Und das ist eine unserer Stärken.

Meine Gedächtnisprobleme haben mein Vertrauen gefestigt, auch mein Vertrauen in das, was ich nicht sehen, fühlen oder anfassen kann.

KAPITEL 9

EIN ÜBERMASS AN GEFÜHLEN

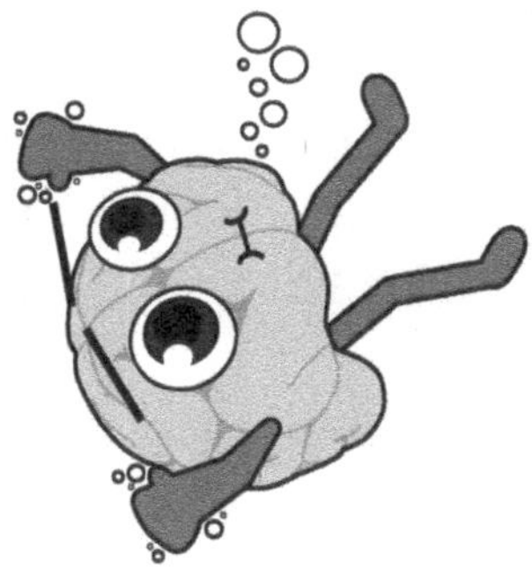

Deine Gefühle machen dich menschlich. Selbst die unangenehmen haben einen Sinn.

Sabaa Tahir

Achtung: In diesem Kapitel werden Ertrinken, Panikattacken und Selbstmord erwähnt.

Von der Welle verschluckt

Als ich fünf Jahre alt war, nahm mich mein Vater auf einem Bodyboard mit ins Wasser, weil ich darauf beharrte, groß genug zum Surfen zu sein. Ich weiß noch genau, wie viel Spaß es machte, als er mich auf dem Brett hinter sich herzog und das Brett in Position brachte, während eine Welle hinter uns anschwoll. Dann ließ er los, gerade als die Welle brach. Dass dies ein Teil des Vergnügens war, hatte ich nicht gewusst. Die Welle erfasste mich, der Riemen, der mich mit dem Brett verband, löste sich von meinem Handgelenk und ich taumelte orientierungslos durch die Tiefe. Ich wusste, dass ich schwimmen musste, aber wohin? Mir war auch klar, dass atmen nicht sinnvoll war, aber ich konnte nicht anders. Panisch versuchte ich Luft zu bekommen und schluckte nur Wasser, bis die Welle auslief und ich prustend am Ufer landete.

Mein Vater hatte von all dem, was mir unter Wasser passiert war, nichts mitbekommen. Er wusste nichts von meiner Todesangst und Verzweiflung und rief nur: *»Macht Spaß, oder? Komm, gleich noch mal!«*

So habe ich oft Gefühle erlebt. Eine Welle baut sich hinter mir auf, und wenn sie bricht, werde ich losgelassen. Ich verliere den Halt und werde mit einer Intensität in die Tiefe gezogen, die für die Menschen um mich herum rätselhaft ist. In meiner Überforderung tue und sage ich Dinge, die die Lage verschlimmern – so wie das Atmen dazu führte, dass ich Wasser schluckte.

Häufig merke ich nicht, wie sich hinter mir die Emotionen auftürmen, und wenn doch, dann werden meine Sorgen kleingeredet. Für die anderen ist es nur ein schöner Strandtag. Ich erinnere mich an so viele Gelegenheiten, bei denen ich versucht habe, sie auf die Warnzeichen hinzuweisen:

Ich bin acht Jahre alt und rege mich über meine Socken auf. Die Naht liegt an der falschen Stelle über den Zehen, sodass ich sie bei jedem Schritt spüre. Ich frage, ob wir anhalten können, damit ich sie richten kann. *»Nein, das macht doch nichts, weiter geht's.«*

In der Schule hänselt mich ein Kind, und ich sage ihm, dass mich das verletzt. Es antwortet, ich sei zu sensibel. Als eine Lehrkraft mich weinen sieht, meint sie nur, ich solle mir das Gesicht waschen, was ich dann auch mache. Während des restlichen Tages tue ich das, was von mir erwartet wird, und fühle das, was ich fühlen soll.

Zu Hause breche ich zusammen. Ich werfe ein Spielzeug umher, und es zerbricht. *»Hör auf zu weinen.«* Das kann ich nicht. Ich bin unter Wasser. Mein Vater ist wütend. *»Hör auf zu weinen, sonst gebe ich dir einen Grund da*für.« Noch mehr Wellen. Ich kann nicht atmen. Ich renne in mein Zimmer und verstecke mich unter den Decken, das Gesicht in ein Kissen gedrückt. So wird es besser. Die Welle schwemmt mich zurück ans Ufer.

Später, beim Abendessen, bringen meine Schwester und ich uns gegenseitig zum Lachen. Wir lachen beide hemmungslos, bis man es uns untersagt. Aber ich kann nicht aufhören, es reißt mich einfach mit. Also werde ich in mein Zimmer geschickt.

Ständig bekomme ich zu hören, dass ich mich in meinen Gefühlen irre oder dass ich sie nicht fühlen darf.

»Das ist doch nichts!« »Hab keine Angst.« »Beruhige dich.« »Nicht weinen.«

Ständig bekomme ich zu hören, dass ich mich in meinen Gefühlen irre oder dass ich sie nicht fühlen darf.

Mit zehn Jahren weine ich immer noch im Unterricht. Der Ton ändert sich.

»Dafür bist du zu alt.« »Sei nicht so theatralisch.« »Das ist doch nicht so schlimm.«

Mit zwölf muss ich die Schule wechseln, nachdem meine Mutter einen Autounfall hatte. Schuldgefühle, Angst und Wut überfallen mich. Die ganzen Veränderungen werden mir zu viel, und eines Tages schreie ich einfach los. Meine Tante schimpft: »Du bist eine furchtbare Tochter.« Ich dürfe nicht wütend auf meine Mutter sein. Es sei ja nicht ihre Schuld. Ich höre auf, mich zu beschweren.

An meiner neuen Schule werden in der Pause Zimtschnecken verkauft. Ich esse sie jeden Tag. Die Süße ist wie ein Rettungsring für mich. Ich versuche, den Kopf über Wasser zu halten.

Bei Versammlungen in der Schulaula strecke ich die Hand zu dem Jungen neben mir aus. Ich darf nicht traurig sein, also nehme ich das, was mich glücklich macht. Aber nicht zu glücklich. So glücklich, dass ich kein Problem darstelle. Aber nicht so glücklich, dass ich eines werde.

Ich bin jetzt erwachsen, aber die Botschaften, mit denen ich aufgewachsen bin, hallen immer noch in meinem Kopf nach.

»Keine Angst.« »Beruhige dich.« »Nicht weinen.« »Das ist doch nichts.«

Wenn ich mich verletzt fühle, erkläre ich mir, warum ich das nicht sein darf. Wenn ich mich einsam fühle, sage ich mir, warum das falsch ist. Ich rede mich instinktiv aus meinen Gefühlen heraus, sobald sie auftauchen. Das Prinzip Fliegenklatsche. Da, ein lästiges Gefühl! Klatsch. Da, ein falsches! Klatsch. Durchhalten. Durcharbeiten. »Dir geht's doch gut.«

Wenn mir jemand erlaubt, etwas Bestimmtes zu fühlen – »Freust du dich nicht?« oder »Du bist bestimmt so traurig« – lerne ich, zuzustimmen.

Mit 32 habe ich meine erste Panikattacke, und es fühlt sich an, als würde ich mich auflösen. Als hätte jemand einen losen Faden am Strickpulli meines Lebens gefunden und würde daran ziehen. Ich stricke mich wieder fertig und mache weiter. Alles wird leichter, wenn ich nur diesen Tag überstehe. Diese Woche. Diesen Monat. Dieses Projekt. Diese Fehlgeburt. Diese Scheidung. Diese Pandemie. Diese …

> Man denkt nicht klar, wenn man am Ertrinken ist, und man denkt auch nicht klar, wenn man von Emotionen überflutet wird.

Nach dem Tod meiner Mutter kommen die Wellen so schnell hintereinander, dass ich nicht mehr hochkomme. Ihr Sog reißt mich weit weg vom Ufer, weiter nach draußen, als ich je war. Niemand will mir zu nahe kommen, denn ich strample wild und könnte andere mit in die Tiefe ziehen. Man denkt nicht klar, wenn man am Ertrinken ist, und man denkt auch nicht klar, wenn man von Emotionen überflutet wird.

Fast ein Jahr lang ertrinke ich, klammere mich an Rettungsringe und finde keinen Boden unter den Füßen.

Eines Tages gebe ich die Hoffnung auf, dass ich je welchen finden werde. Ich habe mir selbst versprochen, dass es leichter wird, wenn …, und es ist dennoch so oft nicht leichter geworden, dass ich nicht mehr daran glaube, dass dies jemals passiert. Wenn es kein Ufer mehr gibt, ist es einfacher, in die Tiefe zu sinken. *Ich kann nicht ewig Wasser treten. Ich bin so erschöpft.*

Ich merke, dass ich aufhören kann. Dass meine Suche nach dem Ufer vorbei sein kann, nicht irgendwann oder eines Tages, sondern *jetzt.*

Schockierend, wie schnell das geht, wie praktisch und sogar einfach die Lösung plötzlich im Vergleich zum Weitermachen erscheint. Innerhalb weniger Minuten wird aus dem Versinken in tiefer Verzweiflung ein *Plan* und damit *Erleichterung.*

Die Psychologie-Expertin in mir erkennt die Gefahr und geht dazwischen wie eine überraschend auftauchende Rettungsschwimmerin. Das ist der Teil von mir, der dafür ausgebildet ist und bereits anderen in ähnlichen Situationen geholfen hat. Dieser Teil weiß, was er für den Teil von mir, der sich nicht mehr wehrt und jetzt gefährlich still und friedlich ist, tun muss: *Zeit und Abstand schaffen.*

Je besser ich mit meinen Gefühlen umgehen lerne – die Brandung fühle, auf der Welle reite und manchmal sogar untertauche –, desto eher werde ich Boden unter den Füßen spüren.

Ich entferne mich von allem, was eine tolle Lösung all meiner Probleme zu sein scheint, und rufe Menschen an, die mir helfen können, diese gefährliche Welle zu überstehen: Suizid-Hotlines, eine Freundin, die ein paar Stunden entfernt wohnt, und einen Exfreund, der in der Nähe lebt und notfalls eingreifen könnte. Er kämpft noch damit, sich emotional von mir zu distanzieren, aber in dieser Nacht kommt er vorbei und nimmt mich fest in den Arm: »Geh nicht weg.«

Inzwischen kommen mir diese Worte schon wieder seltsam vor. »Nein, natürlich gehe ich nicht weg.« Ich fühle mich schlecht, weil ich ihm Sorgen mache. Es besteht keine Gefahr mehr, ich habe nicht das Verlangen, mir etwas anzutun. Aber es ist gut, dass er das sagt. Es zeigt mir, dass er sich Sorgen macht, und so gestehe ich ihm meine Verzweiflung ein und bitte um Hilfe. Weinend erkläre ich, wie erschöpft ich bin, und berichte von dem endlosen Meer aus Schmerz.

Ich habe einmal eine Therapeutin gefragt, wie ich denn an Land käme. Sie antwortete mir, ich käme doch gut klar auf dem Meer. Die nächste Therapeutin erzählte mir etwas anderes: Je besser ich mit meinen Gefühlen umgehen lerne – die Brandung fühle, auf der Welle reite und manchmal sogar untertauche –, desto eher werde ich Boden unter den Füßen spüren.

Der Exfreund aus jener Nacht sieht es wiederum anders. Als ich ihm sage, ich glaube nicht mehr daran, dass dieses Meer aus Schmerz jemals endet, meint er nur: »Natürlich nicht. Schmerz wird es *immer* geben.«

Sie haben alle irgendwie recht. Und niemand von ihnen ganz. Um zu verstehen, warum, blicken wir jetzt erst mal auf die Forschung.

Was ich gelernt habe

Das ADHS-Hirn reguliert Emotionen nicht besonders gut. Gefühle bewegen uns nicht nur heftiger und halten länger an, wir reagieren auch stärker auf sie als ein neurotypischer Mensch. Dieses Übermaß an Intensität und Reaktivität hat einen enormen Einfluss darauf, wie wir mit der Welt interagieren und umgekehrt.

Emotionsdysregulation, die*
Verminderte Fähigkeit, emotionale Reaktionen zu kontrollieren. Kann zu übertriebenen Reaktionen führen, die der Situation nicht unbedingt angemessen sind.

Wie die meisten ADHS-Betroffenen (und viele Fachkräfte, die sie behandeln!) wusste ich zunächst nicht, dass die Emotionsdysregulation zu der Störung gehört, denn im *DSM* ist sie nicht unter den Diagnosekriterien aufgeführt.

Zwar ist die emotionale Komponente von ADHS schon so lange bekannt wie die Störung selbst, aber es ist nun mal so, dass Emotionalität im Labor schwerer zu messen ist als Unaufmerksamkeit, Impulsivität und Hyperaktivität. Als man die Diagnosekriterien im *DSM-II* festlegte, stützte man sich auf die vorliegende Forschung. Dabei wurden Emotionen ausgeklammert.

Das ist auch der Grund, warum bei uns oft fälschlich eine Stimmungsstörung diagnostiziert wird und wir selbst bei richtiger Diagnose oft nicht die nötige Unterstützung bekommen: Wir wissen ja

---

* Manchmal auch »emotionale Dysregulation« genannt.

nicht, dass unsere emotionalen Probleme nicht normal sind. Emotionen treffen uns heftiger, schneller und werfen uns auf eine Weise um, die die meisten Ärztinnen, Lehrer und Angehörigen nicht verstehen.

SCHWIERIGKEITEN MIT DER EMOTIONSREGULATION BEI ADHS

Emotionsregulation – die Fähigkeit, den eigenen emotionalen Zustand zu kontrollieren – hilft uns, uns zu beruhigen und gute Entscheidungen zu treffen, wenn wir aufgeregt sind. Das hört sich einfach an, aber die Emotionsregulation beruht auf Fähigkeiten, mit denen das ADHS-Hirn Schwierigkeiten hat:

- **Hemmung (Inhibition)** – die Fähigkeit, *nicht* impulsiv auf eine Emotion zu reagieren. Laut Dr. Russell Barkley ist man im Gefühlsleben umso impulsiver, je impulsiver man im Allgemeinen ist (und Impulsivität gehört zu den *DSM*-Kriterien für ADHS).
- **Selbstberuhigung** – die Fähigkeit, sich nach einer Gefühlswallung zu beruhigen und zu trösten. Die meisten von uns beherrschen Formen der Selbstberuhigung, aber die sind nicht immer gesund (und die gesunden sind nicht immer »sozial akzeptiert«).
- **Aufmerksamkeit neu ausrichten** – genau die Schwachstelle, nach der unsere Störung benannt ist. Na super. Nächster Punkt, bitte …
- **Reaktion auf Emotionen** – und zwar eine, die mit der eigenen Absicht in der jeweiligen Situation übereinstimmt. Das setzt natürlich voraus, dass man weiß, was die eigene Absicht überhaupt ist.

  Um die Sache noch komplizierter zu machen, ist die Emotionsregulation eine kalte Exekutivfunktion, und Emotionen aktivieren das heiße EF-System. Wenn wir emotional

»im roten Bereich« sind, können wir uns nicht mehr mithilfe von Exekutivfunktionen aus der Situation befreien. Ohne automatische Deeskalationsmechanismen kommen wir an einen Punkt, an dem wir dazu nicht mehr in der Lage sind. Das gilt für alle Menschen: Mit steigender Emotion nehmen die kognitiven Fähigkeiten ab, und zwar auch die, die man braucht, um die Emotionen zu regulieren. Aber wenn man ein Hirn hat, das sehr impulsiv auf Gefühle reagiert, fehlt das Zeitfenster, in dem man die aufsteigenden Emotionen erkennen und eventuell regulieren könnte. Dann gibt es keine Gelbphase, stattdessen springt die Gefühlsampel direkt von Grün auf Rot.

Die Emotionsdysregulation sorgt für Ärger

Wegen unserer Emotionsdysdysregulation werden wir als Kinder oft als »überempfindlich«, »unreif« oder (leider) als »verzogen« abgestempelt. Unsere Gefühlsausbrüche werden als Wutanfälle missverstanden, und man beschämt oder bestraft uns, weil wir Gefühle haben, mit denen unser Hirn einfach nicht umgehen kann.

Unter all den Problemen, die Erwachsene mit ADHS am Arbeitsplatz haben – Unpünktlichkeit, Unordnung, Konzentrationsschwäche – ist die Emotionsdysregulation laut Dr. Barkley letztlich häufig der Grund für eine Kündigung. Wir sind schnell »übervoll« mit Emotionen und lassen sie heraus, auch wenn es der Situation nicht angemessen ist. Erschwerend kommt hinzu, dass uns, wenn wir von einem Fehler, einem Hindernis, einer Frist oder einem Versäumnis zum nächsten hasten, oft die Zeit fehlt, um zur emotionalen Basis zurückzukehren. Und die Worte, die wir dann vor Frust oder Wut von uns geben, sind schwerer zu verzeihen als ein zu spätes Erscheinen oder ein unordentlicher Schreibtisch.

Aber auch andere Emotionen sind bei ADHS fehlreguliert. Traurigkeit, Angst, Sehnsucht oder Ablehnung (sogar vermeintliche Ablehnung) erleben wir mitunter unerträglich intensiv (mehr über Ablehnung im Kapitel »Das komplizierte soziale Miteinander«, Seite 271).

Positive Emotionen wie Freude, Heiterkeit und sogar Liebe können ebenfalls außer Kontrolle geraten. Wer den Film *Wie ein einziger Tag* gesehen hat, kann bestätigen, dass zu viel des Guten zu fragwürdigen Entscheidungen führen kann.

Weil die Emotionsdysregulation sehr reale Probleme im Leben mit sich bringt, ist für viele die naheliegende Schlussfolgerung, dass die Gefühle selbst das Problem sind. Und deshalb tun sie dann alles Mögliche, um diese zu vermeiden.

Bloß nichts fühlen!

Wenn wir jahrelang mit den Folgen von zu großen, zu lauten, zu unkontrollierten Gefühlen kämpfen, dann tun wir oft alles, um Gefühle gänzlich zu vermeiden oder zu unterdrücken:

- Wir umgehen Situationen, die schwierige Gefühle hervorrufen könnten.
- Wir lenken uns von unseren Gefühlen ab.
- Wir deuten sie um oder intellektualisieren sie.
- Wir versuchen, sie durch Essen oder durch Substanzen wie Alkohol oder Drogen erträglicher zu machen.
- Wir verstecken unsere Gefühle und tun so, als ginge es uns gut.

Natürlich ist es nicht verkehrt, sich *gelegentlich* von unangenehmen, unbequemen oder übergroßen Emotionen abzulenken oder sich lieber in Situationen zu begeben, in denen sie eher nicht so stark hochkommen. Wendet man solche Strategien achtsam und nur hin und wieder an, kann das im Alltag bei der Kontrolle des Gefühlshaushalts durchaus hilfreich sein.

WIE WIR EMOTIONEN REGULIEREN KÖNNEN

Nach dem Prozessmodell zur Emotionsregulation von Dr. James Gross gibt es fünf Strategien, um seine Emotionen besser zu kontrollieren:

1. **Situationswahl:** bewusstes Auswählen einer Situation, die weniger wahrscheinlich zu Problemen bei der Emotionsregulation führt. (»Ich könnte meine Geburtstagsparty im Club feiern, aber ich würde mich wohl weniger überfordert fühlen, wenn wir stattdessen in ein Restaurant gehen.«)

2. **Situationsmodifikation:** bewusstes Verändern einer Situation, die bekanntermaßen eine Emotionsdysregulation auslöst. (»Ich setze mich in der Bio-Vorlesung lieber nicht neben meinen Kumpel, sonst albern wir nur herum.«)

3. **Kognitive Um- oder Neubewertung:** Neueinschätzung einer Situation oder der emotionalen Reaktion darauf. Denn wir können auch verändern, wie wir darüber denken, wie wir in einer bestimmten Situation unsere Gefühle kontrollieren. (»Ach, eigentlich ist es *besser*, dass ich den Job verloren habe. Ich habe ihn eh nicht gemocht! Das ist schon okay so.«)

4. **Aufmerksamkeitsverteilung:** Abziehen der Aufmerksamkeit von der Quelle schwer zu regulierender Emotionen. (»Bäh, die Wohnung ist so unordentlich. Mist, Gefühle! Wo ist die Fernbedienung?«)

5. **Reaktionsmodulation:** Ändern der emotionalen Reaktion. (»ARGHH Versagensangst! TIEF ATMEN. Moment, WIE FUNKTIONIERT ATMEN NOCH MAL? Ach ja, einatmen, bis vier zählen …«)

Leider setzen wir diese Strategien nicht immer in einer gesunden Weise und in einem gesunden Ausmaß ein.

Selbst sinnvolle Bewältigungsstrategien können sich als falsch erweisen, wenn aus einem gelegentlichen »Ich flüchte mich nur kurz in dieses Buch« ein »Ich habe ein ganzes Jahr in einem Buch verbracht oder besser gesagt in 600 Büchern« wird. Forschungen haben ergeben, dass *kognitive Vermeidung* – also verschiedene zur Flucht aus seelischer und emotionaler Not eingesetzte kognitive Techniken wie Vermeidung, Unterdrückung oder Grübelei – bei ADHS-Betroffenen besonders häufig vorkommt. Wenn das achtsame Bewältigen die Grenze zum ungesunden Vermeiden überschreitet, kann die Folge sein, dass man Emotionen umgeht oder unterdrückt, denen man sich lieber stellen sollte.

Chronisches Vermeiden von Emotionen

Emotionen können nicht ewig vermieden oder unterdrückt werden, und sie zu ignorieren hat viele negative Auswirkungen. Hält uns unsere Angst vor Konfrontation davon ab, um eine Beförderung zu bitten, verpassen wir womöglich Karrierechancen. Die Angst vor dem Alleinsein lässt uns vielleicht zu lange an einer ungesunden Beziehung festhalten. Gehen wir den eigenen Gefühlen ständig aus dem Weg, verlieren wir die Fähigkeit, mit ihnen umzugehen, wenn wir doch irgendwann nicht mehr vor ihnen weglaufen können.

Außerdem bleiben unterdrückte Gefühle nicht unter der Oberfläche. Während Emotionen normalerweise kommen und gehen, verschwinden die, die man regelmäßig verdrängt, nicht von selbst. Oft verstärken sie sich sogar, vor allem, wenn der Konflikt, der sie verursacht hat, nicht aufgelöst wird.

Die meisten Eltern von ADHS-Kindern kennen das Phänomen des sogenannten *after-school restraint collapse*: Das Kind kommt von der

Schule nach Hause und erleidet einen emotionalen Zusammenbruch. Den ganzen Tag lang hat es seine Symptome möglichst verborgen und seine Gefühle unterdrückt, jetzt drängen sie alle an die Oberfläche. Bei Erwachsenen führen unterdrückte Gefühle zu psychischen Symptomen wie Reizbarkeit, Stimmungsschwankungen oder sogar Panikattacken. Körperliche Symptome wie Schlaflosigkeit, chronische Schmerzen, Magen-Darm-Probleme und sogar sexuelle Funktionsstörungen können ebenso die Folge sein, wenn man intensive Gefühle dauerhaft verdrängt.

Das Vermeiden und Unterdrücken von Emotionen kann nicht nur dem Zusammenleben, der Gesundheit und dem seelischen Wohlbefinden schaden, sondern hat auch zur Folge, dass man nicht mitbekommt, was einem die Gefühle sagen wollen.

Denn Gefühle geben uns wichtige Informationen. Unser Gefühlsleben kommuniziert ständig mit uns. Seine Signale verraten uns, was gut für uns ist und was nicht. Stell dir deine Emotionen wie einen Rauchmelder vor. Natürlich kann es sein, dass der Alarm losgeht, obwohl es noch gar nicht wirklich brennt. Schließlich reagiert das Gerät schon auf Rauch. Aber selbst wenn es noch kein Feuer gibt, sondern nur Rauch, lohnt es sich, da etwas genauer hinzuschauen.

Leider haben viele ADHS-Betroffene psychologische Symptome, die eine Distanz zwischen ihnen und ihren Gefühlen schaffen:

- **Dissoziation:** das Gefühl, von der Umgebung oder sogar von sich selbst getrennt oder abgekoppelt zu sein.
- **Anhedonie:** die verminderte Fähigkeit, Vergnügen zu empfinden, selbst wenn man etwas tut, das einem normalerweise Spaß macht.
- **Alexithymie:** die Unfähigkeit oder verminderte Fähigkeit, die eigenen Gefühle zu erkennen und zu beschreiben. Man weiß vielleicht, dass etwas nicht stimmt, aber nicht, *was*.

Gefühle zu vermeiden muss nicht zwingend zu belastenden Symptomen führen, kann es aber. Unabhängig von der Ursache ist die Behandlung immer gleich: Man muss lernen, seine Gefühle zu spüren. Das hilft, die Gefühle zu verarbeiten. Und das Erkennen und Benennen ist wichtig, um sie effektiv zu bewältigen.

Der Psychiater Dr. Dan Siegel rät dazu, seine Gefühle zu benennen, um sie in den Griff zu bekommen. Schon das Benennen kann die Reaktion der Amygdala und des limbischen Systems dämpfen und die emotionale Reaktion auf negative emotionale Erfahrungen vermindern. Und wenn wir verstehen, was wir fühlen, können wir auch erkennen, welche unserer Bedürfnisse nicht erfüllt werden. (Ja, wir haben Bedürfnisse, so wie alle Menschen!)

Da vielen von uns kaum etwas über Emotionen beigebracht wurde, kann es sich lohnen, einmal von Grund auf zu lernen, was sie sind, wie sie heißen und welchen Zweck sie erfüllen. Im Internet findest du dazu einige interessante Seiten, die dir dabei weiterhelfen können.

Du kannst ebenfalls im Internet oder über entsprechende Organisationen, die sich mit ADHS befassen, auch auf Therapeutensuche gehen. Therapeutinnen können dich dabei unterstützen, deine Gefühle zu erkunden und kennenzulernen sowie auf gesündere Weise mit großen Emotionen umzugehen, sodass du die Angst vor ihnen abbauen kannst. Das ist besonders wichtig für diejenigen, die missbraucht, misshandelt oder traumatisiert wurden. Das *Erforschen* der eigenen Emotionen schafft Zugang zu Gefühlen, die aus gutem Grund verborgen sind – und möglicherweise kommen Gefühle zum Vorschein, mit denen man noch nicht gut umgehen kann.

Jerica T., 31, Virginia

»Es war schwierig zu lernen, auf eine gesunde Weise mit meinen Emotionen umzugehen, vor allem, da alle um mich herum mich dafür angriffen, dass ich welche habe.«

Hendrik M., 28, Deutschland

»Es fällt mir schwer, überhaupt zu erkennen, *was* ich fühle. Während der ›Analyse‹ falle ich in ein Loch, in dem die Exekutivfunktionen zum Stillstand kommen. Das hat mich darauf konditioniert, meine Gefühle abzuschotten. Aber wenn sie dann doch durchbrechen, ist es noch schwieriger, sie zu kontrollieren.«

Ellie M., 25, Colorado

»Wenn ich intensive Emotionen erlebe, kann ich nach außen hin katatonisch wirken. Irgendetwas Großes passiert, und ich bleibe entweder ganz ruhig oder reagiere gar nicht darauf. Das kann so aussehen, als wäre mir alles egal, aber das Gegenteil ist der Fall: Das Ereignis geht mir so nah, dass ich die große Emotion nur stückweise verarbeiten kann.«

Jay R., 38, Kanada

»Mir ist in letzter Zeit bewusst geworden, dass ich mit meinen Gefühlen nicht klarkomme. Ich habe sie weggepackt, Pfropfen drauf. ›Große Jungs weinen nicht‹ und so weiter. Das ist kein ›Klarkommen‹. Dann habe ich letztes Jahr herausgefunden, dass ich ADHS habe, und jetzt verstehe ich mehr. Ich versuche, meinen Gefühlen freien Lauf zu lassen, denn große Gefühle zu haben, gehört einfach zu mir.«

Der Werkzeugkasten

Gerade weil wir große Gefühle haben, ist es besonders wichtig, mit ihnen umgehen zu lernen. Zum Glück gibt es dafür viele Möglichkeiten. Ich habe hier einige meiner Lieblingsansätze zusammengestellt. Keine Sorge, wenn dich das alles erst einmal überfordert: Untersuchungen haben ergeben, dass schon das Wahrnehmen der eigenen Emotionen – ohne sie zu bewerten – den Umgang mit ihnen erleichtern kann.

1. Gefühle benennen

Gefühle zu identifizieren ist die Voraussetzung für eine effektive Bewältigung. Für diejenigen von uns, die nicht immer wissen, was sie fühlen, ist das leichter gesagt als getan. Viele von uns finden es sogar schwierig, zwischen Gefühlen und Gedanken zu unterscheiden.* Hier sind einige ADHS-freundliche Hilfen:

* Gefühle sind körperliche oder emotionale Erfahrungen. Gedanken sind kognitive Vorgänge: Ideen, Meinungen und Überzeugungen. Mithilfe eines Ein-Wort-Protokolls kann man das eine vom anderen unterscheiden. Um Gedanken zu beschreiben, braucht man viele Worte (»Ich habe das Gefühl, dass mich alle hassen«). Gefühle hingegen erfordern nur ein Wort (»traurig«).

- **Intensität messen.** Oft können wir die Intensität eines Gefühls einschätzen, bevor wir wissen, um welches Gefühl es sich handelt. Dazu gibt es verschiedene Möglichkeiten. Du kannst der Gefühlstiefe eine Farbe zuordnen (z. B. Grün, Gelb oder Rot) oder eine Skala von eins bis zehn verwenden, wobei eins die geringste und zehn die höchste Intensität ist. Auch wenn du noch nicht sagen kannst, was du fühlst, kannst du anhand der Intensität erkennen, ob es sich lohnt, sich damit zu befassen (bei einer Zehn wahrscheinlich ja!), und ob es sinnvoll ist, das *sofort* zu tun (bei einer Zehn eher nicht).

- **Hilfsmittel nutzen.** Ein Gefühlsrad ist ein kreisförmiges Diagramm, das beim Identifizieren von Gefühlen und beim Verbalisieren von emotionalen Erfahrungen hilft. (Du findest im Internet Möglichkeiten zum Kauf oder Download.) Hilfreich kann auch sein, darauf zu achten, was dein Körper macht. Daniel Jones vom YouTube-Kanal *The Aspie World*, der auch ADHS hat, bezeichnet Emotionen als Energie in Bewegung. Wozu möchte die Energie in deinem Körper dich bringen? Zum Lachen? Weinen? Schaukeln? Mit Steinen werfen?

- **Eigene Metaphern finden.** Manchen sind die eigenen Gefühle zu komplex, um ihnen zum Beispiel einfach eine Farbe zuzuweisen. Eine Freundin von mir beschreibt ihre Gefühlslage, indem sie angibt, nach welcher Kartoffelsorte sie sich anfühlt.

- **Das Gefühl hinter dem Gefühl beachten.** Emotionen, die wir nur ungern haben und/oder ausdrücken, werden oft schnell von anderen Emotionen überlagert. Wenn du dich etwa ständig wütend fühlst, könnte eine andere Emotion dahinterstecken, zum

Beispiel Schmerz oder sogar Angst. Wichtig ist, immer auf die *allererste* Emotion zu achten, die du in einer Situation verspürst. Reagierst du wütend, obwohl du eigentlich Angst hattest, wirst du wahrscheinlich nicht das Ergebnis (und die Sicherheit!) erreichen, das du brauchst.*

Jen D., 29, Connecticut

»Dass ich verstehe und genau benenne, was ich fühle, ist enorm wichtig. Oft ist das Signal, das ich von meinem Körper bekomme, wie eine Kontrollleuchte ohne Fehlererklärung dazu. Es ist schwer, ein Gefühl zu verarbeiten, wenn man nicht weiß, was es überhaupt ist.«

Anonym, ~25, USA

»Ich visualisiere große Gefühle gerne – üblicherweise stelle ich sie mir als einen großen Luft- oder Energiestoß vor oder als eine große Welle. Ich bin entweder etwas Stabiles (wie eine Klippe oder ein Baum) oder etwas sehr Agiles (wie ein Vogel) und lasse den Stoß oder die Welle einfach einen oder zwei Augenblicke über mich ergehen. Oder ich bin ein Blitzableiter, der alles in den Boden leitet.«

* Das gilt auch für Gedanken. Wenn ein schlechter Gedanke auftaucht, der sich vielleicht auch noch als Gefühl tarnt (»Ich habe das Gefühl, dass ich versagen werde und dass mich alle auslachen werden«), sollte man nach dem Gefühl dahinter suchen. In diesem Fall könnte es Angst sein, insbesondere die Angst vor Demütigung.

Emelie S., 24, Schweden

»Wenn ich zu Hause große Angst bekomme, sage ich laut: ›Ich heiße [Name], wohne in [Stadt] und habe Sorge wegen [Ursache des Anfalls], und ich darf mich ruhig schlecht fühlen, das wird nicht ewig dauern.‹ Das bewahrt mich davor, in einen Gedankenstrudel zu geraten oder die Gedanken zu unterdrücken (die dann trotzdem den ganzen Tag andauern).«

2. Raum für Gefühle schaffen

Vielen von uns hat man jahrelang oder sogar jahrzehntelang gesagt, dass ihre Gefühle falsch sind oder dass sie sich nicht so fühlen dürften, wie sie es tun. Wenn wir unseren Gefühlen Raum geben, können wir uns von solchen Glaubenssätzen befreien, unsere Emotionen besser verarbeiten und unser Gefühlsleben wertschätzen lernen. Außerdem zeigen wir uns selbst (und anderen) dadurch, dass es in Ordnung ist, Gefühle zu haben, sodass wir sie leichter anerkennen können, wenn sie erneut auftauchen.

- **Erst WARTEN, dann handeln.** Wenn du die Situation, aus der heraus eine Emotion entstanden ist, sofort »behebst« (oder sogar »uminterpretierst«), kann das die Vorstellung verstärken, dass deine Emotionen nicht existieren dürfen. Das erhöht auch die Wahrscheinlichkeit, dass du als Reaktion etwas wenig Hilfreiches tust, weil du noch nicht genug Zeit hattest, um alles zu verarbeiten und zu verstehen. Auf die Bremse zu treten, wenn die Emotionen hochkochen, ist zwar unglaublich schwierig, aber das kannst du üben. Bist du emotional aufgeladen, kannst du auch andere bitten, dir etwas Bedenkzeit zu geben oder dir deine Kommunikationsmittel (z. B. dein Handy) wegzunehmen.

- **Gefühle aushalten.** Meine Therapeutin hat mir beigebracht, dass selbst unsere stärksten Gefühle nicht ewig dauern; in den meisten Fällen kann der Körper eine intensive Emotion nur etwa 20 Minuten lang beibehalten. Oft ist es emotional weniger belastend, die Gefühlswallung auszuhalten und zu spüren, wie sie abklingt, als ihr auszuweichen und sie unter der Oberfläche lauern zu lassen.

- **Gefühle erforschen.** Das kann bedeuten, dass du dir Zeit dafür nimmst, deine Gefühle zu malen oder sie zu thematisieren, indem du darüber in dein Tagebuch schreibst oder mit einer unbeteiligten Person redest, die dir hilft, die Emotionen zu verarbeiten und herauszufinden, was du – wenn überhaupt – als Nächstes tun möchtest. Gefühle sind am stärksten, wenn sie gerade auftauchen. Das ist zwar nicht der beste Zeitpunkt, um sie anderen mitzuteilen, aber es kann ein sehr guter Zeitpunkt sein, um sie aufzuschreiben. Wenn du deine Gefühle selbst erkundest, während du sie erlebst, fällt es dir möglicherweise leichter, darüber zu sprechen, sobald du dazu besser in der Lage bist.

Rowan N., 31, Colorado

»Ich nehme mir Zeit für mich und schreibe meine Gefühle auf. Manchmal am Computer, manchmal auf Papier. So kann ich halbwegs Ordnung in mir schaffen und nicht nur herausfinden, *was* ich fühle, sondern auch *warum*. Da ich eine komplexe posttraumatische Belastungsstörung habe, liegt das Warum nicht immer auf der Hand.«

Sharon G., 34, Massachusetts

»Ich vermeide es tunlichst, mitten in der größten Gefühlswallung irgendwelche unwiderruflichen Entscheidungen zu treffen. Ich versuche dann, mir etwas Zeit zu verschaffen, indem ich ein Nickerchen mache, ein Hörbuch höre oder mich auf dem Klo verstecke.«

Juliana N., 24, Pennsylvania

»Ich lasse zu, dass ich etwas fühle. Ich habe mich so viele Jahre zurückgehalten – und hatte dann alle paar Monate einen Zusammenbruch. Jetzt lasse ich es zu, dass ich etwas fühle, egal was es ist. Nach etwa 10 bis 15 Minuten schreibe ich es auf oder spreche mit jemandem darüber und stelle Fragen wie: Habe ich überreagiert? Wenn ja: Worauf habe ich überreagiert? Wenn nicht: War der Anlass etwas, das ich gar nicht in der Hand habe? Meine Emotionen zu analysieren und zu erkennen, dass sie oft Reaktionen auf etwas sind, das ich gar nicht selbst bestimmen kann, hilft mir, mehr Verständnis für mich selbst zu entwickeln.«

3. Emotionen nutzen

In unserem Bestreben, Gefühle zu unterdrücken oder zu vermeiden, vergessen wir leicht, wie nützlich sie sind. Denn Emotionen gibt es aus einem bestimmten Grund. Sie signalisieren uns etwa, dass wir mehr oder auch weniger von etwas brauchen, dass wir etwas weitermachen oder auch anders machen sollen.

- **Emotionen als Motivationshilfe.** Wir ADHS-Betroffenen nehmen oft Herausforderungen an oder Projekte in Angriff, die sonst niemand wagen würde, weil uns die Leidenschaft antreibt. Mit unseren starken Emotionen und unserer Leidenschaft können wir auch andere motivieren, was uns zu guten Führungskräften machen kann. Erfolgreiche Problemlösung braucht Emotion und Motivation. Wenn die extrinsische Motivation fehlt, weil sich vielleicht die gewünschten Ergebnisse nicht schnell genug einstellen, können wir unsere Emotionen nutzen, um unseren Motor wieder auf Touren zu bringen.

- **Emotionen als Kompass.** Manchmal weiß unser Bauchgefühl, dass etwas nicht stimmt, bevor der Verstand es weiß. Wenn auf deinem emotionalen Radar etwas als Gefahr erscheint, lohnt es sich womöglich, genauer hinzuschauen. Vielleicht bist du nicht wirklich in Gefahr, aber dein Hirn könnte etwas wahrnehmen, das es an etwas Gefährliches erinnert. Unsere Gefühle können uns auch mitteilen, ob unser Tun (oder Nichttun) mit unseren Werten übereinstimmt. Sie können einen Hinweis darauf geben, ob etwas beim Gegenüber gut ankommt, ob unsere Bedürfnisse erfüllt werden oder wo unsere Grenzen liegen (mehr über Grenzen im Kapitel »Das komplizierte soziale Miteinander«, Seite 271). Wenn du auf deine Gefühle achtest, kannst du dich besser in deinem Umfeld zurechtfinden und merken, ob du auf dem richtigen Weg bist.

- **Emotionen genießen.** Manche Leute (vielleicht auch du!) genießen es, Emotionen zu erleben. Es gibt ja einen Grund, warum wir ins Kino gehen, Achterbahn fahren, traurige Lieder hören oder uns verlieben. Wir wollen fühlen. Tiefe Gefühle zeigen uns, dass wir am Leben sind. Es ist wissenschaftlich nachgewiesen, dass Achtsamkeit – das heißt völlige Präsenz – uns glücklicher macht, selbst wenn wir etwas Negatives erleben.

- **Verbindung herstellen.** Auszudrücken, was man denkt, kann spaltend wirken; aber auszudrücken, was man fühlt, wirkt normalerweise verbindend. So bringt ein gemeinsames Leid etwa Menschen zusammen. Indem du deine Gefühle zum Ausdruck bringst, kannst du dich mit den Menschen, die du liebst, verbinden, Gräben überwinden und eine gemeinsame Basis finden. Gefühle können auch eine Brücke zur Außenwelt schlagen. Jede Botschaft – sei sie persönlich, künstlerisch oder gar wissenschaftlich – bewegt die Menschen mehr, wenn sie von echter Emotion getragen wird. Man wird besser verstanden, wenn man die anderen zum Lachen oder zum Fühlen bringt.*

Tanya K., 55, Washington

»Manchmal nutze ich meine Emotionen, um mit Leuten in Kontakt zu treten. Freude, Überschwang und Vergnügen sind natürlich sehr gute Mittel, um in Kontakt zu kommen (obwohl ich schon Leute getroffen habe, die davon abgeschreckt wurden). Aber manchmal können uns auch Frust und Wut mit anderen verbinden, die Ähnliches durchleben. Wenn ich mich über die Nachrichten aufrege und dann mitbekomme, wie jemand anderes ebenfalls darüber schimpft, fühle ich mich weniger allein und hoffnungslos.«

* Beim Verfassen dieses Buches habe ich immer wieder meine Erfahrungen intellektualisiert, um sie bestmöglich zu vermitteln – aber das hat nicht gut funktioniert. Ich musste vieles neu schreiben und dabei Gefühle zulassen, sodass ich mich durch mein Schreiben mit dir verbinden kann. Gut, oder?

Sam G., 28, Frankreich

»Liebe ist ein großartiger Treibstoff für die Motivation. Wenn ich etwas nicht machen möchte, es aber einem lieben Menschen das Leben erleichtern würde, mache ich es eher. So kann ich mich gut zum Putzen oder zum Kochen motivieren. Ich mache es lieber für meine Katze oder meinen Partner als nur für mich.«

Emily Z., 32, New Jersey

»Früher habe ich mein Bauchgefühl ignoriert, aber jetzt halte ich immer einen Augenblick inne, wenn mich jemand um etwas bittet, denke an die Tätigkeit und frage mich, ob ich dabei einen körperlichen Widerstand spüre (wie Magenschmerzen oder ein Engegefühl in der Brust). Im Idealfall mache ich diesen Test, bevor ich irgendetwas zusage, aber wenn das Gefühl stark ist und ich bereits Ja gesagt habe, dann rudere ich schon mal zurück: ›Du, ich hab mir das überlegt …‹«

4. Das emotionale Gleichgewicht finden

Zwar ist nichts Falsches daran, Emotionen zu haben, aber »übervoll« davon zu sein, kann sehr unangenehm werden und uns in unseren Reaktionsmöglichkeiten einschränken. Manchmal scheint es, als hätten Gefühle nur einen An/Aus-Schalter, besonders wenn wir es uns zur Gewohnheit gemacht haben, sie zu ignorieren oder zu unterdrücken, und sie uns dann irgendwann um die Ohren fliegen. In Wirklichkeit gibt es bei den Emotionen eher so etwas wie einen Schieberegler. Zwar können wir unsere Emotionen nicht direkt steuern, aber doch *einiges* tun, um sie zu beeinflussen. Unsere Gedanken, unser Verhalten und unser Umfeld spielen dabei allesamt eine Rolle. Die emotionale Stärke lässt sich regulieren, indem du Folgendes proaktiv angehst.

- **Meditation üben.** Jeder Stressfaktor in deinem Leben erhöht deinen Adrenalinspiegel. Wenn der Adrenalinspiegel immer weiter ansteigt und in deinem hektischen ADHS-Leben mal wieder keine Chance hat, herunterzukommen, ist er irgendwann so hoch, dass selbst ein kleiner Stressfaktor das berühmte Fass zum Überlaufen bringen kann. Meditation ermöglicht dir regelmäßige Pausen vom unablässigen Strom aus Input und lässt den aufgewirbelten Schnee in der Schneekugel sinken (sprich: deine Gefühle auf Normalmaß herunterkommen). Wenn dann Stressfaktoren auftauchen, läuft das Fass (also du) nicht so leicht über. Je beschäftigter und gestresster du bist, desto wichtiger ist dieser Punkt.

- **Vor emotional schwierigen Situationen Unterstützung finden – oder sich daraus zurückziehen.** Gehe möglichst mit einem Plan in schwierige Situationen, am besten mit einem, den du mit einem Vertrauten oder mit psychologischer Hilfe ausgearbeitet hast. Und wenn es nötig ist, dann ziehe dich zurück. Man sollte Emotionen zwar nicht chronisch vermeiden, aber das heißt nicht, dass du dich ihnen ständig aussetzen musst.

- **Kümmere dich um das, was du kontrollieren kannst.** Wenn es bei mir über längere Zeit hinweg nicht gut läuft, ist eine meiner Lieblings-Bewältigungsstrategien, dass ich meine Bemühungen auf Dinge lenke, die ich kontrollieren kann. Emotionale Energie in etwas zu stecken, das du nicht steuern kannst, ist, als würdest du dein Herz an einen Drachen hängen. An einem sonnigen

Tag mag das wunderbar sein, aber wenn es nach Sturm aussieht, solltest du schnell wieder auf den Boden kommen.

Neli U., 36, Großbritannien

»Wenn ich das Gefühl habe, in ein tiefes schwarzes Loch zu fallen, ist es für mich superwichtig, ganz präsent zu sein. Ich mache mir Tee und spüre die warme Tasse in den Händen. Ich creme mein Gesicht ein und nehme bewusst wahr, wie gut die Creme riecht und sich anfühlt. Ich gehe mit dem Hund spazieren und versuche, ganz genau auf die schönen Bäume und Gebäude zu achten … Vielleicht fühle ich mich trotzdem noch schrecklich, aber es ist dann eher so, als würde ich mich an einem Boot festhalten, anstatt ins Meer zu fallen und zu ertrinken.«

Nikki P., 22, Texas

»Ich atme tief ein, strecke die Arme aus, und während ich durch den Mund ausatme, senke ich gleichzeitig die Arme wieder. Aus irgendeinem Grund beruhigt es mich, eine körperliche und sichtbare Geste zu haben.«

Scott D., 35, Ohio

»Ich gehe ins Fitnessstudio oder mache Sport, wenn ich kann. Ich nenne das meinen ›Reset-Knopf‹: Die Kombination aus Musik hören, sich auf die Übung konzentrieren und den daraus resultierenden Endorphinen beruhigt mich, wenn die Emotionen hochkommen oder überwältigend werden.«

Samantha B., 37, Alabama

»Mir wurde ein stimmungsstabilisierendes Medikament verschrieben, das hilft. Ich raste nicht mehr so oft aus wie früher, aber es kommt immer noch vor.«

Megan C., 41, Vermont

»Wenn ich überfordert bin, tue ich nichts, sondern lasse Dinge sein. Ich verabschiede mich von der Erwartung, dass der Abwasch erledigt werden muss. Ich verzichte auf Meetings und Pläne. Ich überlege, welche Punkte der To-do-Liste ich streichen kann. Ich entscheide, was für mein gegenwärtiges Ich einfach zu viel ist, und übergebe es an mein zukünftiges Ich. Dazu vertraue ich darauf, dass mein zukünftiges Ich in der Lage sein wird, das alles gelassener anzugehen. Bis jetzt hat es mich noch nie enttäuscht.«

Gefühle ja, aber doch nicht dieses

Als ich begann, meine Gefühle zu erforschen, wurde mir schnell klar, dass ich *sehr unterschiedliche* Gefühle zu den verschiedenen Gefühlen hatte.

Traurigkeit zum Beispiel war ein Gefühl, von dem ich dachte, dass ich es haben darf. Als Kind wurde ich zwar davon abgehalten, Traurigkeit zu empfinden, aber als Schauspielerin wurde ich gelobt, wenn ich sie ausdrückte. Sich zu trauen, vor der Kamera zu weinen, galt als Können. Und wenn ich es zuließ, dass mich meine Gefühle in einem Video für meinen Kanal zum Weinen brachten, spendete mir die

Community viel Trost und sogar Dankbarkeit dafür, dass ich damit allen die Erlaubnis gab, ihre Gefühle zu zeigen.

Während der Therapie, die ich nach dem Tod meiner Mutter begann, war Traurigkeit ein Gefühl, das zwar nicht schön, aber zumindest sozial akzeptiert war. Besonders in dieser Lebenslage. Man *muss* traurig sein, wenn ein geliebter Mensch stirbt.

Als meine Therapeutin mich aufforderte, meine Trauer im Körper zu visualisieren, konnte ich das sofort. Ich stellte mir farbige Glasröhren vor, die durch meinen Körper liefen und sich um mein Herz schlangen. Ich erklärte ihr, dass sie manchmal ganz ruhig dalagen, aber plötzlich brachte eine Erinnerung an meine Mutter oder eine unbedachte Bemerkung das ganze System zum Leuchten. Diese Röhren aus Trauer und Trauma drückten dann schmerzhaft auf mein Herz.

Wenn mich später etwas traurig machte, stellte ich mir vor, eine dieser Röhren in die Hand zu nehmen und sie in die Höhe zu halten. Damit befolgte ich den Rat meiner Therapeutin, meine Gefühle auszuhalten: Ich hielt die Röhre in der Hand und betrachtete sie neugierig, bis die intensive Traurigkeit nachließ und die bunte Glasröhre zu glitzernden Splittern zerbarst. Sie fielen auf den Boden und verschwanden darin wie schmelzende Schneeflocken. So lernte ich, meine Trauer so lange auszuhalten, bis sie nachließ.

Als meine Therapeutin mich aufforderte, ein Bild von meiner Wut anzufertigen, zeichnete ich es in meinem Kopf: eine krakelige Kinderkritzelei mit rotem und schwarzem Farbstift. Sie schlug mir vor, das Bild an die Wand zu hängen, und ich stellte es mir an der Wand vor.

»Schau mal, wie sich die Wut in dir anfühlt«, schlug sie vor.

Ich lehnte ab. »Wozu das denn? Wut ist nichts Gutes«, erwiderte ich. Wut war für mich schlecht. Warum sollte ich sie zulassen? Es war nicht gut, Wut zu empfinden.

Auf ihre Frage, warum das nicht gut sei, erklärte ich ihr geduldig: »Wut bringt Menschen dazu, Schlimmes zu tun. Wut ist *gewalttätig.*« Ich hatte Wut kennengelernt, als mein Vater in Zorn geriet und meine Geschwister und mich schlug, damit wir uns benahmen.

Sie fragte mich weiter, mit welchem Ausmaß an Wut ich zurechtkäme. Ich blinzelte nur.

Sie erklärte es mir: »Wenn auf einer Skala von eins bis zehn gewalttätige Wut eine Zehn ist, welchen Grad könntest du akzeptieren? Wenn zum Beispiel Frust eine Vier ist und Genervtheit eine …«

»Frust«, platzte es aus mir heraus. Es war erlaubt, frustriert zu sein. Später merkte ich, dass das nicht ganz stimmte. Natürlich durfte ich frustriert sein, weil ich regelmäßig wegen mir selbst frustriert war. Also wählte ich eine Form von Wut, die ich aufgrund des Verhaltens anderer empfinden durfte: »Genervtheit«. Ich beschloss, dass es erlaubt war, genervt zu sein, aber selbst da war ich mir nicht sicher.

Ein paar Monate später hatte ich – typisch für ADHS-Betroffene – Zweifel, ob ich in der Therapie wirklich Fortschritte machte. Meine Therapeutin meinte: »Du hast in den letzten Sitzungen immer wieder darüber gesprochen, wie wütend du bist. Als du das erste Mal zu mir kamst, hast du dir überhaupt nicht erlaubt, deine Wut zu zeigen. Du machst also Fortschritte.«

Hm?!

Es ist ein *Fortschritt*, wenn man es schafft, die eigenen Gefühle zu spüren und auszudrücken. Selbst die, die man für schlecht hält. Wer das nicht kann, tut sich schwer damit, die eigenen Emotionen zu beherrschen, sondern wird eher von ihnen beherrscht. Wer nicht auf sie einzugehen weiß, kann nur auf sie reagieren.

Wenn ich heute wütend bin, kann ich mir meine Wut eingestehen. Das ermöglicht mir, sie zu äußern und dadurch Grenzen zu setzen. Sie staut sich nicht mehr auf und explodiert dann aus mir heraus, wie es früher der Fall war, was meine Annahme bestätigte, dass Wut schlimm ist und Menschen dazu bringt, andere zu verletzen. Ich bin nun in der Lage, sie zu zähmen, mit ihr zu leben und sie auf gesündere Weise zu äußern.

Es gibt gute und weniger gute Arten, auf Gefühle zu reagieren, aber es gibt keine »schlechten« Gefühle. Gefühle sind Signale. Es ist wichtig, dass man diese Signale aufkommen lässt und ihre Bedeutung versteht. Allerdings kann man sich ein bestimmtes Verhalten verbieten, zum Beispiel andere anzuschreien, auch das gelingt eher, wenn man mit den Gefühlen, die dazu führen, umzugehen weiß.

Ich habe immer noch ADHS und die vielen großen Gefühle, die damit einhergehen. All das hier Aufgeführte wusste ich schon, als ich von tiefer Verzweiflung über passive Selbstmordgedanken zu aktiven gelangte und dann zu einem selbst abgebrochenen Suizidversuch, und zwar innerhalb weniger Minuten – ein Tempo, das wahrscheinlich auf meine schwache Reaktionshemmung und meine Emotionsdysregulation zurückzuführen ist. Ich denke, es ist wichtig, das zu wissen. Manchmal wird man einfach von Emotionen verschlungen, egal wie viele Bewältigungsstrategien man kennt, denn das Leben ist schwer und ADHS macht es noch schwerer. Trauer kommt vor. Trauma ebenso. Und wenn man die Türen zu solch großen Gefühlen aufstößt, kann eine wahre Flut hereinströmen.

Ich bin aber dankbar dafür, dass ich diese Tür aufgestoßen habe. Die Erkenntnis, dass der Schmerz riesig ist und nicht durch Zauberei plötzlich verschwinden wird, hat mich zu dem Entschluss gebracht, das Wasser, in dem ich – wie viele andere – zu ertrinken drohte, nicht noch tiefer zu machen. Ich habe begriffen, dass

> Es ist ein Fortschritt, wenn man es schafft, die eigenen Gefühle zu spüren und auszudrücken. Selbst die, die man für schlecht hält.

ich ein Boot brauche, einen sicheren und warmen Ort, an den ich mich zurückziehen kann, wenn ich eine Pause brauche.

Ist das Wasser nicht besonders tief, hat meine Therapeutin natürlich recht: Dadurch, dass ich meine Gefühle besser erkennen und erleben kann, spüre ich eher den Boden unter den Füßen. Dennoch gibt es immer noch Momente, in denen ich das Gefühl habe zu ertrinken, auch wenn ich in Wirklichkeit mit dem Kopf nach unten in einer Pfütze stehe und mich eigentlich nur aufrichten muss.

Indem ich lernte, mit meinen Gefühlen besser umzugehen und nicht vor ihnen davonzulaufen, lernte ich auch, schneller aus schwierigen Situationen herauszukommen. Nicht nur durch die Hilfe von anderen, sondern auch durch mich selbst. Ich bin eine bessere Rettungsschwimmerin für mich selbst geworden, weil ich jetzt leichter zu retten und aus dem Wasser zu ziehen bin. Da ich meine eigenen Gefühle nun verstehe und die Fähigkeit habe, sie bewusst zu spüren, kann ich auch die Gefühle meiner Mitmenschen besser aushalten – sodass ich ihnen beistehen kann, wenn bei ihnen das Wasser steigt.

KAPITEL 10

DAS KOMPLIZIERTE SOZIALE MITEINANDER

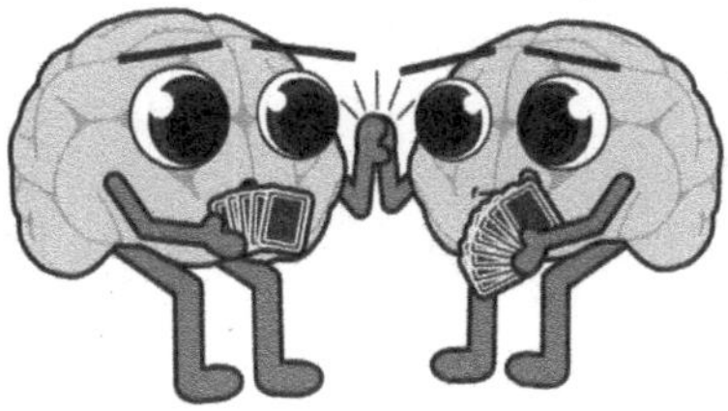

Einen Freund haben, das geht nur, indem man einer ist.

Ralph Waldo Emerson

Ich hasse dieses Zitat

Ich will nicht sagen, dass Ralph Waldo Emerson falschliegt.

Gegenseitigkeit ist natürlich der Schlüssel zur Freundschaft. Geben und nehmen, nehmen und geben. Eine Freundin schreibt mir, ich schreibe ihr zurück. Bei Emerson klingt das so einfach.

Wie in vielen anderen Bereichen meines Lebens neige ich auch in zwischenmenschlichen Angelegenheiten zum Zuviel und zum Zuwenig. Und im Zwischenmenschlichen bereiten mir meine Regulationsprobleme oft mehr Ärger. Projekten macht es nichts aus, wenn man sie einen Monat lang vernachlässigt und dann in einem Tag abarbeiten will. Menschen schon.

Seit ich denken kann, fühle ich mich sozial gehemmt.

Achtklässlerin: Hi, ich bin Amanda.
Ich: Oh … hi.

(Lange Pause, während ich als die Neue in der Klasse darauf warte, dass MEINE NEUE FREUNDIN! weiterredet.)

Achtklässlerin: Und wie heißt *du*?
Ich: Ach ja! Jessica. *(Wie peinlich!)*

Als ich dann Medikamente bekam, war ich zwar selbstbewusster und kontaktfreudiger, aber genauso schlecht in puncto sozialer Selbstregulation.

Zehntklässlerin: Hi! Ich bin …
Ich: HI, HIER MEINE GESAMTE LEBENSGESCHICHTE!

Wie viele ADHS-Betroffene hatte ich als Kind nicht viele enge Freunde. Zwar *verstand* ich die sozialen Regeln im Großen und Ganzen, aber sie *anzuwenden*, fiel mir schwer. Eine Zeit lang schaffte ich es, dazuzugehören, aber bald war ich zu laut, zu seltsam, zu sehr *ich*, und die anderen gingen auf Distanz.

Schließlich lernte ich daraus, lieber selbst auf Distanz zu gehen und mich dorthin zurückzuziehen, wo ich mich wohlfühlte.

Ich verbrachte viel Zeit im Wasser, erst im Pool im Garten meiner Großeltern, dann im Schwimmteam.* War ich an Land, hatte ich im-

---

* Mit fünf Jahren wollte ich später einmal ein Fisch werden. Bezeichnenderweise habe ich mir nie vorgestellt, in einem Schwarm zu leben. In meiner Fantasie schwamm Jessie-Fischchen allein umher, glücklich und frei.

mer ein Buch dabei. Bücher waren ein Portal in eine andere Welt. Wie man mit Büchern umgeht, wusste ich. Ich verstand, was die Figuren dachten und was sie wollten, weil alles aufgeschrieben war.

> Zwar verstand ich die sozialen Regeln im Großen und Ganzen, aber sie anzuwenden, fiel mir schwer.

Ein Gefühl der Zugehörigkeit zu Gleichaltrigen erfuhr ich zum ersten Mal, als ich einen Freund hatte. Als er mit mir Schluss machte, brach eine Welt für mich zusammen. Es tat so weh, die einzige Beziehung zu verlieren, in der ich mich wertgeschätzt, akzeptiert und von jemandem in meinem Alter gesehen gefühlt hatte. Also beschloss ich, dass das nie wieder geschehen durfte.

Von da an wurde ich zu einer Expertin in der Pflege und Aufrechterhaltung von Liebesbeziehungen. Ich ließ mich mit Jungs ein, bei denen ich sicher war, dass sie mehr von mir wollten als ich von ihnen. Ich fand heraus, was sie mochten und wie ich sie glücklich machen konnte. So wurde ich eine, die es allen recht machte beziehungsweise *einem* recht machte – mir fehlten die Exekutivfunktionen, die man braucht, um es mehreren Menschen recht zu machen.

Als ich mit meinem Kanal *How to ADHD* anfing, entstanden tiefe und wichtige Beziehungen zu Menschen auf der ganzen Welt – zu Menschen, die wie ich waren. Vorher wäre ich nie auf die Idee gekommen, online nach einer Gemeinschaft von Gleichgesinnten zu suchen, aber jetzt baute ich selbst eine auf. Ich hatte *meine Leute* gefunden und konnte Freundschaften schließen! Eben nur im Internet.

Durch diese Freundschaften wurde ich nach und nach einige alte Überzeugungen los: dass ich nie dazugehören würde, dass es außerhalb von Berufs- oder Liebesbeziehungen keinen Platz für mich gäbe. Endlich hatte ich eine Aufgabe, Hoffnung und eine Gemeinschaft.

Nach dem Tod meiner Mutter im August 2020 lernte ich jedoch die Grenzen von Online-Freundschaften kennen. Man kann einander nicht umarmen. Meine Online-Freunde konnten in meiner Trauer nicht persönlich bei mir sein.

Früher hatte ich meine Sehnsucht nach Nähe in Liebesbeziehungen gestillt – aber jetzt war mein Bedürfnis nach Trost zu groß, um von nur einer Person befriedigt zu werden. Ich war in eine neue Stadt zu einem neuen Partner gezogen, aber die Beziehung ging unter der Last meiner Trauer und der Lockdown-Isolation in die Brüche.

Also war ich wieder Single und nutzte mein Erbe für eine Anzahlung für mein erstes Eigenheim. Am Tag der Schlüsselübergabe saß ich in meinem leeren Haus weinend auf dem Fußboden. Eigentlich war es ein großer Moment für mich, aber ich hatte absolut niemanden, mit dem ich ihn teilen konnte. Ich hatte zwar Freunde auf der ganzen Welt, aber niemanden, mit dem ich zusammensitzen, Pizza essen und die Möblierung besprechen konnte.

Nach diesem Erlebnis war mir klar, dass keine Beziehung, keine Online-Community und keine Fernfreundschaft alle meine sozialen Bedürfnisse erfüllen konnte. Menschen sind soziale Wesen, selbst diejenigen, die Probleme mit dem Miteinander haben. Wir brauchen andere *Menschen.* Um einander Dinge mitzuteilen, um einander zu umarmen oder beieinander zu sein, wenn jemand traurig ist. Wir brauchen Menschen, zu denen wir gehen können, um dazuzugehören. Auf diesen Aspekt der realen Nähe in Freundschaften konnte ich nicht verzichten, ohne einen wichtigen Teil des Lebens zu verpassen.

> Menschen sind soziale Wesen, selbst diejenigen, die Probleme mit dem Miteinander haben.

Und damit komme ich zu der Person, die ich heute bin: einer beruflich umtriebigen Erwachsenen, die versucht, in einer für sie neuen Stadt Freunde zu finden. Wenn dieses Buch herauskommt, bin ich da hoffentlich schon weiter – vor allem dank der Erkenntnisse und Hilfen, die ich mir beim Schreiben dieses Kapitels angeeignet habe.

Was ich gelernt habe

Manche ADHS-Betroffene mögen keine Probleme damit haben, Freundschaften zu schließen und aufrechtzuerhalten, aber die typische ADHS-Erfahrung ist das nicht. Diejenigen von uns, die sich zwischenmenschlich schwertun, sind nicht allein ... mit ihrem Alleinsein. *(Ach, wie schön formuliert!)* Als ich zum ersten Mal Forschungsarbeiten zu dem Thema las, liefen mir die Tränen über die Wangen. Plötzlich gab es da Erklärungen.

Wir tun uns schwer, Freundeskreise aufzubauen

Die Behindertenrechte-Aktivistin Judith Snow ist eine meiner neuen Heldinnen, denn sie hat sich mit der Frage beschäftigt, wie Menschen mit Behinderungen starke soziale Unterstützungsnetzwerke aufbauen können. Dabei hat sie ein Konzept entwickelt, das als *Unterstützungskreis (circle of support)* bekannt ist. Nach diesem Konzept lassen sich die Menschen in unserem Leben in einen von vier Kreisen einordnen:

- **Kreis der Intimität (Kreis 1):** Dazu gehören die Menschen, die uns am nächsten stehen, die uns sehr gut kennen und ohne die wir uns unser Leben nicht vorstellen können – enge Verwandte, Partner, beste Freundinnen.

- **Kreis der Freundschaft (Kreis 2):** Dazu zählen gute Freunde und Verbündete, Menschen, die wir anrufen, wenn wir gute Nachrichten haben, bei denen wir Dampf ablassen, wenn wir uns mit einem Familienmitglied gestritten haben, mit denen wir lachen und die wir zu Geburtstagsfeiern einladen.*

- **Kreis der Beteiligung (Kreis 3):** Er umfasst Menschen, mit denen wir gemeinsame Interessen haben, mit denen wir im näheren Umfeld, bei der Arbeit, in der Schule und in Vereinen interagieren.

- **Kreis des Austauschs (Kreis 4):** Er beinhaltet Menschen, die wir bezahlen oder die uns bezahlen: Ärzte, Taxifahrerinnen, Therapeuten, Haushälterinnen, Friseure und Chefinnen.

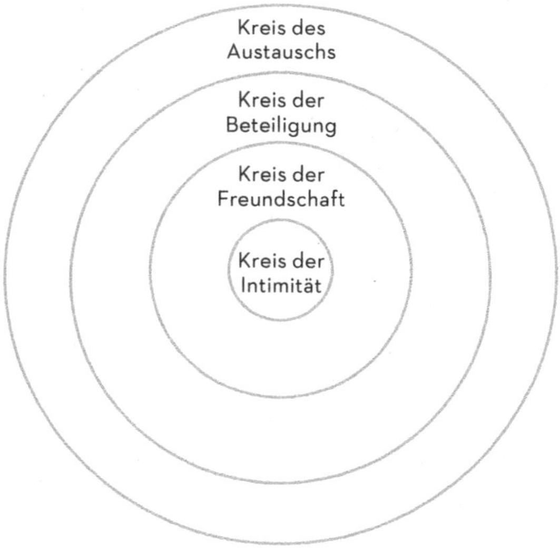

* Wenn du jetzt denkst: »Was? Aber dafür sind doch meine beste Freundin und/oder mein Partner da!«, dann merkst du wahrscheinlich schon, worauf ich hinauswill. Menschen brauchen andere Menschen für diese Momente im Leben, um zufrieden und glücklich zu sein.

Laut Judith Snow befinden sich bei Menschen mit Behinderung ungefähr genauso viele Personen im inneren Kreis wie bei Nichtbehinderten, aber viel weniger in den Kreisen 2 und 3 und viel mehr in Kreis 4. Das bedeutet, dass alle unsere Bedürfnisse überproportional vom innersten Kreis oder durch bezahlte Dienstleistungen erfüllt werden, also von Menschen, die am Ende des Tages nach Hause gehen und nicht um zwei Uhr nachts Anrufe entgegennehmen.

Das liegt vereinfacht gesagt daran, dass es für uns Behinderte schwieriger ist, Freundschaften aufzubauen und zu pflegen.

Wir haben zwar eine Menge zu bieten, aber unsere spürbaren ADHS-Symptome erschweren uns das Kontakteknüpfen in einer Welt, die solche Auffälligkeiten stigmatisiert. Wir sind zappelig und impulsiv. Wir können nicht gut warten, bis wir an der Reihe sind, und uns auf Tätigkeiten konzentrieren, die uns nicht interessieren. Wir vergessen ständig die Namen von Leuten. Und weil ADHS eine neurologische Entwicklungsstörung ist, sind die meisten von uns nicht umgeben von Gleichaltrigen aufgewachsen. Stattdessen war es einfacher mit Kindern, die zwei bis drei Jahre jünger oder älter waren als wir. Aber wir wirkten »unreif« und hatten nicht die nötige Selbstbeherrschung, um die sozialen Regeln zu befolgen, die Gleichaltrige bereits einhalten konnten.

Das hatte zur Folge, dass wir übergangen wurden. Im Vergleich zu Gleichaltrigen hatten wir nicht so viel Gelegenheit, soziale Kontakte zu pflegen. Oft sind unsere sozialen Fähigkeiten daher auch im Erwachsenenalter (verständlicherweise) unterentwickelt. Und weil wir ein hektisches, häufig chaotisches Leben führen, reichen unsere Exekutivfunktionen nicht aus, um Kontakte zu pflegen.

Uns entgeht einiges

Uns entgehen Geburtstage von Bekannten.

Uns entgeht die Tatsache, dass wir nicht auf »Senden« geklickt haben.

Uns entgehen zwischenmenschliche Signale.

Uns entgeht, welche Auswirkungen unser Verhalten auf die Menschen um uns herum hat.

Forschungen haben ergeben, dass es Kindern mit ADHS schwerfällt, ihr soziales Verhalten selbst einzuschätzen und bei Bedarf anzupassen. Außerdem ist es für sie schwieriger, soziale Signale zu begreifen und einzuordnen, und sie interpretieren soziale Situationen eher auf der Grundlage der »zuletzt empfangenen sozialen Information«.

Als Erwachsene mit ADHS kann ich aus Erfahrung sagen, dass das stimmt. Es gibt einen Grund, warum ich nach Zusammenkünften nach Hause komme und im Kopf alles durchgehe, was ich falsch gemacht haben könnte. Aus früherer Erfahrung weiß ich, dass ich möglicherweise irgendetwas im sozialen Bereich »falsch« gemacht habe, weil mir etwas *entgangen* ist. Und da ich meine Deutung der Situation auf die zuletzt empfangene soziale Information stütze und die letzte erhaltene *Nachricht* negativ war (da meine Textnachricht, dass der Abend schön war, unbeantwortet bleibt), gehe ich davon aus, dass der Status der *Beziehung* negativ ist.

Empathie kann hinderlich sein

Dass Empathie (oder vielmehr das Fehlen von Empathie) zu unseren zwischenmenschlichen Schwierigkeiten beitragen soll, hat mich ernsthaft überrascht, denn wir fühlen ja *viel* (siehe Kapitel 9, »Ein Übermaß an Gefühlen«, Seite 239).

Allerdings gibt es einen Unterschied zwischen Sensibilität und Empathie. Zwar sind wir ADHS-Betroffenen tendenziell sensibel und nehmen dank unseres Hangs zur Hypervigilanz die Emotionen anderer vielleicht sogar besonders gut wahr, aber wir *missverstehen* unter Umständen die Sichtweise und Gefühlslage des Gegenübers. Solche Missverständnisse entstehen entweder, weil uns entscheidende Details einer Situation entgehen oder weil unser Blick durch die eigene Gedanken- und Gefühlswelt verstellt ist.*

Selbst höchst empathischen Menschen fällt es oft schwer, ihre Empathie effektiv einzusetzen. Denn wenn jemand übermäßig traurig oder verzweifelt ist, weil jemand anderes leidet, kann er diesen nicht wirklich sinnvoll unterstützen. So wie wir Probleme bei der Regulation von Gefühlen und Aufmerksamkeit haben, können wir offenbar auch unsere Empathie schlecht regulieren.

HINWEIS ZU SMALL TALK

Viele ADHS-Betroffene verabscheuen belangloses Plaudern, weil es sich unecht anfühlt und langweilig sein kann. *(Wen interessiert das Wetter, solange wir keinen Campingausflug vorhaben, und warum reden wir dann darüber?)* Wir steigen lieber direkt in ein ernsthaftes und inhaltsvolles Gespräch ein. Da wir sehr von unseren Interessen getrieben werden, fällt es uns schwer, uns auf Themen zu konzentrieren, die uns unwichtig erscheinen. Doch Small Talk existiert nicht ohne Grund, und es ist nicht unsinnig, sich dabei über Belanglosigkeiten

* Es gibt zwei Arten von Empathie: die kognitive Empathie, die auf der Fähigkeit beruht, die Perspektive anderer einzunehmen, und die affektive Empathie, die voraussetzt, Gefühle zu verstehen und zu erkennen. Man kann durchaus in einer Art von Empathie sehr gut sein, während man sich mit der anderen schwertut.

zu unterhalten. Vielmehr gibt es sogar mehrere Gründe, die dafür sprechen:

- Manche Leute nutzen den Small Talk, um herauszufinden, ob die Chemie zwischen ihnen und ihrem Gegenüber stimmt. Dies hilft zu entscheiden, ob eine tiefergehende Beziehung möglich ist.
- Eine Plauderei ist eine relativ risikolose Art des Kennenlernens. Private Details preiszugeben kann dagegen ein emotionales und körperliches Risiko bedeuten. Es ist sicherer, beim Small Talk zu bleiben, bis man ein Gefühl dafür bekommen hat, wie das Gegenüber tickt.
- In einem belanglosen Gespräch lässt sich herausfinden, welche Themen angemessen sind. Wenn eine Person nur über niedliche Kätzchen spricht, ist sie vielleicht nicht in der Stimmung für einen intensiveren Austausch.
- In vielen Lebenssituationen werden zwanglose Plaudereien erwartet, weil sich andere unwohl oder überfordert fühlen, wenn man gleich mit den großen Themen ankommt. (Small Talk kann das »Schmiermittel« für ein reibungsloses Miteinander sein.)

Auch wenn Small Talk eine Herausforderung für unser ADHS-Hirn ist, ist der Nutzen (zumindest manchmal) die Mühe wert.

Eine Frage der Denkweise

Ein Großteil der Forschung über die zwischenmenschlichen Probleme bei ADHS dreht sich um unser Verhalten und darum, dass wir die Auswirkungen dieses Verhaltens nicht bemerken. Dabei ist unsere Unbeholfenheit im Umgang mit anderen in der Regel nicht das, was unseren Beziehungen als Erwachsene schadet. Schließlich verhält sich jeder Mensch manchmal ungeschickt.

Caroline Maguire ist Autorin des Buches *Why Will No One Play with Me* und leistet Pionierarbeit zu der Frage, wie neurodivergente Menschen Freunde finden. Ihr zufolge sind es nicht die ADHS-Merkmale an sich, die uns aufdringlich, anstrengend oder sonderbar erscheinen lassen. Vielmehr sind es die 15 besorgten Textnachrichten, in denen wir uns, kaum zu Hause angekommen, entschuldigen, erklären und rückversichern. Und was uns diese Textnachrichten schreiben lässt, ist unsere Einstellung, mit der wir an Begegnungen herangehen.

Unsere Denkweise ist eine der Ursachen für die nervöse Überkompensation, die Verzagtheit und die Gedankenflut, die uns überfallen, wenn wir unter Menschen sind. Wir können nicht damit aufhören, verstehen zu wollen, was vielleicht schiefgelaufen ist, warum etwas passiert ist oder wie wir es wieder in Ordnung bringen können. Und automatisch denken wir auch, dass etwas real sein muss, weil wir es fühlen. Womöglich gehen wir auch von Vornherein davon aus, dass eine Beziehung scheitern muss, und das kann zur selbsterfüllenden Prophezeiung werden.

Manche Faktoren, die sich auf unser Denken auswirken, sind uns vielleicht gar nicht bewusst:

- **Unrealistische Erwartungen an andere:** Manchmal erwarten wir von einer Person, dass sie immer zur Stelle ist, wenn wir sie brauchen, und dass sie alles leisten kann, was wir von ihr erhoffen. Wir glauben, dass sie etwas tun kann, nur, weil wir es brauchen oder die Person dasselbe schon einmal gemacht hat. Unsere Erwartungshaltung setzt ein großes Maß an Hypervigilanz voraus, das andere Menschen vielleicht nicht immer aufweisen können. In manchen Situationen vergessen wir einfach, dass andere sich auch um ihre eigenen Ziele, Bedürfnisse und Gefühle kümmern müssen – um ihr eigenes Leben.

- **Unrealistische Erwartungen an uns selbst:** Manchmal erwarten wir allerdings auch von *uns selbst*, immer zur Stelle zu sein, wenn jemand uns braucht, und immer alles leisten zu können, was andere von uns erhoffen. Wir glauben, etwas tun zu können, nur weil jemand anderes etwas braucht oder weil wir es *manchmal* machen können. Diese Erwartung erfordert ebenfalls ein hohes Maß an Hypervigilanz, das wir nicht immer aufbringen können. Zuweilen vergessen wir, dass wir selbst uns ja auch um unsere *eigenen* Ziele, Bedürfnisse und Gefühle kümmern müssen – um unser Leben.

- **Bedürftigkeit:** In Beziehungen haben wir oft die Einstellung »Ich nehme, wen ich kriegen kann« oder »Ich tue alles dafür«. Wir unterschätzen unseren eigenen Wert so sehr, dass wir froh sind, überhaupt jemanden in unserem Leben zu haben. Das führt dazu, dass wir viel Zeit und Energie in Beziehungen zu Menschen stecken, die eigentlich nicht zu uns passen.

- **Das Gefühl, nicht liebenswert zu sein:** Weil wir weniger Menschen um uns haben, auf deren Unterstützung wir bauen können, erwecken wir den Eindruck, besonders »anspruchsvoll« zu sein. Dadurch sind die uns Nahestehenden manchmal frustriert oder sie brauchen eine Pause von unserem Bedürfnis nach Hilfe. Das kann in uns wiederum die Angst vor Ablehnung (siehe Kasten auf der nächsten Seite) hervorrufen und das Gefühl verstärken, wir seien zu anstrengend, unwürdig oder sogar nicht der Liebe wert.

- **Sich anpassen wollen, um dazuzugehören:** Sich anzupassen hat in manchen Situationen durchaus seine Berechtigung (beispielsweise wenn man die Sicherheitskontrolle am Flughafen passiert), aber es führt nicht zu echter Zugehörigkeit. Brené Brown drückt es so aus: »Wenn wir unser Eigentliches opfern, fühlen wir uns nicht nur von anderen getrennt, sondern verlieren sogar die Verbindung zu uns selbst.«

ZURÜCKWEISUNGSEMPFINDLICHKEIT

Zurückweisungsempfindlichkeit ist die Tendenz, Ablehnung – oder auch nur vermeintliche Ablehnung – als äußerst schmerzhaft zu empfinden. Sie ist kein spezielles ADHS-Problem, kommt aber häufig vor, wenn Schwierigkeiten beim Regulieren von Gefühlen mit wiederholt erlebter tatsächlicher Zurückweisung zusammentreffen.

Indem man mit der Emotionsdysregulation umzugehen lernt (siehe Seite 245), verbessert sich auch die Fähigkeit, die Zurückweisungsempfindlichkeit in den Griff zu bekommen. Ich habe hier diesen Kasten eingefügt, weil unser Denken und unser Verhalten einen Einfluss darauf haben, wie wir Zurückweisung erleben (und umgekehrt). Zwar können wir unsere Emotionen nicht direkt steuern, aber wir können sie durch unsere Gedanken und Handlungen beeinflussen.

Im Falle einer Zurückweisungsempfindlichkeit passen wir ganz von selbst unser Verhalten an, um Ablehnung zu umgehen: Wir sind äußerst zuvorkommend, unterdrücken unsere ADHS und verleugnen Teile von uns selbst, nur um nicht anzuecken. Oder wir vermeiden riskante Interaktionen ganz. Zurückweisung haben wir schon erlebt, bevor wir über unsere Gedanken nachdenken konnten. Und bis wir erwachsen sind, haben wir die Erfahrung verinnerlicht, *wegen unseres Verhaltens* abgelehnt zu werden. Da ist die naheliegende Lösung, dass wir unser Verhalten anpassen, um schmerzhafter Ablehnung zu entgehen.

Aber wie ich bereits im Kapitel über Motivation erwähnt habe, ist der Hebel, den wir instinktiv ziehen, nicht immer der richtige. ADHS-Betroffene haben oft eigenartige Vorstellungen vom sozialen Miteinander, etwa, dass sie eine andere Person darstellen müssen, um dazuzugehören (oder das andere Extrem: *So bin ich nun mal, schaut, wie ihr damit klarkommt, Leute*). Was wir ändern müssen, sind diese Einstellungen – und nicht irgendein bestimmtes Verhalten (das oft daraus resultiert).

Für mich war die wichtigste Einstellung, die ich ändern musste, folgende:

Freundschaft schließen ist ein ~~einmaliger Vorgang~~ *vielstufiger Prozess*, der davon abhängt, dass ~~jemand mich mag~~ *eine Verbindung entsteht*, und zwar ~~sofort~~ *allmählich*.

Freundschaft schließen ist ein vielstufiger Prozess, der davon abhängt, dass allmählich eine Verbindung entsteht

Freundschaften zu schließen ist ein *Prozess*, und wie jeder Prozess, der zwischen zwei oder mehr Menschen abläuft, ist er mit Unsicherheit verbunden. Viele ADHS-Betroffene (bis vor Kurzem auch ich) würden diese Ungewissheit gerne umgehen.

Wenn wir jemanden mögen und uns auf eine mögliche neue Freundschaft freuen, kann dieses Gefühl (wie alle unsere Gefühle) sehr intensiv sein. Und dies führt manchmal dazu, dass wir so handeln, als *gäbe* es bereits eine stabile Verbindung: Wir offenbaren Intimes aus unserem Leben, schmieden umfangreiche Zukunftspläne, fokussieren uns zuungunsten anderer Beziehungen und Verpflichtungen auf die »Zielperson« oder überschütten sie in peinlichem Ausmaß mit Handynachrichten oder Onlinekommentaren.

Manchmal schreckt dieses Verhalten andere ab. Reagiert eine Person aber positiv darauf, kann es andererseits sein, dass sie später enttäuscht ist, weil wir den anfänglichen Überschwang nicht beibehalten können. Im schlimmsten Fall halten wir unbedingt an jemandem fest, der uns ausnutzt oder misshandelt. Im besten Fall pendelt sich die Beziehung auf einem Normalmaß ein und wird schließlich zu der Art von Freundschaft, die wir uns so sehr gewünscht haben.

Funktionieren Freundschaften, liegt das nicht daran, dass sie so intensiv begonnen haben, sondern daran, dass es *weiterging*. Freundschaften werden in der Regel nicht innerhalb eines Augenblicks geschlossen (oder verloren). Sie erfordern ein gewisses Maß an Intimität und gegenseitigem Vertrauen, das mit der Zeit und durch Erfahrung erworben werden muss.

Je mehr verbindende Momente man mit jemandem erlebt, desto schwieriger wird es, die Bindung zu lösen. Erinnere dich an den Unterstützungskreis von Seite 276: Den Kreis der Freundschaft erreicht man, indem man den Kreis der Beteiligung durchquert und sich geduldig hineinarbeitet. Eine echte Freundschaft kann man nur aufbauen, wenn man immer wieder Zeit im Kreis der Beteiligung verbringt. Mit jemandem auf das intime Level einer engen Freundschaft vorzustoßen, bevor man das getan hat, ist wie das Ausstellen von ungedeckten Schecks.

Mike, der unsere Community verwaltet, nennt ein Beispiel dafür:

Die meisten Leute gehen davon aus, dass sie zu den wenigen gehören, die alle wichtigen Details deines Lebens kennen, und erwarten daher, dass sie auf dem Laufenden gehalten werden. Wenn du jemanden plötzlich aus dieser intimen Rolle entlässt, kann das die

Beziehung beschädigen. Entweder merkt die Person, dass sie nicht einzigartig oder besonders ist, weil du mit allen über Intimes redest, oder sie fühlt sich zurückgewiesen, weil du sie plötzlich ausgeschlossen hast.

Eine Freundschaft aufzubauen und zu pflegen braucht Zeit. Dabei ist ebenso die Qualität der Zeit, die man miteinander verbringt, wichtig wie auch, wie viel Zeit man *regelmäßig* investiert.

Freundschaften werden durch viele verschiedene Fäden zusammengehalten, und es gibt keine Zauberformel dafür, wie lange das Knüpfen dauert. Manche Menschen werden zu Freundinnen, weil man viel Zeit mit ihnen verbringt, andere weil die gemeinsame Zeit immer irgendwie besonders ist. Es kommt jedoch nicht unbedingt darauf an, wie viel Zeit man miteinander verbringt oder ob jede Minute davon fantastisch ist, sondern vielmehr darauf, ob diese Zeit ausreicht, um Verbindungen zu knüpfen.

Unglücklicherweise (vor allem für diejenigen von uns, die Unsicherheit nicht mögen) können wir das nicht immer steuern, beschleunigen oder gar vorhersagen. Viele Hürden können einer aufkeimenden Freundschaft in die Quere kommen: Zeitmangel, belastende Lebensereignisse, Terminprobleme. Das Leben ist kompliziert. Wir können nur dafür sorgen, dass wir uns oft genug im Kreis der Beteiligung bewegen, um einer potenziellen Freundschaft die Chance zu geben, eine echte Freundschaft zu werden.*

»Aber das dauert alles zu lange, ich brauche einfach nur Leute, die mit mir was unternehmen!«

---

* Wenn dir das zu schwierig erscheint, bist du nicht allein. Viele von uns können nur begrenzt an Aktivitäten teilnehmen oder Menschen in ihren Kreis der Beteiligung einladen. Sie brauchen vielleicht Unterstützung, um Beziehungen aufzubauen. In *From Behind the Piano* beschreibt die körperbehinderte Judith Snow, wie sie sich ihren Freundeskreis aufgebaut hat.

Da hab ich eine gute Nachricht für dich! Du musst keine Freundschaften schließen, um Leute zu haben, mit denen du etwas machen kannst. Ich dachte auch, dass es so funktioniert, aber nein, es ist andersherum.

Es heißt nicht erst Freundschaft, dann Beteiligung, sondern erst Beteiligung, dann (vielleicht) Freundschaft.

Du kannst Freundschaften nicht erzwingen. Du kannst dir nur aussuchen, mit wem du etwas Sinnvolles unternimmst. Und dann mal schauen, welche Art von Beziehung sich mit der Zeit daraus entwickelt.

Nery D., 42, Kalifornien

»Ich bin mit vielen Menschen oberflächlich befreundet, aber ich habe nur wenige enge Freunde und wünsche mir, eines Tages eine beste Freundin zu haben. Ich tue mich schwer mit der Balance zwischen zu distanziert und zu engagiert, und das schreckt manche vielleicht ab.«

Chantal, 20, Ägypten

»Rückblickend habe ich festgestellt, dass es schon immer Menschen gab, die ich wirklich sehr gern gehabt habe und die ich dann doch auf die eine oder andere Weise vernachlässigt habe. Ich wollte anrufen, habe es aber vergessen. Ich wollte auf eine SMS antworten, habe es aber immer wieder verschoben. Ich wollte zum Geburtstag gratulieren, wurde aber von tausend anderen Sachen aufgehalten. Für die anderen sieht das so aus, als ob mir nichts an ihnen liegt, was völlig falsch ist. Ich war einfach noch nie gut darin, meine Liebe zu zeigen.«

Chris P., 39, Wyoming

»Ich bin nicht gut im Freundschaftschließen. Aber es gab da ein paar Leute, die mich aus einer Gruppe ausgewählt und gesagt haben: ›Ich mag dich.‹ Ich weiß nicht, warum ausgerechnet mich, aber ich bin ihnen ewig dankbar.«

Lena C., 53, Schottland

»Ich werde wohl niemals wirklich glauben können, dass Leute mich mögen. Ich fühle mich so, als müsste ich ständig beweisen, dass es richtig ist, dass andere mit mir befreundet sein wollen, und als schuldete ich ihnen etwas dafür, dass sie so nett sind, meine Freundinnen zu sein.«

Der Werkzeugkasten

Inzwischen ist hoffentlich klar geworden, dass man Freundschaften nicht einfach so *findet*. Das ist eine gute Nachricht! Es nimmt eine Menge Druck von uns. Wenn wir Probleme damit haben, Freundschaften zu schließen, können wir stattdessen etwas anstreben, das leichter zu erreichen ist und bei dem nicht so viel auf dem Spiel steht: sinnvolle Aktivitäten mit Gleichgesinnten. Im Folgenden habe ich einige Maßnahmen zusammengestellt, die für mich – und hoffentlich auch für dich – in puncto Freundschaften hilfreich sind.

1. Herausfinden, was du zu bieten hast

Wir ziehen generell Menschen an, die uns so behandeln, wie es unserem Selbstbild entspricht. Da ist es hilfreich, wenn du dir überlegst, was an dir toll ist und was du bieten kannst (und *willst*). Das wird dir auch ermöglichen, dich so zu zeigen, wie du bist, und nicht als eine Version von dir, die vermeintlichen Erwartungen entspricht. So kann ein stärkeres Zugehörigkeitsgefühl in deinen Beziehungen entstehen.

- **Die eigenen guten Eigenschaften an anderen bemerken.** Oft ist es einfacher, bestimmte Eigenschaften an anderen wertzuschätzen als an sich selbst. Das ist einer der Gründe, warum ich gerne Zeit mit anderen ADHS-Betroffenen verbringe. Ich schätze Leute, die interessante Dinge zu sagen haben und sofort begeistert lossprudeln, und deshalb denke ich, dass andere das Gleiche auch an mir mögen könnten!
- **Lob annehmen.** Halte kurz inne, bevor du ein Kompliment reflexartig zurückweist, und schreibe es stattdessen lieber auf. Bedanke dich und lass es auf dich wirken. Vielleicht hat dein Gegenüber ja sogar recht. Verwirrt dich die Aussage, dann frag am besten nach, was sie genau bedeutet.*
- **Aus Wünschen Angebote machen.** Wenn ich Leute suche, mit denen ich wandern gehen kann, heißt das umgekehrt auch, dass ich Begleitung beim Wandern anbiete.

---

* Pauschales Lob ist schwer anzunehmen (»Was meinen Sie damit, dass ich gute Arbeit geleistet habe? Ich war zu spät fertig und x ging schief und y ...«), aber jede Konkretisierung macht das Kompliment plausibler. Denn die Tatsache, dass dem Gegenüber ein bestimmter Aspekt der erbrachten Leistung offenbar besonders gefallen hat, kann man leichter akzeptieren.

- **Neu bewerten.** Was du zu bieten hast (und zu bieten bereit bist), kann und wird sich im Laufe der Zeit verändern. Vielleicht hast du gerade mehr, weniger oder anderes zu geben. Oder du bist jetzt eine ziemlich coole YouTuberin, die ein Buch herausgebracht hat, wer weiß?

Anonym, 23, Oregon

»Mach dir eine Liste mit deinen positiven Eigenschaften. ›Ich bin lustig. Ich bin kreativ. Ich bin einfühlsam. Ich kann gut zuhören. Ich bin verständnisvoll. Ich bin freundlich. Ich strenge mich an. Ich kann gut Komplimente machen.‹ Und so weiter und so fort! Bestärke dich in dem Glauben, dass du eine Person bist, die andere gern zum Freund haben, bis du merkst, dass es tatsächlich so ist. Nicht jeder wird mit dir befreundet sein wollen, und das ist in Ordnung. Du wirst nicht jedermanns Sache sein, genauso wie andere Leute nicht deine sind. Aber irgendwo da draußen gibt es ›deine Leute‹.«

Yesenya R., 27, Texas

»Ich hatte aufgrund meiner ADHS starke soziale Ängste. Kognitive Verhaltenstherapie hat mir da sehr geholfen, vor allem, weil ich dadurch Denkfehler erkennen konnte, mit denen ich mir gerne eingeredet habe, dass eine Begegnung schlecht gelaufen ist. Wenn man sich selbst zu akzeptieren lernt, fühlen sich Leute von Natur aus zu einem hingezogen.«

Michael K., 43, Ontario, Kanada

»Es wird immer jemanden geben, der meine einzigartigen mentalen Eigenschaften nicht schätzen kann, aber diese Person werde nicht ich sein.«

2. Neue Leute kennenlernen

Nicht alle Leute passen gut zusammen, aber die richtigen Menschen findet man am leichtesten, wenn man neue kennenlernt. Das kann uns auch vor Freundschaften mit Leuten bewahren, die nicht zu uns passen oder uns schlecht behandeln. Außerdem können wir dadurch vermeiden, von der Unterstützung Einzelner abhängig zu sein, was unsere Beziehungen tragfähiger macht.

- **Gleichgesinnte kontaktieren.** Es gibt Dating-Apps mit einem Modus zum Freunde-Finden und Websites, auf denen sich Menschen mit gemeinsamen Interessen kennenlernen können (wie Bumble BFF oder Meetup). Über solche Kanäle nach Bekanntschaften zu suchen hat den Vorteil, dass die anderen wahrscheinlich aus demselben Grund auf der Seite unterwegs sind: um potenzielle Freunde zu finden.

- **Eigene Stärken zur Geltung bringen.** Wenn deine Wortbeiträge besser sind als dein Tanzstil, dann geh dorthin, wo man dich reden hören kann. Bist du eine tolle Tänzerin, im Gespräch aber eher schüchtern, dann such Orte auf, an denen du tanzen kannst. Kontakte lassen sich in allen möglichen Situationen knüpfen. Wenn du kannst, dann wähle eine, die zu deinen Stärken passt.

- **Gesprächsthemen im Voraus zurechtlegen.** Erinnerst du dich an die kalten Exekutivfunktionen (Seite 103)? Sich zu überlegen, worüber man reden möchte, ist viel einfacher, wenn man noch nicht in der akuten Situation steckt (oder schon im Fettnäpfchen steht). Caroline Maguire rät, sich drei Themen zurechtzulegen. (Idealerweise unproblematische Themen … und solche, über die Leute gerne sprechen.) Überlege dir auch ein paar Kennenlernfragen! Menschen erzählen gerne von sich selbst.

- **Auf gemeinsame Werte achten.** Gemeinsame Interessen sind zwar wichtig für eine kurzfristige Verbindung, aber gemeinsame Werte stellen eine Beziehung auf ein dauerhaftes Fundament. Beispiele dafür sind Freundlichkeit, Ehrlichkeit, Humor und Verspieltheit.

Siona L., 32, Nevada

»Wie man Freundschaften aufbaut:

Schritt 1: Mit der Familie jahrelang das Rollenspiel D&D spielen.

Schritt 2: Im Internet nerdige, queere, neurodiverse Menschen suchen.

Schritt 3: Sie bitten, mit dir D&D zu spielen.

Schritt 4: Über Jahre befreundet bleiben.«

Max V., 32, Oregon

»Um Freunde zu finden, habe ich mir ein Umfeld gesucht, dem ich mich zugehörig fühle und das auch andere regelmäßig aufsuchen. Für mich war dieser Ort das Theater. Dort bin ich vielen Leuten begegnet, die wie ich waren, das war ideal!«

Lindsey J., 37, Maryland

»Ich suche mir Leute aus, die ähnlich sonderbare Nischeninteressen haben wie ich, und sage dann einfach: ›Hi, ich habe keine Ahnung, wie man sich als Erwachsener anfreundet. Aber wollen wir vielleicht einen Kaffee trinken gehen?‹ Manchmal klappt das tatsächlich.«

3. Soziale Fähigkeiten steigern

Als ich für meinen Kanal über soziale Kompetenzen recherchierte, wurde mir klar, warum ich so schlecht darin war, Freundschaften zu schließen. Um es in Gaming-Begriffen auszudrücken: Ich spielte auf einem Level, für das ich noch nicht bereit war. Wegen meiner Entwicklungsverzögerung habe ich einen Großteil meines Lebens auf Leveln gespielt, die Fähigkeiten erforderten, die ich noch nicht hatte. Das führte dazu, dass ich frustriert war und nicht mehr spielen wollte. Und das Nichtspielen hatte zur Folge, dass sich meine sozialen Fähigkeiten noch weniger entwickelten. Tatsache ist, dass niemand mit perfekten sozialen Fähigkeiten geboren wird. Wir lernen und erwerben sie, auch als Erwachsene.

- **Andere beobachten.** Caroline nennt das »soziales Spionieren«. Indem du beobachtest, was andere in zwischenmenschlichen Situationen typischerweise tun (und nicht tun), kannst du deine Vorstellungen und Erwartungen anpassen. Du kannst auch darauf achten, wie andere ADHS-Betroffene miteinander interagieren. In neurodiversen Communitys herrschen oft andere soziale Normen, und es ist nützlich, auch deine eigene »Sprache« zu beherrschen. Wie willst du sonst mit Menschen in Kontakt kommen, die ähnlich sind wie du?

- **Um deutlichere Hinweise bitten.** Bestimmte Rückmeldungen helfen Menschen, gut miteinander umzugehen. Leider hängen diese Feedbacks in der Regel von subtilen zwischenmenschlichen Hinweisen ab. Wenn du weißt, dass du dazu neigst, solche Signale zu übersehen oder falsch zu deuten, ist es völlig in Ordnung, um deutlichere Hinweise zu bitten. Als meine Freundin Alex einmal merkte, dass ich keine Chance hatte, mich am Gespräch zu beteiligen, sagte sie: »Oje, ich weiß, dass ich Leute zutexte, wenn ich aufgeregt bin. Mache ich das wieder, dann ruf einfach ›Pongo!‹. Dann weiß ich, dass ich mal still sein und dich reden lassen muss.«

- **Tutorials nutzen.** Wenn du Angst hast, dass du nicht weißt, wie du dich in einer Situation verhalten sollst, kann es hilfreich sein herauszufinden, was dich genau erwartet. Frag jemanden, dem du vertraust, ob es irgendwelche Fallstricke gibt, auf die du achten solltest. Ruf beim Veranstaltungsort an und erkundige dich, wie dort die Gegebenheiten sind. Du kannst auch im Internet Tutorials darüber finden, wie man sich in bestimmten sozialen Situationen verhältt. (WikiHow ist *großartig*.)

- **Auf dem richtigen Level spielen.** Wenn du im Zusammensein mit Leuten frustriert oder unglaublich gehemmt bist, könnte das bedeuten, dass du auf einem Level spielst, für das du noch nicht bereit bist. Wenn dich »Level 3: gemeinsam zum Yoga gehen« schon ausreichend fordert, ist es vielleicht nicht so sinnvoll, »Level 10: gemeinsam auf Yogareise gehen« anzupeilen. Tue Dinge, die zu deinen Fähigkeiten passen, dann hast du wahrscheinlich viel mehr Spaß. Außerdem bleibst du dann in der Übung, und das hilft dir, auf ein höheres Level aufzusteigen.*

Masking, das
Das Verbergen eigener neurodivergenter Eigenschaften und Merkmale und das Zeigen neurotypischen Verhaltens, um in einem neurotypischen Umfeld möglichst wenig aufzufallen. Kann eine bewusste (oder halb bewusste) Entscheidung oder eine durch Konditionierung entstandene Gewohnheit sein.

---

* Aber mute dir auch neue Levels zu. Teste hin und wieder deine Grenzen. Vielleicht gefällt dir etwas beim ersten Mal nicht, weil es dich so anstrengt, nicht zu wissen, was dich erwartet. Beim nächsten Mal bist du da schon weiter und hast womöglich mehr Spaß!

HINWEIS ZUM MASKING

Deine sozialen Fähigkeiten auf ein höheres Level zu bringen bedeutet nicht, dass du lernen musst, deine Neurodivergenz rund um die Uhr zu verbergen. Über einen längeren Zeitraum betriebenes Masking schadet unserem emotionalen und geistigen Wohlbefinden, weil wir dabei Verhaltensweisen unterdrücken müssen, die uns helfen, mit einer Welt zurechtzukommen, die nicht auf unsere Bedürfnisse zugeschnitten ist. Durch Masking können wir zwar vielleicht oberflächlich Anschluss finden, aber es taugt nicht für tiefgehende, tragfähige Beziehungen. Wenn wir unsere Neurodivergenz so sehr verstecken, dass wir niemand Ähnlichen finden, bleiben wir einsam und isoliert. Das Ziel sollte aber sein, effektiv mit anderen zu interagieren – oder wie Brené Brown sagt: »Wir müssen lernen, anderen gegenüber präsent zu sein, ohne dafür unsere Eigenart aufzugeben.«

Sebastian L., 29, Guatemala

»Lass deine Freunde an allem teilhaben, was dich gerade umtreibt. Momentan im Backfieber? Bring Muffins zur nächsten Party mit. Du musst unbedingt wissen, warum der Himmel so dunkel ist? Suche dir Artikel dazu heraus, über die du mit jemandem reden kannst, oder lade jemanden in ein entsprechendes Museum ein. Du wirst überrascht sein, wie interessant du für andere sein kannst.«

Sarah N., 52, USA

»Ich fühle mich zu Leuten hingezogen, die auf eine ganz unaufdringliche Art Menschen um sich versammeln. Solche Leute kennst du bestimmt auch. Das sind nicht die auffälligen Superstars in der Gruppe, aber sie finden leicht Freunde und haben Freude daran, Leute zusammenzubringen. Ihre sozialen Fähigkeiten gleichen meine ADHS-bedingte Trägheit aus.«

Rachael, 28, Washington, D.C.

»Soziales Spionieren macht sich sowohl im zwischenmenschlichen als auch im beruflichen Umfeld bezahlt. Sich dafür Zeit zu nehmen und sich dann auf Augenhöhe auf andere einlassen zu können, ist in jeder Beziehung entscheidend für den Erfolg.«

4. Kontaktpflege zur Routine machen

Wir sind nicht besonders gut im freien Abruf, also in der spontanen Erinnerung (mehr dazu auf Seite 221). Und wer sich nicht darauf verlassen möchte, um sich andere Menschen ins Bewusstsein zu rufen, sollte die Pflege sozialer Kontakte zur Routine machen. Dadurch wird der Kontakt mit Menschen auch zu einem festen Bestandteil des Lebens, was laut unzähligen Studien für Glück und Wohlbefinden entscheidend ist. Wie der Schlaf ist auch *Freundschaft* keine belanglose Nebensache. Sie gehört zur Hauptstory. Also gib ihr darin Raum.

- **Zeiträume für Kontaktpflege festlegen.** Das kann dadurch geschehen, dass du einen Kurs besuchst, an regelmäßigen Vereinstreffen oder einem Spieleabend teilnimmst oder kurze Zeitblöcke in deinem Terminkalender für die Kontaktpflege reservierst. Geht es dir wie mir und fühlst du dich schnell überfordert, kann es helfen, nach Unterstützungskreisen zu priorisieren: Leuten aus Kreis 1 schreibst du in Pausen oder nach der Arbeit. Menschen aus Kreis 2 kontaktierst du an festgelegten Tagen und die aus Kreis 3 nur am Wochenende. Wenn ich mich etwas zurückziehen muss, lasse ich einfach einen Kreis weg.*

- **Leute für bestimmte Aktivitäten suchen.** Wenn du zum Bowling möchtest, schreibst du wahrscheinlich eine bestimmte Freundin an. Begleitung für alltägliche Besorgungen zu suchen, ist ebenfalls eine gute Möglichkeit, die Kontaktpflege in den Alltag einzubauen und lästige Erledigungen weniger öde zu machen. Auch gemeinsam Weihnachtsgeschenke einzupacken macht viel mehr Spaß als allein.

- **Spontan melden.** Früher habe ich es vermieden, spontan den Kontakt zu suchen, wenn ich an jemanden gedacht habe, denn ich wollte kein längeres Gespräch riskieren und mich nicht ablenken lassen. Jetzt weiß ich, dass es in Ordnung ist, einfach eine Nachricht zu schicken, in der steht: »Huhu! Ich arbeite noch, aber ich habe das hier gesehen und an dich gedacht. Können wir später telefonieren?«

---

* Wenn ich mich zurückziehen muss, ist mein erster Impuls, auf niemanden mehr zu reagieren. Aber sobald ich dann wieder verfügbar bin, bin ich überfordert, weil ich jetzt alle kontaktieren muss. Mittlerweile spüre ich besser, wann ich sozial überfordert bin, und lasse dann einen Kreis weg, sodass ich mehr Zeit für mich habe, ohne gleich alle meine Beziehungen auf einmal zu vernachlässigen.

Tanya S., 31, Kanada

»Ich habe jeden Tag ein Onlinedate mit meinen besten Freundinnen. In der Mittagspause spielen wir zusammen ein Spiel oder chatten. Da das Treffen täglich fest eingeplant ist, kann sich jede ein- und ausklinken, wie es gerade passt.«

Phillipp K., 35, Deutschland

»Sei proaktiv. Sei derjenige, der die Treffen organisiert, und warte nicht nur auf Einladungen. Heute ist der beste Tag zum Planen.«

Gwenyth T., 30, Michigan

»Ich nutze kleine Tricks, um sicherzustellen, dass ich mit meinen Freundinnen in Kontakt bleibe. Ich benutze die Sweepy-App für die Hausarbeit, aber ich habe darin eine Kategorie ›Freundschaft‹ erstellt. So kann ich sehen, wie lange es her ist, dass ich jemandem geschrieben habe, und dann setze ich es auf meine To-do-Liste. Die App erinnert mich daran, dass der gesellige Teil des Lebens genauso wichtig ist wie das Kloputzen, und wenn ich etwas Wichtiges von der Liste abhake, gibt mir das ein gutes Gefühl.«

5. Grenzen kommunizieren

Menschen können nicht Gedanken lesen. Es ist für mein Gegenüber nicht klar, warum ich etwas unterbreche, ob ich überfordert oder reizüberflutet bin oder ob ich mein Limit für abendliches Stillsitzen erreicht habe. Mein Gegenüber kann auch nicht ahnen, wie sehr ich hoffe, dass es mich zu der Veranstaltung einlädt, von der es mir gerade erzählt hat. Das bedeutet, dass ich es ihm vielleicht *sagen* muss. Indem ich meine Bedürfnisse kommuniziere, mache ich es nicht nur wahrscheinlicher, dass sie erfüllt werden, sondern mein Gegenüber merkt auch, dass es ebenso offen sein kann.

- **Zwischen Vorliebe und Entgegenkommen unterscheiden.** Wir sagen oft: »Das mache ich gerne!«, aber eigentlich meinen wir: »Ich bin bereit, das zu tun, was du offenbar möchtest, weil ich unsere Freundschaft schätze.« Beides ist gut. Beides ist wichtig. Manches gerne zu machen und zu manchem bereit zu sein bedeutet, dass die Freundschaft auf *Gegenseitigkeit* beruht.

- **Über Erwartungen sprechen.** Dies kann ein ausführliches und emotionales Gespräch sein. Es kann aber auch so knapp sein wie: »Hey, Kumpel, heute Abend Fitnessstudio?« Du entscheidest, was du willst.

- **Beim Nehmen die Grenzen achten.** Wie Betty Martin und Robyn Dalzen in *The Art of Giving and Receiving* schreiben: Wenn du der Empfänger bist, ist es deine Aufgabe, um das zu bitten, was du willst, deine Erwartungen zu kommunizieren und die Grenzen der Gebenden zu respektieren.

- **Beim Geben die Grenzen achten.** Wenn du der Geber bist, musst du deine Grenzen respektieren. Vor lauter Freude darüber, dass jemand etwas von dir haben möchte, das du bieten kannst, überlegst du womöglich gar nicht, ob das auch für dich in Ordnung ist.

- **Eigene Regeln festlegen.** Wenn du für dich Regeln aufstellst, die sich nicht auf eine bestimmte Person oder Situation beziehen, kannst du dich leichter an sie erinnern und auch eher Verständnis für sie erwarten. Hier einige Beispiele von mir: »Ich leihe Freund:innen kein Geld«, »Ich suche derzeit nach Freundschaften im echten Leben« und »Ich lege jeden Tag von 13 bis 14 Uhr eine Mittagspause ein«.

Claudia S., 32, Mexiko

»Wenn ich früher neue Leute kennengelernt habe, war ich schüchtern und verlegen wegen meiner ›Charakterfehler‹. Heute kehre ich gegenüber neuen Bekanntschaften gleich mein lautes, chaotisches, albernes Ich nach außen, damit von Anfang an klar ist, wer ich bin.«

Sebastian L., 29, Guatemala

»Sei ehrlich, was deine Grenzen und Schwachpunkte angeht, aber ohne dich dafür zu verurteilen. ›Hey, Becky! Kannst du mir in ein paar Tagen eine Nachricht schicken und mich an unser Treffen erinnern?‹ ›Können wir zusammen hinfahren? Ich möchte sicher sein, dass ich pünktlich bin.‹ ›Können wir eine Nacht bleiben statt zwei?‹ ›Lass uns bitte zusammen ein Geburtstagsgeschenk für X besorgen, sonst vergesse ich es bestimmt.‹«

Merlin S., 32, Maryland

»Es hilft, wenn man am Anfang ganz offen über Erwartungen spricht. Wenn ich weiß, dass jemand nicht gern chattet oder lieber telefoniert, kann ich mich darauf einstellen.«

Welchen Sinn haben Freundschaften?

Eines Tages habe ich meine Therapeutin frustriert gefragt: »Was haben Freundschaften eigentlich für einen Sinn?«

Es kam mir so vor, als müsste ich Freunde haben, weil das einfach so vorgesehen war. »Ich muss meine Arbeit unterbrechen, um eine Nachricht zu verschicken oder mich mit jemandem zu treffen, und das ist meistens nicht so lustig oder produktiv wie das, was ich stattdessen hätte tun können. Also … wozu habe ich überhaupt Freundinnen?«

Meine Therapeutin meinte: »Gute Frage. Welchen Sinn haben Freundschaften? Achte mal bewusst darauf. Wenn du das nächste Mal Zeit mit einer Freundin verbringst, dann frage dich, was du davon hast.«

Ich hatte mir diese Frage noch nie gestellt. War es nicht der Sinn von Freundschaft, Freunde zu haben? Nicht allein zu sein? Dass ich ein imaginäres Häkchen setzen konnte, das bedeutete, dass mein Leben erfolgreich verlief?

Bisher hatte ich gelernt, mir alles, was eine Freundschaft mir geben konnte, anderweitig zu beschaffen. Zeitvertreib? Videospiele. Anschluss oder Aufmerksamkeit? Mein Partner. Anschluss oder Aufmerksamkeit, wenn mein Partner nicht da war? Mein Hund.

Ohne Freunde auszukommen, ist heute einfacher denn je. Caroline hat mich darauf aufmerksam gemacht, dass Apps heute allerlei

Hilfen für Dinge im Alltag bieten, für die wir früher unsere Mitmenschen brauchten. Du benötigst eine Mitfahrgelegenheit zum Flughafen? Du bist krank und hättest gern eine Suppe? Du brauchst jemanden, der für dich einkaufen geht? Für all das gibt es Apps – für einiges davon sogar *zahlreiche* Apps.*

Freunde helfen dir, dein Leben zu gestalten, heißt es oft. Da ich nicht viele hatte, habe ich mein Leben ganz allein nach meinen Vorgaben aufgebaut und darin keinen Platz für Freundschaften vorgesehen. Wenn ich daher eine Freundschaft in mein Leben integrieren sollte, dann musste ich doch wissen, ob dies den Aufwand, die mögliche Ablehnung und die Ungewissheit wert war.

Und das Argument »damit du nicht einsam bist« reichte für mich nicht. Denn ehrlich gesagt habe ich mich bei meinen Versuchen, Freunde zu finden, oft viel einsamer gefühlt, als wenn ich allein zu Hause geblieben wäre.

Das Ganze machte mich neugierig. Welchen Sinn hatte also Freundschaft? Vielleicht brauchte ich Freundinnen ja nicht, um bestimmte Bedürfnisse zu befriedigen, aber ich konnte darauf achten, was ich von ihnen hatte, wenn ich Zeit mit ihnen verbrachte.

Wenn ich daher eine Freundschaft in mein Leben integrieren sollte, dann musste ich doch wissen, ob dies den Aufwand, die mögliche Ablehnung und die Ungewissheit wert war.

Zuerst war das Ergebnis enttäuschend: nicht sehr viel. Ich merkte, wie oft ich bei Aktivitäten mitmachte, die mir nicht wirklich gefielen. Der Nutzen dieser Treffen war im Vergleich zum Aufwand eher gering. Denn in diesen Freundschaften

* Apps schaffen Zugang und Teilhabe, was wichtig ist (vor allem für Menschen mit Behinderungen), aber wenn Apps in deinem Leben die Menschen komplett ersetzen, kann es sehr einsam werden.

ging es darum, die anderen und nicht mich glücklich zu machen und ihre statt meine Bedürfnisse zu befriedigen.

Da mein ursprüngliches Ziel ja nur gewesen war, Freunde zu haben, hatte ich alles getan, um sie bei Laune zu halten.

Doch jetzt hatte ich ein neues Ziel: Freundschaften aufzubauen, die auch mir etwas brachten. Das veränderte mein Vorgehen.

Mir wurde bewusst, dass ich andere zu Aktivitäten einladen konnte, die ich selbst gerne unternehmen wollte. Also erneuerte ich mein Bumble-Profil: Statt »Nimm mich! Guck mal, was ich zu bieten habe!« stand da nun: »Folgendes suche ich und Folgendes erwarte ich von dir.« Und so fand ich Menschen, die zu mir passten. Bei denen ich ich selbst sein konnte. Einige davon hatten ADHS. Als ich eines Abends weinend nach Hause kam, weil ich dachte, ich hätte mich zu sehr über unsere Unternehmung gefreut und die andere Person hätte deshalb am Ende des Abends genervt gewirkt, lag ich diesmal falsch. Sie war einfach nur *müde*. Alles war in Ordnung. Ich war nicht zu anstrengend gewesen. Nicht für sie.

Ich begriff, dass ich von meinen Freundschaften im echten Leben dasselbe erwartete, was ich in meiner Online-Community gefunden hatte: ein Gefühl der Zugehörigkeit.

Und mit der Zeit finde ich das auch. Während ich dieses Kapitel schreibe, denke ich mir nebenbei Dinge für den D&D-Spieleabend aus, zu dem ich heute Abend gehe. Obwohl ich mit der Überarbeitung des Buches in Verzug war, habe ich mir einen Tag frei genommen für eine Stadterkundung mit einem Internetfreund, der in der Gegend war.

Ich begriff, dass ich von meinen Freundschaften im echten Leben dasselbe erwartete, was ich in meiner Online-Community gefunden hatte: ein Gefühl der Zugehörigkeit.

Ich weiß jetzt, dass ich den Schmerz oder die Mühe, die mit dem Schließen von Freundschaften verbunden sind, nicht ganz vermeiden kann. Aber so kann ich Freundschaften aufbauen, die es mir auch wert sind.

Anstatt mich anzupassen, suche ich mir lieber etwas Passendes. Ich suche nach Orten, an denen ich mich wohlfühle. Ich halte nach Menschen Ausschau, deren Eigenschaften ich schätze und die umgekehrt zu schätzen wissen, was ich zu bieten habe. Die mich nicht nur als die Person mögen, die ich mühevoll nach außen darstelle, sondern als die, die ich tatsächlich bin.

KAPITEL 11

WAS ADHS NOCH SCHWIERIGER MACHT

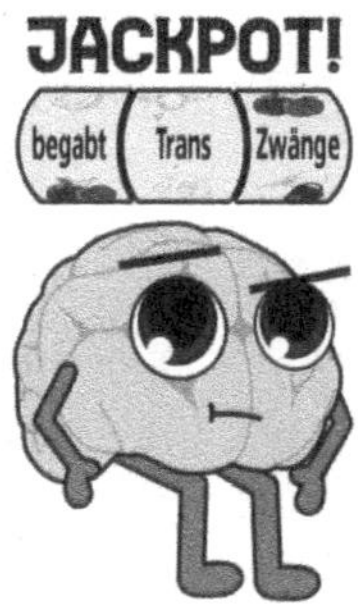

Wie kompliziert die Dinge werden können, ist unbegrenzt, weil eines immer zum anderen führt.

E. B. White

ADHS ist es nicht allein …

Bisher habe ich größtenteils über die Erfahrungen gesprochen, die die allermeisten ADHS-Betroffenen machen: Wir haben Probleme mit der Aufmerksamkeit, den Exekutivfunktionen, dem Zeitmanagement, dem Schlaf und so weiter. Ich weiß gar nicht, wie oft ich etwas über meine ganz persönlichen ADHS-Probleme getwittert habe, nur um dann dutzendfach von Brains auf der ganzen Welt Reaktionen wie diese zu erhalten: »Genau so ist es! Das erklärt meine ganze Persönlichkeit!«*

In diesem Kapitel möchte ich jedoch darüber sprechen, wie sich unsere Erfahrungen unterscheiden.

Es gibt viele biologische, psychologische und soziale Faktoren, die sich auf das Leben eines jeden Menschen auswirken und die die Lebensweisen und -wege beeinflussen. Unter anderem deshalb funktioniert ein Hilfsmittel womöglich bei einer Person, aber bei einer anderen mit genau demselben Unterstützungsbedarf nicht. Nehmen wir ein harmloses Beispiel: ein großes Whiteboard als Gedächtnisstütze. Das kann für eine Person superhilfreich sein, eine andere stört vielleicht der Geruch der Marker oder es gibt keinen Platz dafür an den Wänden ihres Arbeitsplatzes.

Diese Unterschiede in den Lebensumständen gäbe es in unserer Community auch dann, wenn wir alle den gleichen Zugang zu Ressourcen hätten, mit dem gleichen Maß an Diskriminierung konfrontiert wären, die gleichen Beeinträchtigungen und die gleichen Anforderungen an unsere Exekutivfunktionen hätten. Es gäbe auch Unterschiede, selbst wenn unsere ADHS-Symptome und unsere Beeinträchtigungen im Laufe der Zeit konstant blieben. Aber das alles ist nicht der Fall.

Zwar beeinflusst ADHS die Entwicklung des Gehirns und die kognitiven Fähigkeiten bei allen Geschlechtern, Ethnien, Klassen und Nationalitäten auf die gleiche Weise, aber diese Aspekte unserer sozialen Identität haben einen erheblichen Einfluss darauf, wie wir unser Leben leben. Überlappungen von verschiedenen Diskriminierungskategorien (auch Intersektionalität genannt) können das Ausmaß der Benach-

* Offenbar haben viele von uns gern mindestens fünf verschiedene Getränke gleichzeitig auf dem Schreibtisch stehen. Wer hätte das gedacht?

teiligung bestimmen, mit der wir konfrontiert sind.* Sie haben einen Einfluss darauf, wie unser ADHS-bedingtes Verhalten von unserem Umfeld wahrgenommen wird, wie wir diagnostiziert werden, ob wir diagnostiziert werden und welche Art von Behandlung wir erhalten.

Während ich gerade anfing, dies zu verstehen, stieß ich darauf, dass ADHS auch eine biopsychosoziale Störung ist. Sie ist zwar in hohem Maße genetisch bedingt, aber es spielen zum einen sehr viele Gene eine Rolle und zum anderen haben etliche Faktoren einen Einfluss darauf, wie sich ADHS äußert, wie stark die Symptome sind und in welchem Ausmaß die kognitiven Einschränkungen uns tatsächlich *behindern*. Unsere soziale Identität und das daraus resultierende Ausmaß an Diskriminierung spielen dabei natürlich auch eine Rolle, aber sie sind nicht die einzigen Faktoren. Während ich mich mit diesem Zusammenspiel vertraut machte, starb plötzlich meine Mutter, und ich erlebte es am eigenen Leib.

Von ihrem Tod erfuhr ich durch einen Anruf der Gerichtsmedizin, und zwar am selben Tag, an dem mir mitgeteilt wurde, dass meine Scheidung im Jahr 2020 rechtskräftig war.

Mit all dem ging es mir natürlich nicht gut.

Meine Trauer war so groß und allumfassend, dass sie meine mentalen Ressourcen und Bewältigungsstrategien vollkommen überforderte. Ich funktionierte nicht mehr gut genug, um meine Werkzeuge zu benutzen, und viele von ihnen griffen auf einmal nicht mehr. Mein trauerndes Hirn arbeitete völlig anders, sofern es überhaupt noch funktionierte. Auf Drängen einer Freundin und mit ihrer Unterstützung meldete ich mich bei einer Selbsthilfegruppe an, um mit der

* Das Konzept der Intersektionalität wurde von der amerikanischen Anwältin, Wissenschaftlerin und Aktivistin Kimberlé Crenshaw entwickelt und macht deutlich, dass verschiedene Formen von Diskriminierung nicht voneinander getrennt gesehen werden können, sondern zusammenhängen.

Verarbeitung meiner Trauer zu beginnen. Dabei lernte ich, dass ich einen »traumatischen Verlust« erlitten hatte und dass – wie bei vielen erwachsenen Kindern aus komplizierten Verhältnissen – der Verlust meines letzten lebenden Elternteils ein schwerwiegendes Kindheitstrauma hervorgeholt hatte, das nun verarbeitet werden musste. Also fing ich mit einer Traumatherapie an.

Mit fortschreitendem Heilungsprozess bemerkte ich, dass sich meine ADHS anders auf mich auswirkte. Und es stellte sich heraus, dass Symptome, die ich jahrelang ausschließlich auf ADHS zurückgeführt hatte, von anderen Faktoren beeinflusst waren. Allmählich betrachtete ich mein Leben nicht mehr nur reduziert auf meine ADHS, sondern darüber hinaus in Verbindung mit anderen Faktoren.

Nehmen wir zum Beispiel ADHS und Trauma. Die Emotionsdysregulation kommt bei ADHS-Hirnen häufig vor, aber mein persönliches Erleben dieses Symptoms wurde schon vor dem Tod meiner Mutter durch das Trauma aus meiner Kindheit und durch die immer wieder durchlebten Traumamuster verschlimmert.

Meine ADHS-bedingte Impulsivität? In der Therapie lernte ich, dass viele meiner impulsiven Handlungen auf meine Unfähigkeit, mit Unsicherheit umzugehen, zurückzuführen sind. Ein Phänomen, das bei Menschen häufig der Fall ist, die wie ich auch unter *Angststörungen* leiden. Die impulsiven Entscheidungen, die ich als junge Erwachsene mit ADHS *und* Angststörung getroffen habe, haben mich vielleicht Chancen und Freundschaften gekostet, aber diese Entscheidungen haben mir die Angst erspart, nicht zu wissen, wie sich diese Dinge entwickeln würden.*

* Hätte diese Chance wohl zum Misserfolg geführt? Hätte mir diese Freundschaft am Ende nur Leid gebracht? Wäre es da nicht viel einfacher, das alles impulsiv platzen zu lassen, als mit dieser Ungewissheit zu leben? Ja, ja, das wäre es.

Mir wurde bewusst, dass die jahrelange Schädigung meines Selbstwertgefühls nicht allein auf meine ADHS zurückzuführen war, sondern darauf, dass ständig *neurotypische* und *genderspezifische* Erwartungen an mich gestellt wurden, die ich aufgrund meiner ADHS nicht erfüllen konnte. Scham und Entmutigung kamen immer dann auf, wenn mein Körper, mein Zuhause und meine Beziehungen nicht so aussahen, wie sie *sollten.* Dass meine Vorstellung davon, wie mein Leben sein sollte, viel damit zu tun hatte, dass ich ADHS hatte *und* eine weiße Cis-Frau aus der US-amerikanischen Mittelschicht war, kam mir dabei zunächst nicht in den Sinn.

Doch mit der Zeit lernte ich die vielen Einflussfaktoren zu erkennen, die mit meinen Schwierigkeiten zusammenhingen. ADHS war nicht der einzige Faktor. In gewisser Weise war das eine gute Nachricht. Ich würde immer ADHS haben und unter Emotionsdysregulation leiden. Genauso wie es andere Faktoren gab, die ich nicht ändern konnte und die mich manchmal beeinträchtigten, wie zum Beispiel klein zu sein. Aber ich musste mich nicht darauf beschränken, all meine Schwierigkeiten mit tatsächlichen und metaphorischen Tritthockern zu bewältigen.

Ich konnte versuchen, durch Psychotherapie mein Trauma schrittweise zu heilen.

Ich konnte mich meinen Ängsten stellen und mich darin üben, Ungewissheit auszuhalten und gesunde Grenzen zu setzen.

Ebenso konnte ich mein Selbstwertgefühl stärken, indem ich meine Vorstellung von Weiblichkeit über das »Sollen« und »Müssen« hinaus erweiterte, mit dem ich aufgewachsen war.

Es gab also Lebensaspekte, die ich ändern konnte, und andere, die unveränderbar waren, aber sie alle spielten eine Rolle bei meinem Erleben von ADHS.

Während diese neue Erkenntnis mein Selbstverständnis veränderte, wurde mir auch klar, dass sie für viele Menschen aus meiner Community ebenfalls zutraf. Dass wir ADHS haben, ist ein verbindendes Element, aber unzählige andere Faktoren machen das individuelle Erleben einzigartig und kompliziert. Die Menschen in meiner Community sind von ADHS betroffen *und* so vieles mehr: autistisch, australisch, hochbegabt, queer, obdachlos, migrantisch, körperbehindert, südostasiatisch, chronisch schmerzgeplagt – die Liste ließe sich seitenlang fortsetzen.

Einerseits verstand ich nun, dass sich diese überlappenden Erkrankungen, sozialen Identitäten und sonstigen biopsychosozialen Faktoren auf das individuelle Erleben von ADHS auswirken, zum anderen erkannte ich auch, dass die Vorurteile gegenüber ADHS und weiteren Behinderungen sich mit Vorurteilen gegenüber anderen sozialen Identitäten verbinden und die Diskriminierung der mehrfach Betroffenen noch verstärken (mehr dazu auf Seite 325). Als ich anfing, bewusst auf die Komplexität der Erfahrungen meiner Community zu achten, hatte ich das Gefühl, dass ich viele Leute zum ersten Mal wirklich sah.

Ich werde nie vergessen, wie ein schwarzes Mitglied der *How-to-ADHD*-Community den Beitrag »Wie es ist, ADHS zu haben und Schwarz zu sein« kommentierte, an dem ich kurz vor dem Tod meiner Mutter gearbeitet hatte: »Wir waren die ganze Zeit hier. Hast du uns nicht gesehen?«

Die Antwort, die ich darauf beschämt geben musste, war: Nein. Ich hatte die Unterschiede in den individuellen Lebensumständen nicht wahrgenommen, weil ich mich so sehr auf ADHS konzentriert hatte, dass ich alles andere außer Acht gelassen hatte. Ärztinnen, Spezialisten und ADHS-Expertinnen (darunter auch ich) neigen dazu, nur auf ihr Fachgebiet zu schauen, und übersehen dabei oft das große Ganze.

Das müssen wir (muss ich) verbessern. Wir sind es denen, die von uns Aufklärung erwarten, schuldig, sie in ihrer Gesamtheit und als komplexe, einzigartige Menschen zu sehen.

Was ich gelernt habe

Bei ADHS sind negative Begleiterscheinungen eher die Regel als die Ausnahme. Zudem wird unser Leben von biologischen und sozioökonomischen Faktoren geprägt. Obwohl ich die Komplexität dieses Zusammenspiels gerade erst zu verstehen beginne, ist es mir wichtig, hier darauf einzugehen, denn die in diesem Kapitel beschriebenen Faktoren können nicht nur unser ADHS-Erleben und unseren Zugang zu medizinischer Versorgung beeinflussen, sondern auch die eigentliche Ausprägung der Krankheit.

Jedem Faktor den Platz einzuräumen, den er verdient, oder ihn hier umfassend zu behandeln, ist unmöglich. Man könnte jeweils ein eigenes Buch zum Thema schreiben. Daher möchte ich hier nur die häufigsten oder wirkmächtigsten Faktoren aufführen und Erfahrungen aus der Community wiedergeben.

Psychologische Faktoren

Schätzungsweise 60 bis 80 Prozent der Erwachsenen mit ADHS haben dazu noch *mindestens* eine der unten aufgeführten Erkrankungen. Diese sind für sich genommen schon komplex, aber ich konzentriere mich hier auf das Zusammenspiel mit ADHS. Wenn du eine der unten aufgeführten Krankheiten hast oder deshalb in Behandlung bist, regt dich dies hoffentlich zu eigenen Nachforschungen an.

Andere neurologische Entwicklungsstörungen

Bei neurologischen Entwicklungsstörungen handelt es sich um Unterschiede in der Entwicklung und Funktion des Nervensystems. Diese beeinflussen die Funktionsweise des Gehirns auf einer grundlegenden, strukturellen Ebene, die man sich als Betriebssystem[*] oder sogar als Firmware des Hirns vorstellen kann. Die funktionellen Beeinträchtigungen können gemildert werden, aber die grundlegenden Unterschiede in der Funktionsweise des Hirns bleiben bestehen. Man muss mit den Symptomen dieser Abweichungen entweder irgendwie klarkommen oder sie maskieren.

ADHS ist eine solche neurologische Entwicklungsstörung (siehe Kapitel 2, »Was ist ~~ADS~~ ADHS?«, Seite 43), aber dass man eine neurologische Entwicklungsstörung hat, schließt nicht aus, dass dazu noch eine andere vorliegt:

Autismus

In Gehirnen mit Autismus und ADHS (oder AuDHS, wenn du Kofferwörter magst) gilt folgende Gleichung: stark eingegrenzte Spezialinteressen + ADHS-bedingte Konzentrationsprobleme bei allem Uninteressanten = große Schwierigkeiten, sich auf irgendetwas außerhalb eines engen Interessengebiets zu konzentrieren.[**] ADHS-Betroffene verpassen oder missverstehen soziale Signale aus vielerlei Grün-

---

* Ein IT-kundiges Community-Mitglied hat mich darauf hingewiesen, dass diese Metapher unzutreffend ist, da Betriebssysteme nicht in den Computer eingebaut, sondern installiert werden. Firmware ist demzufolge die bessere Metapher, da die Firmware schon vorhanden ist, bevor die Software installiert wird. Nimm einfach die Metapher, die dir am meisten zusagt.

** Ein Bekannter mit AuDHS meinte scherzthaft: Wenn sich zwei AuDHS-Leute zum ersten Mal begegnen, klären sie am besten gleich, ob sie gemeinsame Spezialinteressen haben. Falls nicht, heißt es: »Schön, dich kennengelernt zu haben, und tschüss!«

den, aber wenn sie auch noch autistisch sind, kommt die Schwierigkeit hinzu, die Signale überhaupt zu erkennen, was den Umgang mit Menschen *sehr* schwierig machen kann.

Tics

Schwer zu kontrollierende verbale oder motorische Impulse können die ADHS-bedingten zwischenmenschlichen Probleme verschlimmern und den Druck erhöhen, die eigene Neurodivergenz zu maskieren. Tic-Störungen treten bei weniger als 10 Prozent der ADHS-Betroffenen auf; allerdings haben 60 bis 80 Prozent aller Menschen mit Tourette-Syndrom auch ADHS.

Lernbehinderungen

Die Verbreitung von Lernbehinderungen unter ADHS-Betroffenen liegt bei 43 bis 55 Prozent, verglichen mit 5 bis 15 Prozent in der Allgemeinbevölkerung. Zu den häufigsten Lernbehinderungen gehören:

- **Legasthenie:** Bei der Lese-Rechtschreib-Schwäche sind das Lesen und ähnliche Fähigkeiten beeinträchtigt. ADHS-Hirne haben oft Schwierigkeiten mit der Aufmerksamkeitssteuerung beim Lesen. Ist zudem das Lesen selbst ein Problem, werden schulische Schwierigkeiten noch verschärft.

- **Dyskalkulie:** Diese Lernbehinderung betrifft das mathematische Können. Die Behinderung prägt das Leben weit über die Schullaufbahn hinaus. Der Umgang mit Geld ist für ADHS-Betroffene ohnehin schon eine Herausforderung; Dyskalkulie kann dies noch verschlimmern.

- **Dysgraphie:** Diese Lern- und Feinmotorikstörung beeinträchtigt die Handschrift. Kindern mit Dysgraphie fällt es schwer, schnell und leserlich zu schreiben. Kommen noch ADHS-bedingte Probleme mit dem Ordnunghalten und Mitschreiben hinzu, können herkömmliche Lernmethoden ohne Teilhabemaßnahmen praktisch unwirksam sein.

Hochbegabung

Intellektuell hochbegabte Kinder mit ADHS – wegen ihres »zweifach außergewöhnlichen« *(twice exceptional)* Wesens auch 2e-Kinder genannt – finden oft nur schwer Unterstützung für eine oder beide neurologischen Abweichungen. ADHS-bedingte Aufmerksamkeits- und EF-Defizite können verhindern, dass die Intelligenz eines 2e-Schulkinds erkannt und gefördert wird. Umgekehrt kann das rapide Lerntempo eines 2e-Schulkinds die Lehrkräfte beeindrucken, sodass sie dessen Beeinträchtigungen in anderen Bereichen übersehen und vernachlässigen.

All diese Phänomene sind das Ergebnis einer Hirnentwicklung, die von der (neuro)typischen Entwicklung abweicht oder *divergiert*. Deshalb hat sich der Begriff *neurodivergent* zur Beschreibung von Hirnen wie den unseren etabliert.* Diese Unterschiede in der Entwicklung bedeuten, dass die Symptome unserer Erkrankung in der Struktur des Hirns angelegt sind.

* Wobei der Begriff nicht von allen gerne verwendet wird, denn er setzt Neurotypizität als Norm voraus. Aber er hilft den Menschen in unserer Community, einander zu finden. Mir persönlich gefällt daran die unterschwellige Verbindung zum Begriff »divergentes Denken«. Und das ist oft eine unserer Stärken.

Nicht entwicklungsbedingte neurologische Begleiterkrankungen

Nicht entwicklungsbedingte neurologische Erkrankungen resultieren im Gegensatz zum gerade Beschriebenen nicht aus Unterschieden in der Hirnentwicklung. Man kann sie sich als Software vorstellen – oder gleich als Malware. Sie können die Wahrnehmung und Denkprozesse verändern, was sich schwerwiegend auf die ADHS auswirken kann.

Anders als bei neurologischen Entwicklungsstörungen können die Symptome durch Behandlung, bei veränderten Umständen oder mit der Zeit variieren. Manchmal entstehen Erkrankungen wie die unten genannten in der Folge von ADHS, in anderen Fällen unabhängig davon, ob die Person ADHS hat oder nicht.

Depressionen

Eines der häufigsten Symptome von Depressionen ist Anhedonie, also eine verminderte Fähigkeit zu Interesse oder Freude. Da bei ADHS die Motivation einerseits vom Interesse abhängt und andererseits davon, dass man sich für Uninteressantes belohnt, kann Anhedonie eine erhebliche Beeinträchtigung darstellen.

Depressionen können die Probleme mit dem Selbstwertgefühl, die viele ADHS-Betroffene haben, noch verschlimmern. Denn sie führen zu dem Gefühl, nutzlos, ein Versager oder eine Last zu sein. Abwertende Gedanken wie diese machen zudem noch die negativen Etikettierungen und Bewertungen glaubhafter, mit denen Betroffene allzu oft vonseiten der Außenwelt konfrontiert werden.

Angststörungen

Eine häufige Folge von Angststörungen und ADHS ist die angstgetriebene Grübelei – also Gedanken, die wie eine kaputte Schallplatte endlos Schlechtes wiederholen. Ängstliche Gedanken halten den Kopf beschäftigt und machen es wahrscheinlicher, dass man dadurch wichtige Informationen verpasst. Dies kann zu mehr Fehlern führen, was wiederum die Angst schürt.

Manchmal können Ängste auch Hypervigilanz auslösen. Weil die Angst fest davon überzeugt ist, dass sie beim Überleben hilft, wird die angstgetriebene Wachsamkeit verstärkt, wenn sie etwas entdeckt, das wegen ADHS vielleicht übersehen werden könnte.

Außerdem lässt sich das ADHS-Hirn durch Dringlichkeit motivieren, und Angst ist gut darin, ein Gefühl der Dringlichkeit zu erzeugen. Das kann bei ADHS-Betroffenen, die wegen ihrer Angststörung, aber nicht wegen ADHS behandelt werden, problematisch sein, denn sie können oft nicht richtig produktiv sein, wenn die Angst sie nicht antreibt.

Oppositionelles Trotzverhalten

Anhand einer Untersuchung von erwachsenen ADHS-Betroffenen wurde festgestellt, dass 47 Prozent von ihnen eine Trotzstörung aufweisen, deutlich mehr als in der Allgemeinbevölkerung, wo nur 4 Prozent diese Diagnose erhalten.

Viele Fachleute bezweifeln, dass das oppositionelle Trotzverhalten (auch als Störung des Sozialverhaltens mit oppositionellem, aufsässigem Verhalten bezeichnet) als eigenständige Störung anzusehen ist, gerade bei Menschen, die auch an ADHS leiden. Sie sehen es eher als Ansammlung von Symptomen, die aus dem jahrelangen Zwang zu einer Verhaltensweise resultieren, die für das Hirn nicht funktioniert.

Laut Dr. Sharon Saline ist es wichtig anzuerkennen, dass Menschen mit einer solchen Trotzstörung nicht gegen jedermann oder jede Aufgabe opponieren. Widerspenstiges Verhalten ist ein Problem, das in einer Beziehung auftritt und auch von ihr abhängt. Manchmal liegt das Problem in der Beziehung zu einer Person, manchmal in der Beziehung zu einer Tätigkeit.

Traumabezogene Störungen

10 Prozent der Erwachsenen mit ADHS haben eine posttraumatische Belastungsstörung (PTBS). Die Häufigkeit von PTBS in der Allgemeinbevölkerung beträgt nur 1 Prozent. Einige Untersuchungen deuten darauf hin, dass männliche Veteranen mit ADHS ein höheres Risiko haben, an einer PTBS zu erkranken, als die ohne ADHS.

Sowohl bei ADHS als auch bei Traumatisierung können Menschen auf bestimmte Trigger mit einer heftigen Gefühlsflut reagieren, die die Exekutivfunktionen einschränkt. Das Auftreten von Traumatriggern verschlimmert die Emotionsdysregulation, und die ADHS-Impulsivität kann dazu führen, eher auf das Auftauchen von Triggern zu reagieren.

Substanzkonsum

Selbstmedikation ist bei ADHS weitverbreitet, besonders bei unbehandelter ADHS. Alkohol- und Drogenabhängigkeit tritt bei Erwachsenen mit ADHS viel häufiger auf als bei neurotypischen Erwachsenen (25 Prozent gegenüber 13 Prozent laut einer Studie).

Eine häufige Sorge bei der Verschreibung von Stimulanzien ist die Gefahr des Missbrauchs und der Abhängigkeit. Wer einmal Drogenprobleme hatte, bekommt deshalb möglicherweise keine Stimulanzien verschrieben. Allerdings ist es so, dass die Behandlung mit Stimulanzien das Risiko für Drogenmissbrauch bei ADHS-Patienten verringern kann.*

---

* Fürs Protokoll: Ärztlich verordnete Stimulanzien machen nicht süchtig. In der Community gibt es den Witz: »Wenn unsere Medikamente so süchtig machen, warum vergessen wir dann ständig, sie zu nehmen?« Werden Stimulanzien jedoch missbräuchlich und in viel höheren Dosen eingenommen, was oft ohne medizinische Notwendigkeit und zum Lustgewinn geschieht, können sie eine Abhängigkeit erzeugen.

SPRECHEN WIR ÜBER ESSPROBLEME

Laut der Kinderärztin Dr. Carolyn Lentzsch-Parcells, die viel mit Jugendlichen mit ADHS und Essstörungen arbeitet, kommen bestimmte Probleme bei ADHS häufiger vor:

Bulimie und Binge-Eating: Ess- und Brechattacken regen die Dopaminausschüttung im Gehirn an. Manchen Menschen hilft dies, auf eine ungesunde Weise besser mit ihrer ADHS umzugehen. Aber nicht nur durch zwanghaftes Essen und Erbrechen, sondern auch durch übermäßige Diäten und Workouts verschaffen sich manche Menschen Dopaminschübe, um mit ihrer eigentlich vorliegenden unbehandelten ADHS fertigzuwerden.

Vermeidend-restriktive Ernährungsstörung: Bei dieser Störung wird die Nahrungsaufnahme stark eingeschränkt, weil Betroffene entweder Angst vor dem Essen selbst oder vor den Folgen des Essens haben. ADHS-bedingte sensorische Empfindlichkeiten und negative Erfahrungen im Zusammenhang mit dem Essen können zu dem angstgetriebenen Essensverzicht führen, der für diese Störung typisch ist.

Gestörtes Essverhalten: Zwar entwickelt nur eine Minderheit unserer Community eine Essstörung, aber bei vielen ist das Essverhalten auffällig. Die Art, wie wir essen oder übers Essen denken, wirkt sich dann negativ auf unser Leben aus, ohne dass die Kriterien für eine Essstörung erfüllt sind. Gestörtes Essverhalten kann mit einer gestörten Körperwahrnehmung zusammenhängen, aber auch mit sensorischen Problemen, Wahrnehmungsstörungen und Defiziten der Exekutivfunktionen, die uns Planung, Einkauf und Zubereitung erschweren.

Warum haben wir so viel Appetit, wenn die Wirkung der Medikamente nachlässt?

Dr. Lentzsch-Parcells hat auch diese Frage beantwortet, die sich viele Menschen in unserer Community stellen. Stimulanzien können den Appetit während des Tages unterdrücken, sodass wir vielleicht nicht genug essen, um unsere Körperfunktionen betriebsfähig zu halten. Wenn dann die Wirkung der Medikamente nachlässt, ruft das Hirn: »Alter, wir brauchen Kalorien! Hol dir welche!«

Andererseits kann es auch sein, dass wir durchaus ausreichend essen, uns aber dann beim Nachlassen der Medikamente hemmungslos durch den Kühlschrank mampfen. Das kann mehrere Gründe haben:

- Die ADHS-Impulsivität wird nicht mehr unterdrückt, sodass man isst, sobald man Essen sieht.
- Wenn die Medikamente abklingen, wird das Hirn nicht mehr ausreichend mit Dopamin versorgt und ist gar nicht glücklich darüber, dass das Leben wieder mühsam wird. »HE, ICH BRAUCH DOPAMIN! ICH WEISS, WIE ICH DAS BEKOMME ... WO SIND DIE KEKSE?«

Biologische Faktoren

Bei all dem Gerede über das Gehirn vergessen wir leicht, dass wir ja auch einen Körper haben. Und das Hirn selbst ist nur ein Teil eines kompletten Nervensystems, das jeden Bereich von uns durchdringt. Sprechen wir also darüber, wie Hirn und Körper miteinander kooperieren (oder auch nicht).

- **Hormone:** Dass ADHS oft während oder direkt nach der Pubertät festgestellt wird, hat mit den rapiden hormonellen Veränderungen zu tun. Die Testosteronwerte steigen während der männlichen Pubertät um das Siebenfache an, was mit impulsiveren Entscheidungen und mehr Hyperaktivität einhergeht. Östrogen hingegen wird mit der Dopaminproduktion in Verbindung gebracht. Wenn der Östrogenspiegel steigt, erhöht sich auch der Dopaminspiegel. Der Östrogenspiegel schwankt im Laufe des Menstruationszyklus und kann während der prämenstruellen Phase (der Tage oder Wochen vor der Menstruation) die ADHS-Symptome verschlimmern. Nach der Schwangerschaft und in den Wechseljahren sinkt der Östrogenspiegel deutlich.

- **Biologisches Geschlecht:** Cisgeschlechtliche Jungen neigen eher zum hyperaktiven ADHS-Typus, während cisgeschlechtliche Mädchen eher zum vorwiegend unaufmerksamen Erscheinungsbild neigen. Untersuchungen haben ergeben, dass Mädchen seltener zur Testung überwiesen werden, dass bei ihnen trotz Tests seltener ADHS diagnostiziert wird und dass sie nach einer ADHS-Diagnose seltener behandelt werden. Allerdings kann ADHS auch bei Jungen und Männern übersehen werden, die eher nach innen gekehrt auftreten.

- **Alter:** Das Erscheinungsbild von ADHS ändert sich mit dem Alter. Je älter man wird, desto höher ist die Wahrscheinlichkeit einer vorwiegend unaufmerksamen Ausprägung. Auch die Symptome von Impulsivität und Hyperaktivität wandeln sich im Laufe der Zeit, vor allem wenn sich die Anforderungen verändern. Während ein impulsives Kind vielleicht auf die Straße rennt, kündigt eine impulsive Erwachsene womöglich ihren Job oder nimmt einen weiteren Auftrag an (oder noch fünf). Die Exekutivfunktionen entwickeln sich mit dem Alter weiter, und man erlernt mit der Zeit Bewältigungsstrategien (sowohl günstige als auch ungünstige).

- **Schwangerschaft:** Forschungsergebnisse zu den Auswirkungen von Stimulanzien in der Schwangerschaft deuten darauf hin, dass das Risiko von Komplikationen minimal bis nicht vorhanden ist. Da diese Untersuchungen jedoch nur begrenzt aussagekräftig sind, trauen sich einige Ärzte nicht, ihren schwanger gewordenen Patientinnen diese Medikamente weiter zu verschreiben. Mein Psychiater hat mir jedoch erklärt, dass ADHS die Stressresistenz erheblich beeinträchtigt, und Stress ist ja bekanntermaßen schädlich für den heranwachsenden Fötus. Neuere Forschungen belegen zudem, dass das Absetzen der Medikamente in der Schwangerschaft negative Auswirkungen auf die werdenden Eltern hat.

- **Migräne:** Migräne ist in der ADHS-Community weit verbreitet. In einer Studie wurde festgestellt, dass Männer mit ADHS doppelt so häufig unter Migräne leiden wie Männer ohne ADHS. Doch Migräne ist nicht immer mit Schmerzen verbunden, wie ich feststellen musste, als sich bei mir Migräne mit Aura einstellte. Auch wenn mein Gehirn an diesen Tagen wunderbar arbeitete, konnte ich nichts schreiben, weil ich den Bildschirm nicht erkennen konnte.

- **Chronische Schmerzen:** Wer unter chronischen Schmerzen leidet, hat gute, mäßige oder schlechte Schmerztage, die noch komplizierter werden, wenn das Phänomen von guten, mäßigen oder schlechten Hirntagen dazukommt. Schmerzen jeglicher Art lenken uns ab, und ADHS-Hirne sind nicht gut darin, sensorische Ablenkungen zu ignorieren. Chronische Schmerzen können auch dazu führen, dass man Aktivitäten meidet, die die geistige und körperliche Gesundheit fördern. Etwas Angenehmes zu tun erhöht den Dopaminspiegel, hebt die Stimmung und verringert das Schmerzempfinden. Wenn man an schlechten Schmerztagen auf dopaminfördernde Aktivitäten verzichtet, kann das schlechte Hirntage nach sich ziehen, weil das zur Konzentration erforderliche Dopamin ausbleibt.

Erwähnenswert ist, dass jede chronische Erkrankung beim Vorliegen von ADHS sowohl schwerwiegender als auch schwerer zu behandeln sein kann, weil sie möglicherweise eine umfangreiche Nachsorge oder ein kompliziertes Medikamentenmanagement erfordert. Therapiepläne einzuhalten ist schwierig, wenn man Probleme mit Plänen aller Art hat. Anstatt Patienten die Behandlung zu verweigern, die sich mit den entsprechenden Vorgaben schwertun, sollten Ärztinnen gemeinsam mit ihnen Behandlungspläne ausarbeiten, die das Gehirn ebenso berücksichtigen wie den Körper.

ADHS-Hirne haben auch Schwierigkeiten mit der regelmäßigen Gesundheitsvorsorge. Für viele von uns bedeutet das enorme Herausforderungen für die Exekutivfunktionen: Es gilt ein kompliziertes Gesundheitssystem zu durchdringen, Termine zu vereinbaren und eventuell Versicherungsfragen zu klären. Dazu kommen noch die alltäglichen Schwierigkeiten, pünktlich zu Terminen zu erscheinen und die richtigen Formulare *korrekt* auszufüllen. Da es sich bei der medizinischen Vorsorge naturgemäß *nicht* um etwas Dringendes handelt, fällt es uns besonders schwer, an die jährlichen Untersuchungen, Screenings, Zahnreinigungen und so weiter zu denken.

STIGMATISIERUNG, VORURTEILE UND DISKRIMINIERUNG

ADHS ist mit einem großen Stigma behaftet. Falsche Vorstellungen und Stereotype über Menschen, die an ADHS leiden, sind weit verbreitet. Die daraus resultierenden Vorurteile führen zu Diskriminierung – genauer gesagt zu *Ableismus*. Ableismus ist die Diskriminierung und soziale Benachteiligung von Menschen mit Behinderungen (einschließlich ADHS), die auf dem Glauben beruht, dass neurotypische Fähigkeiten oder Menschen mit neurotypischen Fähigkeiten von Natur aus besser oder wertvoller sind.

Beispiele für Ableismus sind vielerorts zu finden – sogar im Kindergarten. Auf Plakaten stehen dort oft folgende (oder ähnliche) Regeln für ein gutes Zuhören: »Augen schauen, Ohren hören, Lippen sind geschlossen, Hände sind still, Füße sind leise.« Von uns wird nicht nur erwartet, dass wir diese Regeln befolgen, die zum Teil unsere Konzentrationsfähigkeit einschränken, man bestraft uns auch, wenn wir es nicht schaffen. (Siehe Kapitel 3, »Was hat es mit dem (Hyper-)Fokus auf sich?«, Seite 69.)

ADHS-Betroffene bekommen ihr ganzes Leben lang zu hören, es sei gesellschaftlich inakzeptabel und sogar gefährlich, ADHS-Symptome oder andere neurodivergente Merkmale zu zeigen. Oder bestimmte Bewältigungsmechanismen zu nutzen, um in Gruppensituationen zurechtzukommen und Erwartungen zu erfüllen.

Offene und verdeckte Diskriminierung erleben wir Tag für Tag. Die Vorurteile, die zur Zurücksetzung von ADHS-Betroffenen führen, verbinden sich oft mit den Vorurteilen gegenüber anderen marginalisierten Identitäten, was die Diskriminierung im Einzelfall noch verstärkt. Vorurteile gegenüber LGBTQIA+ können sich zum Beispiel in Homophobie und Transphobie äußern und die Benachteiligung von ADHS-Betroffenen verstärken. In den USA werden Schwarze Kinder, die den Unterricht stören, zum Beispiel eher bestraft als weiße Kinder, die in ähnlicher Weise stören, weil rassistische Vorurteile dazu beitragen, dass Lehrkräfte afroamerikanische Jugendliche eher als potenziell schuldig und aggressiv wahrnehmen als ihre weißen Mitschüler.

In so ziemlich jeder Gesellschaft werden Menschen aus vielerlei Gründen diskriminiert, unter anderem wegen Geschlecht, Religion, Nationalität, ethnischer Zugehörigkeit, sexueller Orientierung, medizinischem Status oder Behinderungsgrad. Und jede dieser Diskriminierungskategorien kann bestimmte Auswirkungen haben, wie ich im folgenden Abschnitt noch ausführen werde. Allem liegt die Stigmatisierung zugrunde – die Überzeugung, dass bestimmte Identitäten oder Lebensweisen nicht akzeptabel und gesellschaftsfähig sind.

Sozioökologische Faktoren

Unser Gehirn befindet sich in einem Körper und dieser Körper ist in komplexe kulturelle, wirtschaftliche und ökologische Systeme eingebunden, die weltweit – möglicherweise sogar im Weltraum – Bestand haben. Wie wir mit diesen Systemen interagieren (und wie diese mit uns interagieren), kann unser Leben mit ADHS stark beeinflussen.

- **Kultur:** ADHS tritt in allen Kulturen in denselben Ausprägungen auf, aber nicht in jeder Kultur wird die Störung gleichermaßen anerkannt, bewertet und unterstützt. In manchen Ländern begegnet man Menschen mit psychischen Problemen mit mehr

Akzeptanz und Unterstützung als in anderen, und auch bei den Behandlungsansätzen gibt es kulturelle Unterschiede.* Außerdem sind die Wertvorstellungen in den einzelnen Kulturen verschieden, und manches kommt da den Neigungen des ADHS-Hirns eher entgegen als anderes. Zum Beispiel ist in manchen Ländern der Umgang mit der Zeit weniger streng, was Brains mit Zeitkurzsichtigkeit das Leben erleichtert.

- **Sozialisierung/gesellschaftliche Erwartungen:** Menschen mit ADHS sind häufig nicht an die Erwartungen der Gesellschaft und die Gender-Normen angepasst. Dafür gibt es viele Gründe, einer davon ist, dass es ihnen schwerfällt, den (oftmals geschlechtsspezifischen) gesellschaftlichen Erwartungen zu entsprechen. Diese variieren, je nachdem, woher man kommt und wo man lebt, und oft existieren dazu noch mehrere Subkulturen, die wiederum jeweils Unterschiedliches von einem verlangen. Aber um Erwartungen zu erfüllen – im Beruf, im Freundeskreis, in der Familie, in der Gesellschaft und in politischen oder ideologischen Gruppierungen –, braucht man Exekutivfunktionen. Und ADHS-Betroffenen fehlt häufig die Fähigkeit, mit konkurrierenden Anforderungen umzugehen und all diese Erwartungen zu erfüllen.

- **Religion:** Viele Menschen, auch solche mit ADHS, wenden sich der Religion zu, um Hoffnung, Trost, Zugehörigkeit und soziale

---

* Studien haben in verschiedenen Ländern deutliche Unterschiede bei der Häufigkeit von ADHS festgestellt. Eine systematische Überprüfung dieser Studien hat jedoch ergeben, dass diese Zahlen auf kulturelle Unterschiede bei den verwendeten Diagnosekriterien und bei der Bewertung der Beeinträchtigungen zurückzuführen sind. Mit anderen Worten: Der kulturelle Kontext scheint der Grund für diese Unterschiede zu sein und nicht eine von Land zu Land variierende ADHS-Häufigkeit.

Unterstützung zu erfahren. Leider werden ADHS-bedingte kognitive Beeinträchtigungen in manchen Konfessionen als moralisches Problem angesehen, sodass von den Betroffenen erwartet wird, dass sie sich Religionen oder höheren Mächten zuwenden, um Hilfe oder Fürsorge zu bekommen, oder ihre Nöte einfach »wegbeten«. Zwar können der Glaube und die Zugehörigkeit zu einer Gemeinde für manche Menschen durchaus hilfreich sein, aber nicht immer resultiert daraus die Art von Unterstützung, die bei ADHS nötig ist. Manche ADHS-Betroffene fühlen sich sogar als »schlechte« Christinnen/Muslime etc., weil sie wegen ihrer Beeinträchtigungen nicht entsprechend den Regeln leben können – und das entfremdet sie von ihrer Religion.

- **Ethnische Herkunft:** Es ist bekannt, dass die Anzahl der im Zusammenhang mit ADHS gestellten Diagnosen und der daraus resultierenden Behandlungen in den jeweiligen ethnischen Gruppen stark variiert, und zwar aus vielerlei Gründen. So hat eine aktuelle Studie ergeben, dass in den USA bei Schwarzen Erwachsenen die Wahrscheinlichkeit einer ADHS-Diagnose um 77 Prozent geringer ist als bei weißen Erwachsenen, während Schwarze Jugendliche um 24 Prozent häufiger eine Diagnose erhalten als weiße Jugendliche. In einer anderen Studie wurde herausgefunden, dass Schwarze und lateinamerikanische Kinder im Vergleich zu weißen Kindern seltener eine ADHS-Diagnose erhalten und medikamentös behandelt werden, wenn man den sozioökonomischen Status berücksichtigt. Bei asiatischen Kindern ist die Wahrscheinlichkeit am höchsten, nicht behandelt zu werden. Diese Zahlen zeigen, dass es bei der Diagnose und Behandlung von ADHS deutliche Unterschiede zwischen den Ethnien gibt – was mit erheblichen Folgen verbunden ist.

- **Sozioökonomischer Status:** ADHS bereitet viel weniger Sorgen, wenn man es sich leisten kann, verlorene oder beschädigte Gegenstände zu ersetzen, Pausentage einzulegen, ohne dass dadurch finanzielle Probleme entstehen, Essen zu bestellen, wenn man nicht weiß, was man kochen soll, und sich bezahlte Hilfe für Alltagsaufgaben zu holen. Die meisten ADHS-Betroffenen haben jedoch nicht genug Geld für solche Erleichterungen.

- **Zugang zu Diagnose und Behandlung:** Eine angemessene ärztliche Betreuung und Behandlung zu bekommen, ist für ADHS-Betroffene nicht überall auf der Welt selbstverständlich. Die Hürden dabei sind zahlreich: Während ich diese Zeilen schreibe, herrscht in den USA zum Beispiel eine Knappheit an ADHS-Medikamenten. Das staatliche Gesundheitssystem in Großbritannien hat eine jahrelange Warteliste allein für die ADHS-Diagnostik. In Ländern wie Russland sind stimulierende Medikamente schlichtweg verboten. Und es gibt wirklich wunderbare Therapeuten, die auf ADHS bei Erwachsenen spezialisiert sind, aber leider nicht annähernd genug davon. Wenn dann noch Begleiterkrankungen oder eine bestimmte (womöglich marginalisierte) Identität vorliegen, wird es noch viel schwieriger, geeignete Experten zu finden.

- **Veränderte Anforderungen:** Bestimmte Ereignisse im Leben – Umzug, Heirat, Familiengründung, Berufswechsel, Pflege von Eltern – stellen deutlich höhere Anforderungen an die Exekutivfunktionen. Wer zum Beispiel mit einem Studium beginnt, kann das in der Forschung als »doppeltes Defizit« beschriebene Phänomen erleben. Auf der einen Seite hat die Person mit den gestiegenen Anforderungen an die Exekutivfunktionen zu kämpfen (sich für Kurse anmelden, sich in der Uni zurechtfinden, ein Zimmer finden, sich um das tägliche Essen kümmern), auf der anderen Seite aber gleichzeitig auch mit dem neuen sozialen Kontext und zusätzlichem sozialen Druck, der sich daraus ergibt, dass sie neue Freunde finden muss, in einer WG lebt, Verabredungen trifft und auf Partys geht.

Viele von uns kümmern sich erst dann um die Diagnose und Behandlung ihrer ADHS, wenn die Anforderungen an ihre Exekutivfunktionen ihre Bewältigungskapazität übersteigen. Leider bedeutet das, dass wir längst am Ertrinken sind, wenn wir um Hilfe rufen. Obwohl wir gerade völlig überfordert sind, müssen wir uns dann erstmals damit auseinandersetzen, ADHS zu begreifen und den Umgang damit zu lernen. Dass die frisch Diagnostizierten aufgrund dieser Überforderung nicht immer in der Lage sind, die neuen Strategien umzusetzen, wird allzu oft von denjenigen übersehen, die Hilfe und Behandlung anbieten.

DAS ZUSAMMENSPIEL ZWISCHEN DEN FAKTOREN

Manche Faktoren können den Zugang zu Behandlung und Unterstützungsangeboten verbessern. Einige können gleichzeitig hilfreich und schädlich sein, andere sind uneingeschränkt negativ. In jedem Fall ist zu beachten, dass nicht nur zwischen diesen Faktoren und ADHS Wechselwirkungen bestehen, sondern auch zwischen den verschiedenen Faktoren selbst.

Manche Menschen haben zum Beispiel eine höhere genetische Veranlagung für Angststörungen, aber die Gene werden erst dann »aktiv« und lösen eine Angststörung aus, wenn die Auswirkungen bestimmter Umweltfaktoren mit den Folgen eines Lebens mit ADHS zusammentreffen.* Kulturelle Unterschiede, medizinische Diskriminierung und mangelnder Zugang zu Medikamenten können dazu führen, dass eine Angststörung unbehandelt bleibt, und unbehandelte Angststörungen können wiederum Depressionen auslösen. Das alles macht ein Leben mit ADHS noch schwieriger.

Der hohe Leistungsdruck, der in bestimmten Kulturen auf Schulkindern lastet, und die Erwartung, dass Eltern ihre Kinder unterstützen, können für ADHS-Betroffene von Vorteil sein. Wenn die Eltern eine Nachhilfe organisieren, weil sich das Kind in der Schule schwertut, und dabei der Lernstil des Kindes berücksichtigt wird, kann dies durchaus zu guten Ergebnissen führen. Die große Bedeutung, die einem erfolgreichen Bildungsweg zugeschrieben wird, kann aber auch dazu führen, dass die Eltern wegen der Defizite ihres Kindes Stress und Scham empfinden. Deshalb versuchen sie dann, dem Kind bis in die Nacht hinein bei den Hausaufgaben zu helfen. Und das Gefühl, selbst nicht genug zu machen, kann sie davon abhalten, therapeutische oder pädagogische Hilfe in Anspruch zu nehmen.

In meinem Fall hat mich der Tod meiner Mutter dazu gebracht, mich meinem Kindheitstrauma zu stellen und es zu verarbeiten, was meine psychische Gesundheit insgesamt verbessert hat. Das war aber nur möglich, weil ich Unterstützer hatte, die mir halfen, eine Traumatherapie zu finden, weil ich in meinem Beruf zeitlich flexibel bin und mich auf ein Team verlassen kann, um Therapietermine am frühen Nachmittag wahrzunehmen. Dass Menschen unterschiedliche Ergebnisse erreichen, liegt nicht allein an fehlender Anstrengung, dem Engagement oder der speziellen Diagnose eines Einzelnen.

* Unser Genom ist wie eine Bibliothek voller Bücher, und nur die Gene, die »gelesen« werden, entfalten ihre Wirkung. Die Lehre davon, wie Gene aufgrund bestimmter Umweltbedingungen ein- oder ausgeschaltet werden, heißt *Epigenetik* und ist hochinteressant. Im Ernst, google das mal.

Vielmehr prägt das Zusammenspiel verschiedener Faktoren das individuelle ADHS-Erleben. All diese Zusammenhänge zu erkennen, ist vielleicht zu viel verlangt, aber es ist wichtig, sich dieser Tatsache bewusst zu sein, wenn man Menschen mit ADHS effektiv unterstützen möchte - vor allem, wenn es um dich selbst geht.

Es ist nicht ADHS allein …

Ich habe meine Community gebeten, mir zu erzählen, wie sich das Zusammenspiel diverser Faktoren mit ADHS und die Überlappungen verschiedener Diskriminierungskategorien im Alltag offenbaren. Tagelang las ich eine Geschichte nach der anderen und verstand immer besser, wie kompliziert, wunderbar und oft auch traurig unsere individuellen Erfahrungen sind. Daran möchte ich dich teilhaben lassen.

Achtung! In einigen Berichten geht es um Themen wie Krankheit, Rassismus, Transphobie, Homophobie, Essstörung.

Tiger T., 47, Maryland

»Autismus und ADHS führen in meinem Kopf oft zu interessanten Widersprüchen. Routine ist gut, aber auch langweilig. Ich brauche Stimulation, aber bloß nicht zu viel. Der Burnout droht auf *beiden* Seiten der Medaille. Und vieles, was eigentlich ein ADHS-Abwehrmechanismus ist, wurde von der autistischen Seite in mir geschaffen.«

Lee D., 39, Massachusetts

»Schwul zu sein und ADHS zu haben, bedeutet für mich ein doppeltes Coming-out. Ich habe Angst davor, wegen dieser Merkmale, auf die ich keinen Einfluss habe, verurteilt zu werden, und deshalb zögere ich, es Leuten zu sagen, denen es vielleicht an Verständnis fehlt.«

Seren S., 35, Kanada

»Wenn man ADHS hat, ist es viel wahrscheinlicher, auch an Hypermobilität oder EDS [Ehlers-Danlos-Syndrom] und Dysautonomie zu leiden. Ist das der Fall, sind Verhaltensweisen oder Probleme, die man vielleicht auf ADHS zurückführen würde, möglicherweise Anpassungsmaßnahmen des Körpers, zum Beispiel die ständige Bewegung, um Gelenkschmerzen zu lindern, Unruhe oder eine seltsame Sitzhaltung, um die orthostatische Intoleranz im Griff zu haben. Ich habe auch festgestellt, dass sich meine Exekutivfunktionen durch Gelenkschmerzen deutlich verschlechtern.«

Traci L., 38, Kalifornien

»Sowohl ADHS als auch Fettphobie können dazu führen, dass man überkompensiert, um zu beweisen, dass man nicht ›faul‹ ist. Angst vor Zurückweisung ist ebenfalls besonders schlimm in einer Welt, die nicht auf deinen Körper zugeschnitten ist und dir ständig vermittelt, dass dieses Gefühl der Ausgrenzung deine eigene Schuld ist oder etwas, das du mit ›mehr Disziplin‹ ändern kannst.«

N. C. M., 37, Großbritannien

»Wenn du in eine arme Familie mit bildungsfernen Eltern hineingeboren wirst, ist es viel schwieriger herauszufinden, was mit dir nicht stimmt. Zu Hause hat mich niemand kontrolliert, und in der Schule hat man gedacht, dass ich keine Lust auf Lernen habe, weil ich arm bin. Darüber wird natürlich nicht gesprochen – es geht immer nur um die Mittelschicht.«

Mark J., 63, Kalifornien

»Ich habe mit nicht diagnostizierter ADHS gelebt, bis ich über 40 war. Als Kind von Einwanderern bin ich außerhalb der Kultur aufgewachsen, die mein Pass eigentlich vorsieht. Ich hatte immer unrecht. In meiner katholischen Schule in Schottland ging das so weit, dass ich freiwillig die Schuld auf mich nahm, weil mir die Schläge mit dem Lederriemen auf den Händen gar nicht mehr wehtaten.«

Ying D., 26, Virginia

»Nur weil ich nach außen ordentlich wirke, heißt das noch lange nicht, dass das auch in meinem Kopf so ist. Übertrieben gut mit Papierkram zurechtzukommen ist eine notwendige Maskierungsmaßnahme meines ADHS-Hirns, um in einer asiatischen Einwandererfamilie zurechtzukommen.«

Rex M., 34, North Carolina

»Ich bin trans und habe ADHS. Ich fühle mich unwohl, wenn ich ohne Krawatte aus dem Haus gehe, aber wenn ich eine trage, ist mir das wegen meiner sensorischen Probleme mit Kleidung ebenfalls unangenehm. Das bedeutet, dass ich mich einfach immer unwohl fühle, wenn ich das Haus verlasse.«

Cecilia C., 37, Mexiko

»Mit ADHS und Schilddrüsenunterfunktion ist man besonders vergesslich und depressiv (auch wenn man in Behandlung ist). Die Schilddrüsenunterfunktion raubt einem die Energie, und dann fehlt auch noch das Dopamin, um in die Gänge zu kommen.«

Emrys H., 32, Kalifornien

»Mein gestörtes Essverhalten kommt daher, dass ich schlecht mit Geld umgehen kann. (Hallo, ADHS.) Ich weiß noch, wie ich das erste Mal nichts mehr zu essen hatte. Es ist ein Albtraum, tagelang zu hungern, und zwar nicht aus freien Stücken, sondern weil man nichts mehr zu essen kaufen kann. Und als das vorbei war, habe ich mir eingeredet, dass ich nicht zu viel essen durfte, weil ich sonst Gefahr lief, wieder nichts mehr zu haben und hungern zu müssen. Wenn ich nur wenig aß, hatte ich noch etwas für andere Tage übrig und konnte es vermeiden, nichts mehr zu haben. So assoziierte ich allmählich Nahrungsverzicht mit Sicherheit und paradoxerweise mit dem *Verhindern* des Verhungerns. Das prägte sich tief in mir ein und bestimmte instinktiv mein Verhalten. Noch heute muss ich in Stresssituationen (etwa vor der Abschlussprüfung) den Impuls, meine Nahrungsaufnahme einzuschränken, aktiv unterbinden.«

Geneva L., 34, Michigan

»Ich leide an einem angeborenen Augenzittern, und weil meine Augen unterschiedlich gut sehen, neige ich den Kopf, wenn ich etwas betrachte. Damit und mit meiner ADHS-bedingten ›Dummheit‹ ging ich als ›niedliche Kleine‹ durch, bis ich in ein Alter kam, in dem mein Umfeld dies eher seltsam als liebenswert fand. Erst in der sechsten Klasse wurde meine Sehbehinderung diagnostiziert, und ich bekam einen offiziellen Anspruch auf Teilhabemaßnahmen im Unterricht. Das ignorierten meine Lehrerinnen und Lehrer aber weitgehend, wenn ich nicht vehement darum kämpfte.«

Julia F., 38, Neuseeland

»Wenn sich ADHS und sozioökonomischer Status hemmend überlappen, ist das hart. Für vieles, was mir bei meinen EF-Problemen helfen würde, bräuchte ich Geld.

Sich überhaupt testen zu lassen, ist so teuer, dass es für viele Menschen eine Barriere darstellt. In der ADHS-Community hier ist es allgemein bekannt, dass es sinnlos ist, sich im staatlichen System auf die Warteliste setzen zu lassen, weil man da erst diagnostiziert wird, wenn das Leben komplett in Scherben liegt. Ich hatte zum Glück genug Geld, um mich privat testen zu lassen, aber alle zwei Jahre muss man zu einer Nachuntersuchung, um die Verschreibung für Stimulanzien zu verlängern. Auch diese Termine kosten etwas. Dazu wird jeden Monat eine Rezeptgebühr fällig (nicht wie üblich alle drei Monate), weil es sich um Betäubungsmittel handelt. Wer kein Geld hat, stößt auf viele Hindernisse und bekommt nicht so schnell die benötigte Hilfe.«

Ike A., 23, Illinois

»Dass Schwarze so selten behandelt werden, liegt zum Teil am Rassismus im Medizinbetrieb und auch an dem Misstrauen, das unsere Community gegenüber dem Gesundheitssystem hat. Das bedeutet, dass wir selbst mit Diagnose nicht unbedingt Hilfe bekommen.«

Khiry S., 32, Kalifornien

»Ich habe meine Symptome ohne Absicht maskiert, weil ich als junger Schwarzer ›doppelt so gut‹ sein musste. Viele ADHS-Merkmale überschneiden sich mit rassistischen Klischees. Wenn ich mich impulsiv verhalten hätte, hätte man mich wahrscheinlich als asozial eingestuft und nicht auf ADHS getippt.«

Der Werkzeugkasten

Ich habe Hunderte solcher Kommentare durchgelesen, voller Bewunderung für die darin ausgedrückte Resilienz, voller Hoffnung dank der gelegentlich erwähnten Schutzmaßnahmen, aber meistens tief betrübt darüber, dass wir so hart kämpfen und komplexe Schwierigkeiten weitgehend allein meistern müssen. Gezielte Strategien für jedes denkbare Zusammenspiel von Faktoren kann ich hier unmöglich anbieten, aber es gibt allgemeine Grundsätze, die für viele von uns gelten dürften.

1. Erkennen, womit du zu kämpfen hast

Für viele, vor allem für diejenigen unter uns, die nur begrenzten Zugang zu medizinischer Versorgung haben, beginnt der Weg damit, dass sie einen Verdacht hegen oder sogar eine Selbstdiagnose stellen. Wenn das auch bei dir so ist, kann es sinnvoll sein, sofern möglich, eine professionelle Diagnose einzuholen, um abzuklären, ob noch mehr vorliegt. Wenn du selbst nicht alle involvierten Faktoren kennst, kann das von Nachteil sein, weil dir vielleicht effektivere Behandlungsmöglichkeiten entgehen. Eine genaue Diagnose (oder Diagnosen) kann dir viel Zeit und Mühe ersparen, da du sonst womöglich Jahre damit verschwendest, eine vermeintliche Erkrankung in den Griff zu bekommen, die du gar nicht hast oder die nur eine tiefer liegende Ursache überlagert.

Dass so etwas passiert, ist sehr traurig, aber nicht ungewöhnlich, denn die Symptome von ADHS ähneln denen anderer Erkrankungen und umgekehrt. Jemand aus der Community hat mir erzählt, dass bei ihm zwei Jahrzehnte lang Depressionen diagnostiziert und erfolglos behandelt wurden, bevor seine ADHS erkannt wurde. Die darauf folgende ADHS-Behandlung linderte schließlich auch die Depressionen.

Eine Freundin aus der Community – eine kämpferische, geniale Transfrau und Programmiererin – hatte den Verdacht, dass bei ihr sowohl Autismus als auch ADHS vorliegen. Als sie endlich ein neuropsychologisches Gutachten erstellen lassen konnte, erfuhr sie zu ihrer Verwunderung, dass die Starrheit, die sie bisher ihrem vermuteten Autismus zugeschrieben hatte, in Wirklichkeit auf eine schwere Zwangsstörung zurückzuführen war. Weil sie von Autismus ausgegangen war, hatte sie sich keine Hilfe für ihre Zwangsstörung holen können, bis ihr magisches Denken und ihre Agoraphobie so schlimm geworden waren, dass sie das Haus nicht mehr verlassen konnte.

Zwar ist die Psychologie keine exakte Wissenschaft, aber doch eine Wissenschaft. Um deine Chance auf eine richtige Diagnose zu erhöhen, solltest du dir eine Ärztin oder einen Arzt suchen, der oder die für die von dir vermuteten Erkrankungen qualifiziert (und idealerweise darauf spezialisiert) ist und die kulturellen Facetten kennt, die deine Symptome und Erfahrungen prägen könnten. Jemand, der auf deine Erkrankung und deine Bevölkerungsgruppe (Frauen, LGBTQIA+, BIPoC usw.) spezialisiert ist, wird am besten feststellen können, ob du die Kriterien des Krankheitsbilds erfüllst, und dich darüber aufklären, wie die damit verbundenen Beeinträchtigungen minimiert werden können.

Das ist vielleicht nicht immer möglich. Wenn du das Gefühl hast, dass ein Behandler etwas voreilig ausschließt oder dich völlig falsch diagnostiziert hat, dann trau dich zu fragen: »Warum schließen Sie das aus?« oder »Warum diese Diagnose und nicht jene?« Zweifelst du an den Antworten, dann hol eine zweite Meinung ein. Mein erster Arzt sagte zu meiner Mutter: »Sie kann keine ADHS haben, weil sie zu klug ist.« Aber ADHS-Kinder können auch begabt sein. Sie können sogar Autoren werden.

Außerdem: Wenn du die Diagnosekriterien doch nicht erfüllst, kann es trotzdem sein, dass du mit *einzelnen* Symptomen der Krankheit zu kämpfen hast. Nutze die Strategien, die für dich funktionieren, egal ob mit oder ohne Diagnose!

2. Ganzheitlich denken

Bei der Suche nach Hilfsmitteln und Behandlungsmöglichkeiten ist es wichtig, alle Faktoren zu berücksichtigen. Eine wirksame Behandlung und Versorgung hat den ganzen Menschen im Blick, nicht nur die Krankheit an sich. Sinnvoll ist es auch, sich bei verschiedenen Quellen nach Hilfen zu erkundigen. Niemand muss sein gesamtes Werkzeug aus einem Baumarkt beziehen.

- **Offen nachdenken.** Wenn du dir selbst helfen möchtest, solltest du nicht davon ausgehen, dass jedes Problem allein auf ADHS zurückzuführen ist. Könnten es ADHS *und* kulturelle Erwartungen sein? Ängste? Musst du wirklich aufs Klo? Wenn du ein Problem aus einem anderen Blickwinkel betrachtest, kann es sein, dass du Lösungen und Ansätze entdeckst, die du sonst vielleicht nicht in Betracht gezogen hättest.

- **Andere Erkrankungen zuerst angehen.** Vielleicht hast du ja ADHS, aber das geht im Nebel der Depressionen fast unter. Womöglich würde dir eine ADHS-Coaching-Gruppe guttun, aber daran teilnehmen wirst du nicht können, bevor du nicht Hilfe bei deiner PTBS bekommen hast.

- **Bei möglichen Lösungen alle Faktoren berücksichtigen.** Klar, das neue, supercoole System *könnte* all deine Zeitmanagementprobleme beheben, aber kannst du es dir auch leisten? Werden deine Ängste dich daran hindern, es zu benutzen? Lässt es sich mit deinem restlichen Leben vereinbaren? Und umgekehrt gedacht: Welche Hilfsmittel kannst du nutzen, die für andere unbrauchbar sind?

- **Betreuung suchen, die Intersektionalität berücksichtigt.** Damit gemeint ist eine ärztliche Betreuung, die zum Beispiel Traumata oder Behinderungen berücksichtigt oder offen für BIPoC und LGBTQIA+ ist. Forschungen zufolge ist die therapeutische Beziehung extrem wichtig für den Erfolg einer Behandlung, und die fruchtbarsten therapeutischen Beziehungen beruhen auf Vertrauen, Unterstützung und Verständnis. Es kann zwar länger dauern oder schwieriger (oder teurer) sein, eine solche Betreuung zu finden, aber die Mühe lohnt sich.

- **Plan für schwere Zeiten aufstellen.** Mein Lieblingsbeispiel dafür ist der Wellness Recovery Action Plan (WRAP), zu Deutsch: der Aktionsplan für Wohlbefinden und Genesung. Er wurde von einer Gruppe von Menschen mit psychischen Problemen entwickelt und ist inzwischen als evidenzbasierte Methode anerkannt. Mit einem WRAP-Plan kannst du Maßnahmen ermitteln, die dich gesund halten, und Pläne für den Alltag erstellen.

3. Andere mit gleicher Begleiterkrankung, Identität oder Herkunft suchen

Die Forschungsliteratur belegt, dass Menschen mit ADHS durch den Austausch mit anderen Betroffenen mehr Unterstützung erfahren und sich das Gefühl der Ausgrenzung verringert. Das habe ich in meiner Community wieder und wieder miterlebt. Sie ist bewusst so aufgebaut, dass sie so viele neurodivergente Menschen wie möglich einschließt. Ihr gehören Brains und Hearts aus der ganzen Welt an, die sich begeistert über gemeinsame Erfahrungen, individuelle Faktoren und Intersektionalitäten austauschen. Dadurch werden diese Erfahrungen normalisiert, Interessenvertretung wird möglich, und Mitgefühl und Verständnis für andere Stigmatisierungen können entstehen.

Natürlich findet man in keiner Community unbegrenzt jede Art von Verständnis und Unterstützung. So ist zum Beispiel der Hauptzweck der *How-to-ADHD*-Community, den Austausch über ADHS zu ermöglichen und allen ADHS-Brains und den sie liebenden Hearts in der ganzen Welt offenzustehen. Unsere Community-Richtlinien wurden mit Blick auf diese Ziele erstellt.

Jede Community dient einem bestimmten Zweck, und selbst die erfahrensten Community-Manager und -Moderatorinnen haben alle Hände voll damit zu tun, im Dienste dieses Zwecks die Bedürfnisse der ganzen Gruppe zu erfüllen. Darum ist es unwahrscheinlich, dass eine einzige Community alle individuellen Bedürfnisse nach Verständnis und Zugehörigkeit bedient. Als soziale Wesen brauchen und verdienen wir Akzeptanz nicht nur für einen Aspekt unserer Identität, sondern für alle. Wenn wir mehrere stigmatisierte Identitäten haben, benötigen wir deshalb vielleicht auch mehr als eine Community.

Es gibt jedoch auch Communitys, die speziell für bestimmte Überlappungen von ADHS *und etwas anderem* da sind. Ich kann nur jeden dazu ermutigen, sich, sofern möglich, eine Selbsthilfegruppe zu suchen, die sich mit dem befasst, was die einzelne Person gerade durchmacht. Jede Lebenserfahrung kann einen besonderen Austausch und Unterstützung erfordern. Ich zum Beispiel bin Mitglied einer Selbsthilfegruppe für Menschen, die nur mithilfe einer Eizellspende schwanger werden können.

Wenn man mit unterschiedlichen Dingen zu kämpfen hat, kann es sich lohnen, mehr als eine Gruppe zu suchen.* Denn der Kontakt mit Menschen in einer ähnlichen Situation kann sehr heilsam sein.

* Das gilt vor allem, wenn du in deiner Gruppe eine Führungsrolle innehast. Wenn die anderen sich auf deine Unterstützung verlassen, sind sie vielleicht nicht in der Lage, dir die Hilfe zu geben, die du brauchst. Es ist dann gut, auch Teil einer Gruppe zu sein, bei der du einfach nur mitmachen kannst.

4. Den eigenen Weg gehen

Wie gesagt: Um unsere ADHS effektiv in den Griff zu bekommen, müssen wir manchmal unseren Blick weiten und das Zusammenspiel mit anderen Faktoren berücksichtigen. Wir können uns auch umsehen, was andere tun. Wie kriegen sie es hin?

Danach müssen wir uns allerdings wieder auf uns und unsere Belange konzentrieren. Wohin soll der Weg führen? Was wäre dafür sinnvoll?

Manchmal ist der gesellschaftliche Druck, eine bestimmte Lösung oder Behandlung zu wählen oder abzulehnen, mächtiger als unser eigenes Gespür dafür, was wir ausprobieren sollten oder wollen – oder ob wir im Moment überhaupt an unseren Problemen arbeiten möchten. Vielleicht brauchen wir ja gerade eine Pause! Wir können die Zustimmung oder Kooperation anderer nicht erzwingen, aber als Erwachsene können wir selbst entscheiden, was wir versuchen wollen oder nicht. Was wir dann machen, kann durchaus anders aussehen als das, »was die Forschung empfiehlt«. Es kann auch anders aussehen als das, was andere von uns erwarten. Was andere tun oder vorschlagen, hängt oft von ihren eigenen Bedürfnissen, Erfahrungen und Werten ab. Daher ist es wichtig, dass wir das tun, was für uns sinnvoll ist.

Etikettierungen

In diesem Abschnitt möchte ich über das Phänomen der Etikettierung sprechen. Denn manche Menschen fühlen sich unwohl mit aufgedrängten Bezeichnungen – vor allem, wenn sie besorgte Familienmitglieder, Freundinnen und Kollegen damit konfrontieren sollen.

Mit dem Etikett ADHS versehen zu werden, ist für viele Menschen unangenehm. Ich kenne Eltern, die zögern, ihre Kinder diagnostizieren zu lassen, weil sie Angst davor haben, dass ihr Kind durch das Etikett ADHS nur mehr eingeschränkt wird. Das ist eine durchaus verständliche Angst.

Aber diesen Eltern möchte ich sagen: Euer Kind hat bereits ein Etikett verpasst bekommen. Lehrkräfte, Gleichaltrige und Angehörige versehen euer Kind damit, um irgendwie die Verhaltensweisen zu erklären, die sie nicht verstehen. Bezeichnungen wie faul, unordentlich, verträumt oder unzuverlässig sind aber stigmatisierender, peinlicher, ungenauer und viel, viel weniger hilfreich, als jeder diagnostische Begriff es sein könnte.

Können wir unser Erleben einem bestimmten Begriff zuordnen, verstehen wir es besser. Und wir erfahren, was wir tun können. Es verschafft uns Zugang zu Therapien, Teilhabemaßnahmen und anderen Formen der Unterstützung. Das Etikett an sich mag einengend erscheinen, aber das Verständnis und die Behandlungsmöglichkeiten, die uns dadurch zuteilwerden, können unsere Leistungsfähigkeit nur verbessern, nicht verschlechtern. Bei jedem Gerät, mit dem wir arbeiten, sollten wir wissen, wie es funktioniert – und unser Hirn ist ein Gerät, mit dem wir jeden Tag arbeiten, bei allem, was wir tun.

Im Jahr 2022 hielt René Brooks, die Creatorin der Website *Black Girl, Lost Keys*, einen Vortrag auf einer internationalen ADHS-Konferenz. Normalerweise dauern diese Vorträge 75 Minuten, aber René sprach nur zehn Minuten. Doch diese 10 Minuten waren so bewegend, dass keine weiteren 65 Minuten nötig waren.

Der Titel des Vortrags lautete: »Sich nach der ADHS-Diagnose selbst neu definieren«. René erklärte dem Publikum, dass ihr erst das Label ADHS Zugang zu anderen Einordnungen verschafft habe, die ihr gefielen: gute Partnerin, gute Mitarbeiterin, gute Freundin.

»Zu oft«, sagte sie, »werden uns diese Bezeichnungen verwehrt. Aber das Etikett ADHS verschafft uns *Zugang* dazu.«

Außerdem habe es ihr ermöglicht, eine Community aus Menschen zu finden, die die gleiche Kategorisierung erfahren hatten – Menschen, die sie anrufen konnte, wenn sie Probleme hatte, allein war oder nicht mehr konnte.

An diesem Punkt des Vortrags weinten bereits viele. Einige umarmten sich, andere tauschten quer durch den Raum wissende Blicke aus und verbanden sich mit wildfremden Menschen, die andere Etiketten trugen, aber in diesem Moment dasselbe fühlten.

Alle Teilnehmer wussten, wie es ist, wenn einem die Bezeichnungen verwehrt werden, die man sich wünscht. Sie wussten, wie wichtig es ist, von anderen gesehen und *verstanden* zu werden.

ADHS hat die bemerkenswerte Kapazität, Menschen auf der ganzen Welt und mit allerlei Intersektionalitäten unter einem einzigen Label zu verbinden. Man spürt eine Verwandtschaft, eine Empathie, ein gegenseitiges Verständnis, das sich nur schwer in Worte fassen lässt. Stereotype Darstellungen in den Medien mögen alle Betroffenen über einen Kamm scheren, aber jeder persönliche Kontakt zeigt, wie einzigartig die eigene Reise und die der anderen ist.

Nach Renés Vortrag haben einige Teilnehmer in einer Folge von Brendan Mahans Podcast *ADHD Essentials* von diesem Erlebnis berichtet. Was man in der Folge vielleicht nicht heraushört, ist, dass viele dabei andere das erste Mal wirklich gesehen haben. Alle erkannten, wie einsam die Einzelnen trotz der Verbundenheit waren, weil jeder und jede mit Problemen zu kämpfen hatte, von denen die anderen nichts wussten. Sie alle hatten es nicht für angebracht gehalten, davon zu sprechen, weil es bei der Konferenz ja nur um ADHS gehen sollte. Aber die Probleme zu verheimlichen, hatte wehgetan und verhindert, so authentisch miteinander umzugehen, wie es sonst vielleicht möglich gewesen wäre.

Fazit dieser Erkenntnis war das Versprechen, dass in Zukunft niemand mit seinen Problemen, egal ob ADHS-bezogen oder nicht, allein bleiben sollte. Nie mehr. Selbst wenn alle durch das gemeinsame Etikett verbunden waren, galt es nun zu lernen, auch auf das »und« in den Geschichten der anderen zu hören. Viele der Konferenzteilnehmer haben es beibehalten, sich über ihre Probleme jenseits von ADHS auszutauschen. Sie melden sich, wenn sie es für nötig halten, und antworten, wenn sie können.

Das bedeutet aber nicht, dass es immer einfach ist, in Kontakt zu bleiben. Monate später haben René und ich in weiterführenden Gesprächen festgestellt, dass einige der in diesem Kapitel erwähnten Begleiterkrankungen den Zugang zueinander erschweren können. Ängste können davon abhalten, aufeinander zuzugehen. Ein Trauma kann Schmerz und Misstrauen auslösen. Laut René können wir unsere Erfahrungen leichter für andere verständlich machen, wenn wir sie mit Labels wie »Angst«, »Ablehnung«, »Empfindlichkeit«, »Trauma«, »Trauer« versehen, so wie wir auch unseren Emotionen Bezeichnungen geben (siehe »Ein Übermaß an Gefühlen«, Seite 239). Und der Austausch über diese Erfahrungen kann Vertrauen und Verbindung schaffen und uns wieder Zugang zu dem ermöglichen, was wir Menschen am meisten brauchen: einander.

KAPITEL 12

»HEARTS« UND »BRAINS« – SO FUNKTIONIEREN BEZIEHUNGEN

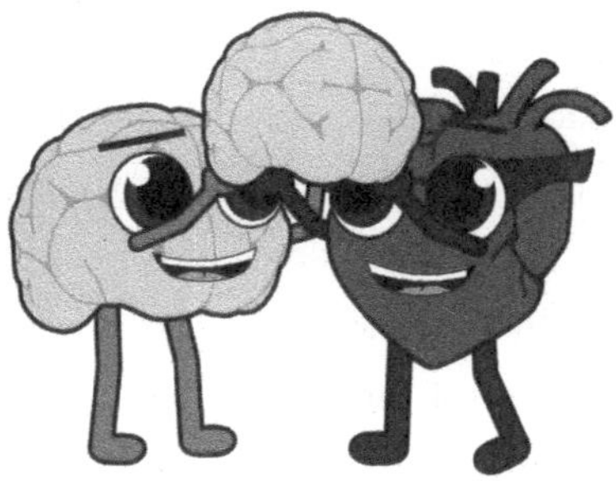

Wie man sagt: wie viele Köpfe, so viele Sinne, so kann man auch sagen: wie viele Herzen, so viele Arten von Liebe.

LEO TOLSTOI, *ANNA KARENINA*

Warum kannst du nicht …

Ein paar Monate nachdem ich meinen Kanal gestartet hatte, merkte ich, dass ihn nicht nur ADHS-Brains nutzten, sondern auch diejenigen, die sich um sie kümmerten und ihnen noch besser helfen wollten. Ich nannte diese Menschen *Hearts*, weil ihr Herz sie zu meinen Videos geführt hatte.

Ich war erstaunt und begeistert, dass sie sich die Zeit nahmen, ein Hirn zu verstehen, das nicht wie ihr eigenes war – und das immer wieder aller Logik und Vernunft zu widersprechen schien. Gleichzeitig konnte ich auch ihre Frustration nachempfinden.

Ich weiß, wie es ist, eine Beziehung mit einem Menschen mit ADHS zu führen. Ich war mein ganzes Leben lang in einer. Mein Hirn macht oft nicht das, was ich will. Es verspricht mir, dass es sich daran erinnern wird, die Wäsche in den Trockner zu stecken, und tut es dann nicht. Es meint, ich müsse nur noch mal »ganz schnell« ins Haus zurück, und eine Stunde später bin ich immer noch nicht aufgebrochen. Es besteht darauf, dass ich für ein neues Hobby *die volle Ausrüstung* brauche, und nach einer Woche ist es davon gelangweilt. So sehr ich auch liebe, wie impulsiv, kreativ und lustig mein Hirn sein kann, so oft habe ich mir auch gewünscht, es würde einfach *mitmachen.* Zum Glück habe ich ein viel besseres Verhältnis zu meinem Hirn, seit ich gelernt habe, effektiv mit ihm zu arbeiten.

Als ich einen Mann mit AuDHS (= ADHS *und* Autismus) kennen- und lieben lernte, ging ich felsenfest davon aus, dass ich all das Gelernte auf ihn übertragen konnte.

Ich sah meinen Partner mit Schwierigkeiten kämpfen, die auf sein neurodivergentes Gehirn zurückzuführen waren, und versuchte im Bewusstsein dessen, was ich in sechs Jahren über mein eigenes Gehirn gelernt hatte, ihm *mit allen Kräften* zu helfen.

Ich hatte ja gelernt, mein Hirn (größtenteils) in den Griff zu kriegen – das konnte er auch!

Ich hörte mir geduldig seine Beschwerden an und machte ihm Vorschläge.

Ich schickte ihm Artikel und klebte überall Zettel an die Wände.

Ich versuchte, seine Maskierung aufzubrechen, und riet ihm, *er selbst zu sein.**

Ich las Artikel darüber, wie man eine bessere Partnerin wird und »an der Beziehung arbeiten« kann. Ich informierte mich über Autismus und Alexithymie und versuchte, sein Hirn zu verstehen, so wie ich meines verstanden hatte.

Ich unternahm alles Mögliche, von dem ich annahm, dass es funktionieren musste, und wusste doch nie, ob es helfen würde. Irgendwie fühlte es sich an, als würde ich Spaghetti an die Wand werfen und hoffen, dass eine kleben bleibt.

Doch ich wollte es unbedingt schaffen, denn er war es wert. Ich schätzte seinen Humor, seine Macken, seine Begeisterung für seine Hobbys, seinen Gerechtigkeitssinn und seine Art, alles Unwesentliche wegzulassen und direkt zum Kern einer Sache zu kommen. Unsere Werte passten zusammen, unsere Hoffnungen, unsere Träume.

Ich liebte ihn. Aber ich fühlte mich auch einsam.

Als die erste Verliebtheit und der damit einhergehende Hyperfokus nachließen, schweifte er im Gespräch des Öfteren ab, unterbrach mich oder wechselte abrupt das Thema. Es entging ihm, wenn ich Aufmerksamkeit brauchte. Er versprach, etwas zu tun, und vergaß es dann völlig. Derweil sehnte ich mich danach, dass er sich so aufmerksam um mich kümmern würde wie um seine Espressomaschine, seine Mützensammlung oder seine gusseisernen Pfannen.**

---

* Der Gedanke, seine Maske aufzugeben, machte ihm Angst, denn der Versuch, er selbst zu sein, war in der Vergangenheit nicht gut ausgegangen. Er fühlte sich nicht sicher, wenn seine neurodivergenten Züge sichtbar waren, und war deswegen schon ausgelacht oder beschimpft worden. Es hatte deswegen sogar schon Trennungen gegeben.

** Im Rückblick habe ich erkannt, dass das nicht nur seine Spezialinteressen waren, sondern auch Tätigkeiten, mit denen er den Erwartungsdruck der Beziehung bewältigte. Ich war ihm nicht weniger wichtig. Er brauchte nur manchmal eine Pause.

Natürlich wollte er sich bessern, und ich wollte ihm dabei helfen. Aber die Verständigung zwischen uns war schwierig.

Ich wusste nie, wann er wirklich zuhörte und wann er in seiner eigenen Welt war. Es war schwer einzuschätzen, was ich ihm zumuten konnte. War das, was er tat oder zu tun versprach, wirklich das, was er tun wollte? Und würde er es verlässlich erledigen? Oder glaubte er nur, dass es von ihm *erwartet* wurde? Und würde er es dann nicht durchhalten?

Als ich versuchte, mit ihm über meinen Frust zu sprechen, kochten seine Emotionen hoch, und ich drang nicht mehr zu ihm durch. Auch meine Gefühle explodierten.

Ich musste mir fast auf die Zunge beißen, um nicht Kommentare abzulassen, wie ich und andere ADHS-Betroffene sie unzählige Male gehört hatten: »Warum kannst du nicht einfach …« »Was soll das heißen, du hast es vergessen?« »Wenn dir etwas an mir liegen würde, würdest du …« Ich ertappte mich sogar bei dem Gedanken »Diese Beziehung wäre toll, wenn …« (Ja, genau … *die Beziehung hätte so viel Potenzial.* Da war es wieder!)

Irgendwann gerieten wir in einen negativen Beziehungsstrudel: Er hatte Angst, »Mist zu bauen«, und überlegte unentwegt, was er tun sollte, während ich mich über seine augenscheinliche Untätigkeit ärgerte. Wenn ich etwas brauchte, erledigte er es nicht schnell genug, nicht gründlich genug oder vergaß dabei das Wichtigste. Weil er mich enttäuscht hatte und sich deshalb schämte, stand umso mehr auf dem Spiel, wenn ich ihn dann wieder um etwas bat. Er hatte bereits einmal »versagt« und hatte Angst, es erneut falsch zu machen.

Ich bemerkte seine Zurückhaltung, und so sehr ich ihm auch Mut machen wollte, meine Geduld war einfach am Ende. Ich hatte alle meine Neurodivergenztricks, Beziehungshacks und Kommunikationstools eingesetzt, aber je mehr ich mich bemühte, desto weniger wurden meine Bedürfnisse erfüllt.

Solche Beziehungsdynamiken habe ich in meiner Community und in meinem Leben immer wieder miterlebt. Unerfüllte Erwartungen. Frustration. Der Versuch, den Alltag mit unserem Hirn zu managen. Der Versuch, den anderen zu managen. Schuld- und Schamgefühle. Schwindender Respekt – oder sogar das Ende einer Beziehung.

Meine neurotypische Mutter übernahm immer mehr Verantwortung für Hausarbeit, Familie und Finanzen und brannte aus. Ich sah zu, wie sich mein Vater (der wahrscheinlich ADHS hatte) in heftige und erschreckende Machtkämpfe mit meinem Bruder (der definitiv ADHS hat) verstrickte.* Ich erlebte auch, wie mein Vater in eine Depression verfiel, weil es ihn quälte, dass er nicht so viel leistete wie meine Mom, er es aber auch nicht ändern konnte. Je mehr Verantwortungsbereiche sie übernahm, desto mehr akzeptierte er ihre Rolle als Versorgerin und umso mehr musste sie tun, damit nicht alles auseinanderfiel.

Diese Art von Hilfe bei den Exekutivfunktionen ist mir auch schon zuteilgeworden. In früheren Beziehungen, vor allem als ich meine ADHS noch gar nicht im Griff hatte, kümmerten sich meine Partner um mich und räumten hinter mir auf, während ich ihnen meine Autonomie und meine Passwörter überließ und mich schämte, dass ich dieses »Erwachsensein« nicht hinkriegte.

> Als ich versuchte, mit ihm über meinen Frust zu sprechen, kochten seine Emotionen hoch, und ich drang nicht mehr zu ihm durch. Auch meine Gefühle explodierten.

Leute aus der Community berichten immer wieder, dass sie von ihren Partnern wie ein Kind und von ihren Eltern wie ein ungelöstes Problem behandelt werden.

* Fürs Protokoll: ADHS kann man nicht »wegbestrafen«. Die Strafen haben meinen Bruder nur noch trotziger gemacht und ihm beigebracht, dass auf Widerspruch mit Zwang reagiert wird. Das hat seine psychischen Probleme nicht behoben, sondern verschlimmert.

Und dass sich ihre Freunde über ihre Schwierigkeiten auf verletzende, ja sogar grausame Weise lustig machen.

Eine Ex-Freundin meines Partner hatte ihn einmal ganz unverblümt gefragt: »Warum kannst du nicht einfach *normal* sein?«

Wir können nicht »normal« sein. Wir können nur wir selbst sein. Ob das wohl jemals genug sein wird?

Die Hearts, die uns lieben, fragen sich das auch. Sie fragen sich, ob sie zu viel oder zu wenig für uns tun. Ob sie unsere Schwächen überbewerten oder unsere Stärken unterbewerten.

Letztendlich überlegen wir alle, was wir falsch machen. *Warum kriegen wir es nicht einfach hin?*

Was ich gelernt habe

In jeder Beziehung, ob mit oder ohne Neurodiversität, gibt es Probleme mit unerfüllten Erwartungen, entweder weil sie nicht geäußert werden oder weil man sich mit der Bedürfniserfüllung in die Quere kommt.

ADHS verschlimmert dieses Problem, denn es ist dann noch schwerer, Erwartungen zu entsprechen und Vereinbarungen einzuhalten. Tatsächlich sind Beziehungsprobleme einer der häufigsten Gründe, warum sich Erwachsene mit ADHS in Behandlung begeben.

Also, ihr Brains und Hearts, atmet einmal tief durch! Alles, was ihr an Frust, Wut, Schuld und Scham empfindet, ist *normal*, wenn ADHS im Spiel ist. Unsere Beziehungsprobleme sind nicht von der Art, wie sie alle einmal durchmachen. Und der Grund dafür ist auch nicht, dass wir uns nicht anstrengen. Es liegt an der ADHS. Es liegt an Defiziten bei den Exekutivfunktionen, die es uns er-

> Wir können nicht »normal« sein. Wir können nur wir selbst sein.

schweren, verlässlich unseren Beitrag zu leisten, und es liegt an Aspekten der Neurodivergenz, die von innen ganz anders aussehen als von außen. Das kann den Anschein erwecken, etwas sei uns egal, besonders wenn wir uns gegen Erwartungen wehren, die wir nicht erfüllen können.

Es ist uns nicht egal!

Wenn wir wieder einmal etwas falsch machen, obwohl wir uns schon hundertmal für den gleichen Fehler entschuldigt haben, könnte man meinen, es sei uns egal. Denn wenn es uns wirklich leidtäte, dann würden wir unser Verhalten doch ändern, oder?

Wir bemühen uns

Uns wird von klein auf beigebracht, dass Leistung Anstrengung erfordert. Wer nicht genug leistet, strengt sich offenbar nicht ausreichend an.

Für uns ADHS-Betroffene gilt das allerdings nicht. Wir müssen uns oft viel mehr anstrengen, um die gleichen Ergebnisse zu erzielen wie unsere neurotypischen Mitmenschen – und dabei sieht unsere Anstrengung nicht danach aus. Manchmal ist gar nicht zu erkennen, dass wir uns anstrengen. Vielleicht haben wir die Anweisungen vergessen, den Auftrag missverstanden oder die falsche Aufgabe ausgeführt. Ein Teil unserer Bemühung ist womöglich gar nicht sichtbar, weil er innerlich geschieht. (Mehr dazu erfährst du in Kapitel 7, »Die Sache mit der Motivation«, Seite 179).

Fortschritt erfolgt weder schnell noch geradlinig

Der Wunsch, ein geliebter Mensch möge sich in den Bereichen verbessern, in denen er Schwierigkeiten hat, ist natürlich nicht unvernünftig. Er möchte das selbst wahrscheinlich auch! Das Unvernünftige daran ist oft nur das erhoffte Tempo und Ausmaß der Veränderung.

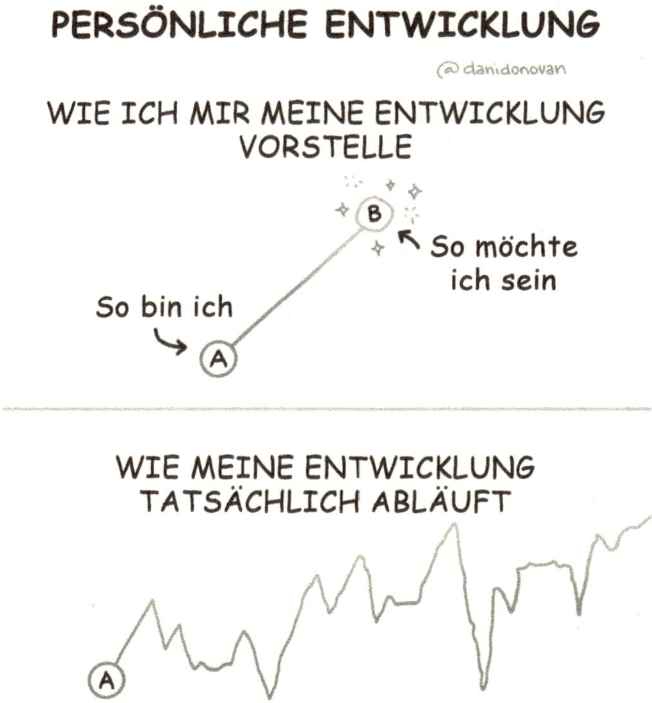

Zunächst einmal können wir unsere Symptome nicht ändern. Anders als bei Angstzuständen oder Depressionen, die sich im Laufe der Zeit verbessern oder verschlechtern können, ist das bei ADHS in der Regel nicht der Fall. Zwar können sich unsere Beeinträchtigungen verbessern, und wir können *mit* diesen Symptomen besser funktionieren, aber die Symptome selbst werden wir nicht los. Falls es so scheint, als wären wir sie los, handelt es sich um Masking (siehe »Hinweis zum Masking«, Seite 296).

Zudem gelingt Veränderung den meisten von uns nur bis zu einem bestimmten Grad. Selbst wenn wir es schaffen, uns schnell und in mehreren Bereichen gleichzeitig zu verändern (was uns oft abverlangt wird, von außen oder von uns selbst), ist es in der Regel unmöglich, einen so umfassenden Wandel auf Dauer durchzuhalten.

Hilfsangebote sind oft nicht für uns gemacht

Viele gängige Hilfsangebote für Beziehungsprobleme – von der Paartherapie bis hin zu Beziehungsratgebern – richten sich nach neuronormativen Standards und setzen typische kognitive Funktionen in den meisten oder allen Bereichen voraus. Mit eingeschränkten Exekutivfunktionen ist es ohnehin schwerer, überhaupt Strategien umzusetzen, und dann sind auch noch die Strategien selbst (oder viele Aspekte davon) häufig nicht mit der Funktionsweise unseres Hirns kompatibel.

Der Versuch, Lösungen oder Systeme, die für neurotypische Hirne gedacht sind, auf ein neurodivergentes Hirn zu übertragen, ist selten erfolgreich und kann für alle Beteiligten sehr frustrierend (und sogar retraumatisierend!) sein.*

Wir tun uns nicht absichtlich schwer

So einleuchtend diese Aussage klingen mag, im Eifer des Gefechts wird sie leicht vergessen. Mit etwas Probleme zu haben, das sucht man sich nicht aus, es ist einfach eine Gegebenheit. Hätten wir keine ADHS-bedingten Schwierigkeiten, dann hätten wir auch keine ADHS. Und für alle Begleiterkrankungen gilt das ebenso. Auch wenn wir uns auf eine

---

* Darum hat sich auch eine ganze Branche rund um die Bedürfnisse neurodivergenter Menschen entwickelt. Denn wir brauchen Lösungen, die so funktionieren wie unser Gehirn.

Art und Weise abmühen, die aus neurotypischer Sicht *keinen Sinn* ergibt, ist es nicht verwunderlich, dass wir zu kämpfen haben; angesichts unserer Diagnose wäre es eher seltsam, wenn das nicht der Fall wäre.

DAS DOPPELTE EMPATHIE-PROBLEM

Im Jahr 2012 stellte der Autismusforscher Dr. Damian Milton die Theorie des *doppelten Empathie-Problems* auf, um Kommunikationsstörungen zwischen autistischen und allistischen (nicht autistischen) Menschen zu erklären. Bisherige Theorien gingen davon aus, dass Menschen mit Autismus deshalb Kommunikationsschwierigkeiten haben, weil es ihnen an Empathie und der Fähigkeit fehlt, sich vorzustellen, was im Kopf anderer vor sich geht. Milton dagegen sah die Ursache dieser Schwierigkeiten in einem Mangel an Empathie und Verständnis *auf beiden Seiten*. Mit anderen Worten: Da autistische und allistische Hirne in vielerlei Hinsicht unterschiedlich funktionieren, verstehen beide Seiten nicht wirklich, was das Gegenüber fühlt und denkt.

Diese Studien betreffen zwar nicht direkt ADHS, aber die beiden Erkrankungen haben einiges gemeinsam, und inzwischen untersucht man das doppelte Empathie-Problem auch bei Menschen mit bestimmten autistischen Merkmalen, unabhängig von der Diagnose. Wir wissen zudem, dass Probleme mit Empathie und gegenseitigem Verständnis durch Unterschiede in den jeweiligen Lebenserfahrungen zunehmen.

In neurodiversen Beziehungen sind Fehleinschätzungen, Missverständnisse und Irrtümer vorprogrammiert, und der daraus resultierende Beziehungsstress kann erheblich sein. Sich das bewusst zu machen, ist zum Glück schon ein guter erster Schritt in Richtung besserer Verständigung – ein zweiter wäre, sich Hilfe zu suchen.

Es gibt Gründe für unsere Probleme

Vieles, was wir von geliebten Menschen erwarten, beruht auf der Vorstellung, dass diese das doch eigentlich schaffen *müssten*. In unserer Gesellschaft bewerten wir das Ausmaß der Intelligenz oder Kompetenz einer Person anhand von Merkmalen wie ihrer Eloquenz, ihrem Langzeitgedächtnis oder sogar ihrem Beruf. Wenn mein Partner ein redegewandter Psychologe ist, der den Titel von Folge elf der vierten Staffel von *Star Trek* nennen kann (»Datas Tag«, wie er mir gerade mitteilt), müsste er doch auch herausfinden können, wie er mir Blumen kaufen kann! Nicht unbedingt.

Es gibt viele kognitive Fähigkeiten

Der Kauf von Blumen oder ähnliche Tätigkeiten erfordern mehrere kognitive Fähigkeiten, und um ein bestimmtes Ergebnis zu erzielen, müssen diese Fähigkeiten auch noch richtig kombiniert werden.

Viele dieser Fähigkeiten haben wir bereits besprochen, deshalb zähle ich sie hier nur kurz auf: Verarbeitungsgeschwindigkeit, Arbeitsgedächtnis, Mustererkennung, Aufgabenwechsel, Reaktionshemmung, Sprachverständnis, räumliches Vorstellungsvermögen und logisches Denken.

Im ADHS-Hirn sind *mehrere* dieser kognitiven Fähigkeiten deutlich beeinträchtigt – zumindest im Vergleich zu unseren kognitiven Stärken. Darüber hinaus ist die Kombination bestimmter Fähigkeiten für manche Hirne schwieriger als für andere.

Ich habe zum Beispiel keine Probleme damit, ein Rezept zu lesen und zu verstehen, denn mein Sprachverständnis ist extrem hoch. Aber wegen meiner schlechten Reaktionshemmung kann ich mich kaum lange genug konzentrieren (und in der Küche bleiben), um Essen vor- und zuzubereiten. Selbst wenn ich konzentriert bleibe, sorgt mein relativ schwaches Arbeitsgedächtnis dafür, dass ich spätestens nach zwei Schritten die Anweisungen vergessen habe.

Mein AuDHS-Partner beschreibt sein Erleben im Computerjargon: Er hat zwar eine leistungsstarke SSD-Festplatte und zwei gekoppelte High-End-Grafikkarten, aber nur einen Pentium-II-Prozessor und ein halbes Gigabyte Arbeitsspeicher. Damit kann er anspruchsvolle visuelle oder räumliche Operationen oder Mustererkennung ausführen, aber sein Prozessor ist langsam, und er kann nur wenige neue Datenpakete auf einmal speichern.

Wie sich das auf unsere Beziehung auswirkt? Je deutlicher ich ihm erkläre, wie wichtig mir Blumen sind, wobei ich ihm erzähle, dass Suzys Mann ihr Blumen gekauft hat und wie romantisch ich das finde, und nebenbei noch alles Mögliche anspreche, was mir beim Thema Blumen einfällt, umso unwahrscheinlicher ist es, dass er verarbeitet und abspeichert, was ich eigentlich sagen will: *»Hey, ich finde es romantisch, wenn mir jemand Blumen schenkt.«* Da mein eigenes Hirn es nicht schafft, Ordnung in meine Gedanken zu bringen, fällt es mir auch schwer, meinem Partner diesen Punkt kurz und bündig zu vermitteln, ohne dabei abzuschweifen. *Seufz.*

Unbeständigkeit gehört dazu

Zu den häufigsten Frustrationen für ADHS-Betroffene und die, die sie lieben, gehört das Wissen, dass sie etwas eigentlich schaffen *können* – und es dann trotzdem im Bedarfsfall aus irgendeinem Grund nicht klappt.

Nur weil gestern etwas funktioniert hat, heißt das leider nicht, dass wir das Gleiche auch heute schaffen. Vielleicht waren wir gestern ja zwölf Stunden im Zustand des Hyperfokus und jetzt ist unser Hirn zu erschöpft, um sich auch nur ein bisschen zu konzentrieren. Oder wir haben nicht gut geschlafen, sodass unsere Gefühlsregulation total durcheinander ist. Womöglich gab es auch einfach mehr Ablenkungen also sonst.

Sehr geholfen hat mir in meiner eigenen Beziehung, diese Unbeständigkeit zu erkennen und zu akzeptieren. Ich habe verstanden, dass mein AuDHS-Partner manchmal den Zusammenhang zwischen meinen Worten und der Situation begreift und manchmal eben nicht.

Gefühle können hemmen

Gefühle wie Scham und Angst können selbst scheinbar einfache Aufgaben zum Problem werden lassen. Zur Schwierigkeit der Aufgabe an sich kommen dann noch die negativen Gefühle wegen vergangener Misserfolge und die Scham erschwerend hinzu, denn wir wissen ja, dass die Aufgabe »eigentlich gar nicht so schwer ist«.

Dass uns die Aufgabe am Herzen liegt, dass wir wissen, wie wichtig sie ist, dass wir uns schämen, weil wir sie noch nicht erledigt haben, und dass wir uns dennoch nur schwer dazu durchringen können – all das macht die Sache noch anstrengender. (Warum das so ist, dazu findest du Infos auf Seite 186.)

ADHS-Merkmale haben immer zwei Seiten

In der richtigen Situation sind viele ADHS-Merkmale Stärken. Dieselbe emotionale Sensibilität, die uns in schwierigen Gesprächen so zu schaffen macht, lässt uns nämlich auch enthusiastisch, verständnisvoll und großzügig sein. Mein Partner sagt, dass vieles, was ihn an mir ärgert, in anderen Situationen genau das ist, was er an mir liebt. Und ehrlich gesagt: Das geht mir genauso.

Hier einige Beispiele, wie positiv sich ADHS-Merkmale in Beziehungen auswirken können:

- Impulsivität → spontane romantische Gesten
- Motivierbar durch Dringlichkeit → sehr praktisch in Krisen
- Divergentes Denken → innovative Problemlösungen
- Hyperaktivität → ansteckende Energie
- Kürzere Zeithorizonte → Freude im Hier und Jetzt
- Motivierbar durch Neues → ständig Neues ausprobieren, lernen und weitergeben (die Beziehung wird nicht langweilig)
- Emotional sensibel → tiefes Mitgefühl (auch wenn es nicht so aussieht)

Der Frust, der mit ADHS und anderen psychischen Problemen einhergeht, verstellt leicht den Blick auf die Vorteile einer Beziehung zu Menschen mit ADHS. Aber die positiven Seiten können zum Vorschein kommen, wenn wir Unterstützung bei unseren Problemen erhalten. Dann zeigen sich die ADHS-Merkmale öfter positiv als negativ.

Amanda, 20, USA

»Wenn mir langweilig war, wandte ich mich an meinen Mann und hoffte auf Anregung, aber das konnte er mir auf Dauer nicht bieten. Er reagierte nicht mit der von mir erwarteten Bewunderung und dem Interesse, sodass ich mich einsam und ungeliebt fühlte. Und er fühlte sich überfordert und schlecht, weil er mich verletzt hatte.«

Chad M., 36, Texas

»Meine ADHS hätte fast meine Ehe zerstört. Meine Frau wusste nicht, worauf sie sich eingelassen hatte. Es wurde ein Teufelskreis, in dem ich mein Bestes gab und sie trotzdem das Gefühl hatte, mir nicht wichtig zu sein. Als ich schließlich Medikamente bekam, änderte sich alles. Meine Frau sah die plötzliche und deutliche Veränderung und erkannte, dass es nicht an mangelnder Zuneigung lag, sondern daran, dass ich meine Gefühle nicht zeigen konnte. Wir mussten noch viele Verletzungen verarbeiten, und meine ADHS stellt uns immer noch vor Herausforderungen. Aber wir haben gelernt, zwischen Verhalten und Absicht zu unterscheiden.«

Amelia B., 35, Arizona

»Meine ADHS hat zu vielen kleinen Reibereien im Alltag geführt, etwa wenn ich immer wieder vergaß, die Schlüssel an den Haken zu hängen oder die Wäsche in den Trockner zu stecken. Es hat aber auch ein paar größere Katastrophen gegeben, die sich definitiv darauf ausgewirkt haben, wie mein Partner mich sieht. Nach derart schlimmen Fehlern muss ich jeden Tag aufs Neue beweisen, dass ich eine funktionierende, kompetente Erwachsene und Partnerin sein kann.«

Lee D., 39, Massachusetts

»Ich neige dazu, mich übermäßig auf jemanden zu fixieren, wenn zwischen uns eine gute Chemie herrscht, ähnlich wie bei der sogenannten Limerenz. Wenn ich das nicht in den Griff bekomme, lasse ich zu, dass Grenzen überschritten und Gefühle verletzt werden, was die Beziehung letztlich beschädigt oder sogar zerstört.«

Der Werkzeugkasten

ADHS-Betroffene, die dir wichtig sind, unterstützt du am besten dadurch, dass du ihnen bei der Suche nach einer adäquaten Behandlung hilfst. (Lies hierfür auch in Kapitel 2 nach, Seite 51.) Bei anderen Erkrankungen erwarten wir ja auch nicht, dass sie von allein verschwinden – warum sollte das bei ADHS so sein? Außerdem sind die meisten von uns nicht dafür ausgebildet, anderen bei gesundheitlichen oder psychischen Problemen zu helfen, und selbst wenn, fehlt es an der nötigen Distanz, um dies bei einem geliebten Menschen effektiv zu tun. Dennoch gibt es einige für deine Rolle angemessene Möglichkeiten, um die Beziehung oder Freundschaft mit ADHS-Betroffenen zu verbessern.

1. Empathie zeigen

Viele ADHS-Betroffene – und jene, die sie lieben – fühlen sich mit ihren Problemen alleingelassen. Auch wenn du die Lebenswelt des oder der Betroffenen vielleicht nie ganz verstehen wirst, kannst du doch offen dafür sein und mehr darüber lernen. Das kann dir das Einfühlen erleichtern und der Person mit ADHS helfen, die Scham abzubauen, die sie im Laufe des Lebens aufgebaut hat, weil sie sich »sonderbar« oder »falsch« gefühlt hat. Dadurch wird es auch einfacher, über die Unterschiede zwischen den Gehirnen zu sprechen und an Lösungen zu arbeiten, die vielleicht sogar funktionieren. Mehr über die Auswirkungen von ADHS auf die Nahestehenden zu erfahren, kann zudem dein Erleben normalisieren. So fühlst auch du dich weniger allein und kannst deine eigenen Bedürfnisse besser erkennen.

- **Nach persönlichen Erfahrungen fragen.** Auch wenn sich die Erfahrungen, Stärken und Schwierigkeiten von ADHS-Betroffenen oft sehr ähneln, gibt es doch große Unterschiede in der Ausprägung der Erkrankung, in der Einstellung zur Diagnose und zu den eigenen Schwierigkeiten, in dem, was schon ausprobiert wurde und was womöglich hilft. Wenn du dich für die individuellen Erfahrungen deines Partners oder Angehörigen interessierst – und seine Antworten akzeptierst, auch wenn sie eigenartig sind –, kannst du es besser verstehen und ihm gleichzeitig auch das Gefühl vermitteln, verstanden zu werden.

- **Nach Gedanken und Gefühlen fragen.** Du glaubst vielleicht zu wissen, was die Person mit ADHS denkt oder warum er oder sie etwas getan oder nicht getan hat, aber da ihr Hirn ganz anders funktioniert als deines, ist die Wahrscheinlichkeit groß, dass du dich irrst. Erinnerst du dich an das doppelte Empathie-Problem von Seite 356? Spekuliere nicht, sondern frage einfach nach. Und das gilt in beide Richtungen. Dadurch, dass ihr euch nach euren Gedanken und Gefühlen erkundigt, steigt das wechselseitige Einfühlungsvermögen und es ist leichter, eine Verbindung herzustellen. Außerdem wird dadurch deutlich, wo sich eure Prioritäten unterscheiden. Meist gehen wir ja davon aus, dass andere für sich dasselbe wollen, was wir für sie wollen. Aber das ist nicht unbedingt der Fall.

- **Verhalten verteidigen.** Manche Verhaltensweisen und Reaktionen sind nicht wirklich problematisch, sondern Hilfsstrategien oder Bewältigungsmechanismen. Wenn deine geliebte Person während des Familienessens plötzlich den Raum verlässt, solltest du das dahintersteckende Bedürfnis erkennen und die Handlung vor anderen verteidigen. Mach keine große Sache daraus und erkläre einfach: »Sie ist manchmal überfordert und muss sich dann kurz zurückziehen.« Ermutige außerdem die geliebte Person, sich so zu verhalten, wie es für sie selbst am besten ist – auch wenn das sonderbar wirkt –, und unterstütze sie, wenn sie so handelt. So demonstrierst du Verständnisbereitschaft und Empathie, die andere von dir übernehmen können.

WAS, WENN BETROFFENE NICHT DARÜBER REDEN MÖCHTEN?

Es gibt viele Gründe, warum eine Person mit ADHS nicht über ihre ADHS sprechen möchte:

- Es wurde gegen sie verwendet.
- Sie versteht ihre ADHS selbst nicht oder weiß nicht, dass sie ADHS hat.
- Sie will nicht »repariert« werden.
- Sie fühlt sich bei dir nicht sicher genug, um darüber zu reden, zumindest nicht im Moment.
- Das Sprechen darüber bringt Gefühle hervor, die sie gerne vermeiden würde.

Wenn du das Thema dennoch ansprechen willst, helfen dir vielleicht folgende Tipps:

- **Respekt zeigen.** Denk daran: Neurodivergenz ist keine kaputte Version des Normalen. Es ist nur ein Gehirn, das anders funktioniert. Wenn du die Herausforderungen anerkennen kannst, die damit einhergehen, neurotypische Erwartungen erfüllen zu wollen, fällt es dir leichter, deinem Gegenüber Respekt zu zeigen. Und gegenseitiger Respekt führt auch bei deinem Gegenüber zu dem vetrauensvollen Gefühl, dass du es nicht reparieren, sondern unterstützen möchtest.
- **Auf den Tonfall achten.** Es macht einen Riesenunterschied, ob du frustriert fragst: »*Ernsthaft?* Warum hast du das denn

so gemacht?«, oder neugierig sagst: »Jetzt mal ernsthaft, *warum* hast du das so gemacht? Bemühe dich um einen Tonfall, der deine Bereitschaft zeigt, wertungsfrei zuzuhören. Und dann hör auch zu. Oft gibt es einen Grund, warum dein Gegenüber in einer bestimmten Weise gehandelt hat.

- **Medium wechseln.** Gespräche müssen nicht immer verbal geführt werden. Kommunikation kann auch durch Zeichnungen oder geteilte Videos, Emojis oder Bilder erfolgen. Die asynchrone Kommunikation per Chat ist für viele Brains leichter, weil sie dann wichtige Themen in einem Tempo abhandeln können, das Selbstregulation und wohlüberlegte Worte ermöglicht.
- **Den richtigen Zeitpunkt wählen.** Es ist wichtig, solche Gespräche nicht zu erzwingen. Jeder - ob mit ADHS oder ohne - ist dazu nur begrenzt bereit, gerade wenn es um unangenehme Eigenschaften geht. Es ist auch völlig in Ordnung, wenn du selbst das Gespräch beendest, damit die Auswirkungen von ungelösten Problemen nicht unfairerweise auf dich zurückfallen. (Siehe dazu auch die »Milchtüten-Lösung« auf Seite 368.)

Jessica H., 30, Ohio

»Bei meinem Partner und mir kam die Diagnose erst später im Leben. Wir können beide unsere Emotionen nicht gut zügeln (dazu kommt noch eine Verarbeitungsstörung bei einem von uns), was zu dummen Streitereien führt. Zu wissen, dass eine tiefer liegende *Ursache* der Grund dafür ist, dass die Emotionen hochkochen, ermöglicht uns mehr Verständnis für die Probleme des anderen. Und weil wir unkonventionell denken, finden wir Lösungen, auf die andere vielleicht nicht kommen.«

Colleen H., 41, Pennsylvania

»Ich habe meinen Mann gebeten, statt mit dem Finger mit der ganzen Hand auf das zu zeigen, worüber er spricht. Ich hatte erwartet, er würde über meine Bitte lachen, aber er kam ihr sofort nach und wir hatten dazu keinerlei Auseinandersetzungen mehr in unserem damals neuen Zusammenleben. Ich gerate in Panik, wenn ich befürchte, etwas falsch gemacht zu haben, und bin dann wie gelähmt und kann nur noch grübeln. Wenn mit dem Finger auf etwas gedeutet wird, auch nur nebenbei, denke ich: ›Oh nein, was habe ich verbockt?‹ Mit der ganzen Hand kann er mir zeigen, wovon er redet, und mich einbeziehen, ohne dass ich Angst bekomme.«

Colin K., 35, Colorado

»Als ich meinem Vater erzählte, dass bei mir vor Kurzem ADHS diagnostiziert wurde, fragte er, wie das denn so ist. Ich beschrieb ihm, wie ein normaler, ein guter und ein schlechter Tag aussehen, und er meinte daraufhin, dass es ihm leidtäte, dass er es nie bemerkt hatte. Es war schön, dass er es einfach verstand. Selbst als ich ihm meine Befürchtung mitteilte, dass ich wegen der Medikamente Probleme im Job bekommen könnte, sagte er nur: ›Mach dir keinen Kopf. Wenn es dir damit besser geht, dann ist das gut, und im Notfall findest du schon was anderes.‹ Das hat mir sehr geholfen.«

2. Nicht jeden Kampf aufnehmen

Wer ADHS hat, hat mit vielen verschiedenen Dingen zu kämpfen – und zwar in allen möglichen Lebensbereichen. Und dabei spreche ich noch nicht einmal von den Begleiterkrankungen. Wir können nicht alles auf einmal angehen – zumindest nicht effektiv. Wir müssen entscheiden, was sofort unsere Aufmerksamkeit braucht und was wir vorerst beiseitelegen können.

- **Prioritäten setzen.** ADHS-Betroffenen fällt es oft schwer, Prioritäten zu setzen. Wenn zehn Dinge zu tun sind, wählen wir womöglich ein weniger wichtiges oder gleich das, das unsere Exekutivfunktionen nur geringfügig belastet. Genauso kann es sein, dass uns alles überfordert, sodass wir gar nichts davon machen. Hilfreich ist es, sich immer nur eine Sache herauszusuchen (vielleicht auch zwei). Denn dann ist die Wahrscheinlichkeit größer, dass wir damit vorankommen. Also: Welche liegen gelassene Aufgabe belastet die Beziehung am meisten? Welche Änderung würde sich am positivsten auswirken?

- **Versagen zulassen.** Dieser Punkt ist besonders für Eltern wichtig. Viele Eltern scheuen davor zurück, ihre Kinder einfach machen zu lassen, weil sie fürchten, dass diese etwas dann nicht schaffen. Das kann natürlich gut sein, aber es ist wichtig, den *Freiraum* (möglichst mit Sicherheitsnetz) zu haben, um Dinge auszuprobieren – und zu scheitern. Nur so finden Kinder heraus, was funktioniert, bevor sie ganz selbstständig werden und sich noch mehr vornehmen können. So wird auch Resilienz aufgebaut. Kinder müssen versuchen dürfen, Dinge allein zu schaffen, die sie alleine schaffen *müssen*, wenn die Eltern nicht dabei sind.

- **Manches einfach akzeptieren.** *Vielleicht werden wir nie dazu kommen, die Fototapete im Bad zu entfernen – egal, Kitsch muss sein.* Mein Freund hat akzeptiert, dass ich mich, wenn ich koche, streng an ein Rezept halten muss. Das führt dann dazu, dass unbrauchbare Gemüsereste in unserem Kühlschrank lagern. Dr. Ari Tuckman hat es in einem Interview auf meinem Kanal so ausgedrückt: »Ja, manches mag ich an meinem Partner nicht, aber egal – in meinem Leben gibt es einiges, das ich nicht mag.«

- **Lösungen finden.** Die »Milchtüten-Lösung« ist von einer wahren Geschichte inspiriert: Eine Frau lässt immer die Milch stehen, nachdem sie sich etwas für ihren Kaffee genommen hat, und wenn der Mann zum Frühstück in die Küche kommt, muss er zimmerwarme Milch in sein Müsli tun. Der Mann bittet die Frau, die Milch wieder in den Kühlschrank zu stellen, aber sie vergisst es jedes Mal und lässt sie draußen stehen. Eine Möglichkeit wäre, die Frau täglich daran zu erinnern, die Milch kühlzustellen, aber der Mann findet eine andere Lösung: Er kauft sich seine eigene Milch. Oft lässt sich ein Problem so lösen, dass dafür keine Änderung des (ADHS-bedingten) Verhaltens nötig ist.

Margaret, 46, Washington

»Ich wünschte, Eltern würden sich in diesen Dingen gegenseitig mehr unterstützen. Man wird so schnell verurteilt: *Warum hast du ihm so viel zugemutet, obwohl du wusstest, dass er wahrscheinlich nicht damit klarkommt?* Oder andersherum: *Warum machst du immer noch xyz mit ihm? Das müsste er doch längst alleine schaffen!* Ich tue viel, um meine neurodivergenten Kinder zu unterstützen und ihnen weiterzuhelfen, aber ich habe gelernt, dass sie meine Unterstützung irgendwann nicht mehr brauchen oder wollen und mir das dann auch sagen. Und dass sie es mir ebenfalls sagen, wenn sie sie wieder brauchen.«

Rebecca C., 43, Großbritannien

»Mein Partner und ich tauschen Aufgaben, die unsere jeweiligen Exekutivfunktionen überfordern, weil wir beide eher motiviert sind, etwas für den anderen zu erledigen als für uns selbst. Ich finde es zum Beispiel mühsam, zur Post zu gehen, dafür geht er ungern zur Apotheke.«

Jessica K., 28, Florida

»Als meine Familie beschlossen hat, meine Macken nicht mehr persönlich zu nehmen, beispielsweise die ständig offene Kühlschranktür, war es für mich einfacher, mich nicht mehr dafür zu schämen.«

3. Gemeinsam an Lösungen arbeiten

Wenn es um ADHS-bedingte Probleme geht, stehst nicht du auf einer Seite und die dir nahestehende Person auf der anderen. Vielmehr seid ihr beide auf einer Seite und das Problem steht auf der anderen. Also nehmt es zusammen in Angriff! Wie und in welchem Umfang ihr zusammenarbeitet, hängt von der Art eurer Beziehung ab, aber eine funktionierende Lösung setzt in der Regel ein gewisses Maß an Zusammenarbeit voraus.

- **Auf ein Ziel einigen.** Vergewissert euch, dass ihr euch über das Ziel einig seid und dass ihr wisst, warum ihr darauf hinarbeitet. Nur so seid ihr im selben Team. Indem ihr gemeinsam schon vorher festlegt, wie das Gelingen eines Vorhabens, einer Woche oder eines Ausflugs aussieht, könnt ihr beide leichter erkennen, wann euer Ziel erreicht ist. Das stärkt das Selbstvertrauen, was gerade für diejenigen wichtig ist, die verinnerlicht haben, nicht »gut genug« zu sein.

- **Ein ADHS-gemäßes Vorgehen zulassen.** Eine Person mit ADHS kann viel erreichen, aber sie geht die Sache vielleicht ein bisschen anders an als du. Ob sie Aufgaben erledigt oder nicht (oder ob du sie alle selbst erledigen musst), kann davon abhängen, ob du dich darauf einlassen kannst, dass ein bestimmtes Ergebnis mit unterschiedlichen Mitteln erreicht werden kann, man spricht dabei auch von *Äquifinalität.*

- **Die beste Lösung suchen.** Dies ist eine wunderbare Anregung aus dem Buch *Heikle Gespräche.* Macht keine Kompromisse, wenn ihr es vermeiden könnt. Kompromisse können zu Ärger auf beiden Seiten führen, weil beide etwas aufgeben müssen, das ihnen wichtig ist. Sucht stattdessen nach einer Lösung, die euer beider Bedürfnisse erfüllt.* Mit der Umsetzung mag sich dein Gegenüber zwar schwertun, aber Ideen entwickeln kann es hervorragend. Ihm fallen sicher viele potenzielle Lösungen für euch ein, vor allem, wenn es Zeit hat, sie zu durchdenken. Du musst dann womöglich nur noch dabei helfen, sie auf einige wenige zu reduzieren.

- **Grenzen setzen.** Letztlich bist du Partner, beste Freundin, Mitbewohner oder ein Elternteil, aber nicht der Coach oder Therapeut der Person mit ADHS. Man kann sich unglaublich schnell

* Mein ADHS-Coach Dusty Chipura hat mir etwas beigebracht, das mir besonders gut gefällt: Ich muss nicht weich *oder* hart sein, sondern kann sanft *und* fest sein. Dusty hat das in seinem Buch erklärt, dessen Titel mir absolut nicht mehr einfällt …

in die psychischen Probleme eines Menschen verstricken, aber wenn du nurmehr die Unterstützerrolle übernimmst, geht das unweigerlich auf Kosten deiner eigentlichen Rolle. Ständiges Kümmern tötet jedes Verlangen in einer Liebesbeziehung ab. Wenn du bei einer Freundin die Therapeutin spielen willst, musst du auf Distanz gehen, um objektiv zu sein, und das schadet eurer Freundschaft. Anstatt hauptsächlich die Unterstützung eines Freundes zu übernehmen, solltest du ihm lieber dabei helfen, ein auf mehrere Schultern verteiltes System aufzubauen. Wenn er das nicht will oder kann, musst du klarstellen, dass du seinen Unterstützungsbedarf nicht allein abdecken kannst.

Lyndall C., 30, Alberta

»Mit die beste Unterstützung, die ich mit meiner ADHS erhalten kann, ist, dass mich Leute mit Essen versorgen. Zweimal in der Woche esse ich bei meinen Eltern. Dadurch habe ich dann die Kapazität im Kopf, die sonst fürs Essenmachen draufgegangen wäre, frei für andere Dinge. Ein Beispiel: Neulich war ich bei meinen Eltern zum Abendessen und hatte dadurch an diesem Abend genug Energie und Kraft, um meinen Abwasch zu erledigen – drei Spülbecken voll.«

Christie H., 38, Colorado

»Mein Partner erinnert mich daran, dass ich duschen wollte, dreht die Dusche auf und wartet, bis ich drin bin. Oder er setzt sich sogar dazu und redet mit mir, während ich dusche. Er stellt mir auch Snacks auf den Schreibtisch, während ich arbeite.«

Laura S., 37, Indianapolis

»Wegen meiner Zeitblindheit komme ich ständig zu spät. Wenn ich mich ausgehfertig mache und die Abfahrtszeit näher rückt, hält mich mein Partner mit einem Minuten-Countdown auf dem Laufenden. Das Tolle daran ist, dass er das nicht wertend oder genervt tut, er informiert mich einfach nur.«

4. Auf das Gute schauen

Das menschliche Gehirn ist so programmiert, dass es eher das Schlechte als das Gute wahrnimmt (und sich merkt!). Darum übersieht man leicht all das, was eigentlich gut läuft. Das kann in jeder Paarbeziehung frustrierend sein, aber besonders problematisch ist es in Beziehungen, in denen vieles schiefgeht. Bewusst auf das Gute zu schauen, gibt nicht nur allen Beteiligten die dringend benötigte Hoffnung, es ermöglicht auch, die Beziehung zu *genießen.*

- **Bemühungen wahrnehmen.** Ein Versagen bedeutet nicht, dass sich jemand nicht bemüht hat – im Gegenteil, es ist oft ein *Beweis* für das Bemühen. Ja, deine Mitbewohnerin hat den Tab für die Spülmaschine vergessen – aber sie hat die Spülmaschine eingeschaltet! Wenn du dir nicht sicher bist, ob sich eine Person Mühe gibt, dann frage nach – und wenn sie dir sagt, dass sie es tut, dann glaube ihr. Dr. Tuckmans Forschungsergebnisse legen nahe, dass eine der wichtigsten Maßnahmen zur Verbesserung der Beziehung darin besteht, genau auf die Bemühungen der Person mit ADHS zu achten und sie anzuerkennen. (Brains, ihr könnt dabei helfen, indem ihr eure Hearts auf eure Bemühungen hinweist!)

- **Das Positive in den Fokus rücken.** Wie bereits gesagt können ADHS-typische Eigenschaften sich sowohl gut als auch schlecht auswirken. Wenn du die ADHS-Merkmale bewusst wertschätzt, wenn sie wunderbar sind, kannst du sie auch viel leichter akzeptieren, wenn sie hinderlich sind. Achte zum Beispiel darauf, wann sich die Impulsivität deines Gegenübers auf eine positive Weise zeigt.

- **Gute Absichten voraussetzen.** Wenn jemand mit ADHS eine Aufgabe übernommen hat, liegst du in den meisten Fällen richtig mit der Annahme, dass er es ernsthaft versucht. Kannst du das an seinen Taten nicht erkennen, kann es sinnvoll sein, um Klärung zu bitten: »Hey, ich weiß, dass du es wirklich möchtest. Aber ich würde gerne verstehen, warum nichts passiert. Erklärst du es mir?« Mit der Antwort auf deine Frage kann die Person dir klarmachen, was du übersehen hast, oder erklären, was sie daran hindert.

- **Erfolge feiern.** Konkretes, sofortiges positives Feedback ist für ADHS-Brains unglaublich motivierend. Wenn du siehst, dass dein Gegenüber bei etwas Wichtigem Fortschritte macht, dann raus mit dem Lob! Dann ist es Zeit für eine kleine Feier oder irgendetwas, das ihm ein gutes Gefühl gibt! Lob gibt es zwar durchaus, wenn Brains bei einem Projekt über sich hinauswachsen, eine brillante neue Idee haben oder im Verkauf Rekordzahlen erzielen, aber selten für Anstrengungen bei Tätigkeiten, die nur für sie schwierig sind und andere als leicht oder selbstverständlich einschätzen.

Scott D., 46, Washington

»Von meinem Vater habe ich gelernt, wie wichtig es ist, auf die Dinge, die wir erledigt haben, zu schauen und das Ergebnis zu würdigen. Er nannte das spaßhaft ›Bewunderungsphase‹. Egal ob gemähter Rasen, gewaschenes Auto, neuer Zaun oder Ähnliches, wenn wir mit einer Arbeit fertig waren, sagte er: ›Okay, Bewunderungsphase‹, und dann standen wir da und schauten uns an, was wir vollbracht hatten.«

Ron W., 50, Detroit

»Ich versuche oft nur den Tag zu überstehen, lösche einen ›Brand‹ nach dem anderen und hoffe verzweifelt, dass ich keinen übersehe, weil sonst alles niederbrennen würde. Wenn meine Frau zu mir sagt: ›Du, ich weiß es wirklich zu schätzen, dass du X gemacht hast‹, oder: ›Was du da gebaut hast, erleichtert mir das Leben wirklich‹, dann fühle ich mich auf einmal gesehen und mein Selbstwertgefühl steigt. Außerdem gibt mir das Energie für neue Vorhaben.«

5. Auf sich selbst achten

Wenn ein geliebter Mensch irgendwelche Probleme hat, kann das emotional sehr belastend sein. Natürlich hat diese Person nicht die Absicht, dir das Leben schwer zu machen oder dich emotional zu vernachlässigen, aber die Absicht ist nicht das Einzige, was zählt. Es zählt auch das, was du fühlst. Du musst dich auch um dich selbst kümmern, nur dann kannst du für den dir nahestehenden Menschen dauerhaft und hilfreich da sein.

- **Grenzen setzen.** Es ist wichtig, Grenzen zu setzen, um deinen inneren Frieden zu bewahren. Natürlich kannst du von anderen etwas erbitten oder verlangen, aber deine Grenzen sollten deine *eigenen Handlungen* betreffen, nicht etwas, das du von deinem Gegenüber erwartest. Der Grund dafür ist, dass du das Verhalten anderer nicht kontrollieren kannst. Wenn du dich gegen das Verhalten einer anderen Person – zum Beispiel ihr Geschrei – abgrenzen möchtest, könnte deine Grenze so aussehen, dass du dich nicht mehr am Gespräch beteiligst, solange geschrien wird.*

- **Hilfe in Anspruch nehmen.** Eine Therapie, Unterstützung von anderen, Gespräche mit Bekannten in ähnlichen Situationen oder auch Texte zum Thema neurodiverse Beziehungen – all das kann dich in deiner Erfahrung bestätigen und dir helfen, die aufkommenden Gefühle zu verarbeiten. Wenn du dir Rat holst, musst du nicht alles allein herausfinden.

- **Gefühle zulassen.** Es mag sich falsch anfühlen, sich über ADHS-bedingtes Verhalten aufzuregen, weil es ja nicht absichtlich geschieht. Aber du darfst Gefühle haben, ganz egal, warum etwas passiert ist. Es gibt einen Unterschied zwischen *verständlich* und *akzeptabel*. Ein Verhalten, das dich verletzt, musst du nicht akzeptieren, nur weil jemand ADHS hat. Fühle deine Wut, deinen Schmerz und deinen Kummer. Wenn du dir deine Gefühle erlaubst, kannst du deine Bedürfnisse erkennen, die Ge-

---

* Wenn du Sorge hast, dass die Situation eskalieren könnte, wenn du eine Grenze setzt, dann hol dir bitte psychologische Hilfe, bevor du es versuchst. Grenzen sind zwar wichtig und können dafür sorgen, dass sich alle Beteiligten sicherer fühlen, aber manche Menschen sind nicht an Grenzen gewöhnt und können wütend oder sogar aggressiv werden, wenn sie plötzlich damit konfrontiert werden.

fühle regulieren und besser mit deinem Gegenüber kommunizieren. So behältst du deine Gefühle und Bedürfnisse im Blick, anstatt nur auf sein Verhalten zu schauen.*

- **Pause einlegen.** Achtet darauf, dass ihr euch beide Zeit nehmt, um Bekanntschaften zu pflegen, Hobbys nachzugehen oder einfach nur Energie zu tanken. Sich Zeit für sich selbst zu reservieren, finden viele (auch neurotypische) Paare wichtig für eine dauerhafte und glückliche Beziehung. Du kannst auch eine Beziehungspause einfordern, wenn du es brauchst. Dass dein:e Partner:in eine Behinderung hat, bedeutet nicht, dass du dich nicht von ihm oder ihr trennen darfst. Ich selbst musste auch eine Beziehungspause einlegen. (Wir sind nach einem Jahr Pause und viel Therapie wieder zusammen.) Für dich ist es ungesund, wenn du dich chronisch vernachlässigt fühlst. Und für die von dir geliebte Person ist eine Beziehung, in der sie ständig versagt, auch ungesund. Womöglich seid ihr in einen Zustand geraten, der euch beiden nicht guttut, selbst wenn ihr euch wirklich liebt. Es ist in Ordnung, dann einfach mal auf Abstand zu gehen.

---

* Michael Rosenberg, der das Konzept der Gewaltfreien Kommunikation entwickelt hat, beschreibt das Kritisieren als »tragischen Ausdruck eines unbefriedigten Bedürfnisses«. Tragisch ist es, weil man wahrscheinlich viel weniger erreicht, wenn man sich über fremdes Verhalten beschwert, als wenn man die eigenen Gefühle und Bedürfnisse zum Ausdruck bringt. Die kritisierte Person fühlt sich oft angegriffen und gerät in die Defensive.

Claudia B., 26, Mexiko

»Ich bin das Heart, mein Freund ist das Brain. Wir sind seit fast neun Jahren zusammen, und was uns beiden in unserer Beziehung sehr geholfen hat, ist, dass wir die Kommunikationsweise des anderen verstehen und dass wir einander an unsere Grenzen erinnern. Manchmal unterbricht er mich einfach vor lauter Erregung und redet drauflos. Dann bremse ich ihn und sage streng: ›Ich bin noch nicht fertig.‹ Das war mir anfangs sehr unangenehm, weil ich *ihn* ja nicht unterbrechen wollte, aber er hat mich unzählige Male darum gebeten, und er nimmt es nicht persönlich, weil es um die Verständigung zwischen uns geht und nicht so sehr darum, wer was sagt.«

Castor S., 24, Großbritannien

»Wenn wir Verständigungsprobleme haben, wechseln wir das Medium. Dann sagt einer von uns so etwas wie: ›Lass uns lieber chatten. Ich bin nicht sauer, ich kann nur meine Gefühle gerade nicht richtig ausdrücken, das ist nicht deine Schuld.‹ Wir haben beide eine Angststörung und ADHS, und es hilft uns, wenn wir uns auf diese Weise Raum verschaffen. Wir haben gerade erst unser Zehnjähriges gefeiert, und ein ganz wichtiger Baustein dafür war, zu akzeptieren, dass wir Gefühle nicht immer klar ausdrücken können und oft missverstanden werden.«

Wie sieht der Plan aus?

Menschen, die mit ADHS-Betroffenen zusammenleben und sie lieben, fangen oft damit an, hinter ihnen herzuräumen, ihnen immer mehr Aufgaben abzunehmen und sie ständig zu kontrollieren. Auf der anderen Seite fühlen sich die Menschen mit ADHS in Liebesbeziehungen oft unterlegen und haben ständig Angst, etwas falsch zu machen oder nicht genug zu tun oder zu sein. Wir schlittern in diese Muster, ohne es zu merken. Niemand sucht sich das aus, aber aufgrund der ADHS-bedingten Defizite bei den Exekutivfunktionen ist es einfach das, was normalerweise passiert.

Doch diese Konstellation tut niemandem gut.

Es gibt tatsächlich eine bessere Lösung. Und der Weg dahin beginnt mit einer einfachen Frage: Wie sieht der Plan aus?

Bei mir war schnell klar, dass ich die Muster meiner Eltern (und Großeltern) nicht wiederholen wollte. Ich wollte meinen Mann nicht erziehen und auch nicht von ihm erzogen werden. Ich wollte einen echten Partner, einen, den ich respektieren kann. Genauso wollte auch ich respektiert werden – und mich selbst respektieren können.

Als mein Partner und ich zusammenzogen, überlegten wir: Wie sieht unser Plan für den Haushalt aus? Was ist uns in puncto Ordnung und Sauberkeit am wichtigsten? Wer macht was? Was bleibt übrig? Bleibt das dann einfach so? Holen wir uns Hilfe von außen?

Dass wir darüber geredet und Dinge festgelegt haben, hat es uns ermöglicht, die mentale und körperliche Last der Hausarbeit gerechter aufzuteilen. Wir haben den Plan bei Bedarf überprüft und angepasst, und es hat wunderbar funktioniert. Wir wussten beide, wer was macht, und wenn etwas liegen blieb, fühlte niemand sich gedrängt, einzuspringen und es zu übernehmen. Wir erinnerten uns einfach gegenseitig daran, was wir vereinbart hatten. Wir arbeiteten gleichberechtigt zusammen und teilten die Arbeit gerecht auf.* Wir waren beide stolz auf unseren jeweiligen Beitrag und wertschätzten die Bemühungen des anderen. Und wir machten auch kein Problem aus dem, was wir nicht schafften. Entweder ließen wir es von jemand anderem erledigen oder wir ließen es bleiben.

Drei Jahre später waren wir irgendwie in den bereits erwähnten negativen Beziehungsstrudel geraten, und ich musste beschämt feststellen, dass ich trotz allem versuchte, meinen Partner zu erziehen – nur anders, als ich erwartet hatte.

Tatsächlich gehört nämlich auch der emotionale Teil zu einer Liebesbeziehung, und womöglich merkt man auf einmal, dass man diesen ganzen Bereich für zwei Personen managt! Ich hatte diese Verantwortung übernommen, ohne es zu merken.

Damit unsere Beziehung emotional gesund blieb, versuchte ich, seine Bedürfnisse zu verstehen und meine ADHS daran anzupassen, um diese Bedürfnisse zu erfüllen; ich bemühte mich auch, meine Bedürfnisse zu erkennen und sie seiner AuDHS anzupassen, damit er sie erfüllen konnte.

Als ich meinem Partner sagte, wie sehr es mich anstrengte, für seine psychische Gesundheit zu sorgen und unsere Beziehung zu pflegen, antwortete er: »Darum habe ich dich nicht gebeten.«

Und weißt du was? Er hatte vollkommen recht.

Ich hatte das alles auf mich genommen, weil ich dachte, es müsse getan werden. Und er konnte meine Bemühungen nicht einmal gut finden oder würdigen. Letztlich stellte sich heraus, dass er Ähnliches für mich tat: Er erinnerte mich daran, meine Medikamente abzuholen, räumte

---

* Die Erwartung, alle anfallenden Arbeiten genau hälftig aufzuteilen, ist unrealistisch. Was, wenn jemand länger arbeitet? Oder wenn jemand aufgrund einer Behinderung doppelt so lange für die Hausarbeit braucht? Statt nach Gleichheit zu streben, sollte Gerechtigkeit der Ansporn sein. Festzuhalten, wer wie viel macht, ist weniger sinnvoll, als zu überlegen, wer wie viel freie Zeit und Energie übrig hat, um seinen Interessen, Hobbys usw. nachzugehen. Wie gut werden die Bedürfnisse der Partner erfüllt?

Die Störung zu akzeptieren ist schön, aber das ist nur der Anfang, nicht das Ende.

hinter mir auf und versuchte, in der Trauer für mich da zu sein, obwohl er überfordert war und Zeit für sich gebraucht hätte. Und ich hatte es nicht einmal bemerkt.

Mein Partner und ich nahmen uns von da an jede Woche Zeit für ein Beziehungsgespräch. Wir fragten uns erneut: Wie sieht der Plan aus?

Wann verbringen wir Zeit miteinander, wann ohneeinander und wann im Freundeskreis? Was machen wir an unseren Partnerabenden, die wir in den Kalender eintragen?

Wie sieht es mit der psychischen Gesundheit aus? Braucht einer Unterstützung und wenn ja, wie bekommt er sie? Welche Rolle spielt dabei der andere?

Es ist naiv zu glauben, ADHS (und die Begleiterkrankungen) würde keine Auswirkungen auf eine Beziehung haben. Die Störung zu akzeptieren ist schön, aber das ist nur der Anfang, nicht das Ende.

Egal, ob es um die Hausarbeit geht, um den Autokauf, die Versorgung eines Kindes, die Beziehungsarbeit oder die gegenseitige psychische Fürsorge, der Weg zu echter Partnerschaft ist immer der gleiche. Ihr schmiedet *gemeinsam* einen Plan und besprecht, wer wofür zuständig ist – als gleichberechtigte Erwachsene und nicht als Betreuer, die sich um den jeweils anderen kümmern müssen.

Der Plan wird nicht immer reibungslos funktionieren, aber im Zeitraum einer Woche könnt ihr auch nicht allzu weit vom Kurs abkommen. Und wenn er für eine Seite nicht passt, kann der Plan jederzeit geändert werden.*

---

* Und das haltet ihr schriftlich fest! Wenn einer oder beide von euch ADHS haben, dann gerät garantiert etwas in Vergessenheit. »Keine Sorge! Ich merke mir das!«, denkst du vielleicht. Nein, du merkst es dir nicht. Schon gar nicht, wenn du gestresst oder nervös bist. Also nehmt einen Notizblock zur Hand, haltet den Kalender bereit, holt Stifte raus und schreibt den Plan auf!

Alte Gewohnheiten zu ändern ist schwer. Mein Partner und ich haben mühsam gelernt (wir mussten es lernen), unsere Bedürfnisse zu äußern, anstatt nur Lösungen oder Beschwerden vorzubringen. Wir haben mühsam gelernt, einander in unseren Anstrengungen zu unterstützen, anstatt sie einander abzunehmen. Oh! Habe ich schon erwähnt, dass wir beide eine Angststörung haben?

Ein gemeinsamer Plan kann auch die Ängste in Schach halten. Zuvor hat meine Angst mich dazu getrieben, ständig neue Pläne zu entwerfen, während er sich irgendwohin verkrochen und acht Stunden lang über mögliche Lösungen gegrübelt hat … aber inzwischen hatte ich schon einen besseren Plan gefunden! Wie sich herausstellte, hatte uns das ein Stück weit in den negativen Beziehungsstrudel gebracht.

Wir sind jetzt seit vier Jahren zusammen. Unsere Beziehung ist besser als je zuvor und *viel gesünder* als alle Beziehungen, die wir beide je hatten. Besprechen wir wirklich jede Woche unseren Plan? Nein. Hallo, wir haben beide ADHS! Aber wenn wir ein Gespräch auslassen, reden wir ehrlich und wertungsfrei darüber und klären, wie wir wieder in die Spur zurückfinden.

Interessanterweise ist es für uns beide weniger Arbeit, wenn wir gemeinsam planen, denn die Arbeit, zu der wir uns verpflichten, ist für den anderen wirklich hilfreich und sinnvoll. Es ist Arbeit, die etwas bewirkt. Sie gibt uns Hoffnung, Kraft und das Gefühl, dass unsere Mühe wertgeschätzt wird.

> Ihr schmiedet *gemeinsam* einen Plan und besprecht, wer wofür zuständig ist – als gleichberechtigte Erwachsene und nicht als Betreuer, die sich um den jeweils anderen kümmern müssen.

KAPITEL 13

EINE BESSERE WELT

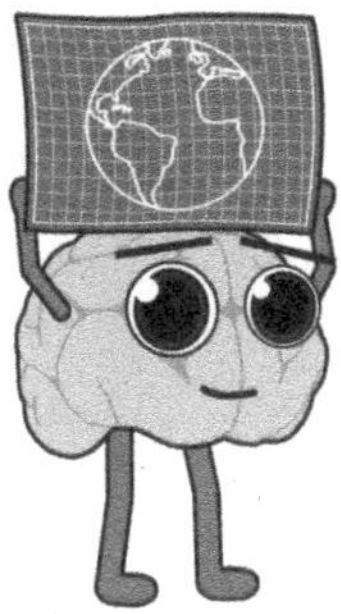

Man berührt keinen Menschen so leicht,
dass man keine Spur hinterlässt.

Peggy Tabor Millin

Eine Planänderung

Ich begann meinen YouTube-Kanal – und meinen Weg zur Selbstbestimmung – in dem Glauben, ich könnte meine ADHS-Probleme »überwinden«. Zwar dachte ich nicht, dass meine ADHS verschwinden würde, aber ich ging davon aus, dass ich das behalten würde, was mir gefiel, die hinderlichsten Beeinträchtigungen aber irgendwie bewältigen und dann erfolgreich sein könnte. Dann wäre ich endlich die, die ich sein *sollte* – eine, die Freundschaften pflegt, die die Wohnung sauber hält und ihre Finanzen perfekt verwaltet.

Es gibt eine Unzahl von Tipps dazu, wie man Schwierigkeiten in den Griff bekommen, das eigene Potenzial ausschöpfen und zu der Person werden kann, die man sein möchte. »Mach einfach …«, heißt es oft. »Kauf dir diesen Planer, stell dir einen Timer, mach dir eine Liste.« Jede Hürde lässt sich mit irgendeinem Hilfsmittel überwinden und dann muss man sich nicht mehr abmühen. So sah mein Plan aus. Mir war bewusst, dass ich anders war und deshalb vielleicht anders vorgehen musste.

Was ich aber nicht begriff, war die Begrenztheit dieses Ansatzes. Denn auch die passendsten Vorgehensweisen und die besten Hilfsmittel und Teilhabemaßnahmen sind keine Wundermittel. Wenn irgendjemand seine ADHS loswerden könnte, dann wäre ich das gewesen. Ich hatte die Zeit, die Energie und die Ressourcen – ich hatte es mir zum *Beruf* gemacht. Aber leider funktionierte es nicht so wie gedacht.

Es gibt eine Grenze dafür, wie viele Werkzeuge und Methoden man nutzen kann. Und nichts davon befreit einen wie durch Zauberhand von ADHS-Problemen.

Jedes Werkzeug, das wir anwenden müssen, kostet uns etwas – Zeit, Geld, Energie. Wir müssen es erst finden, dann lernen, es zu nutzen, es so anpassen, dass es für uns funktioniert, uns rechtfertigen dafür, dass wir es brauchen, es erneut beantragen, es bezahlen und – ach ja – auch daran denken, es einzusetzen. Und die Zeit, Energie und sonstigen Ressourcen, die wir im Gegensatz zu anderen dafür aufwenden müssen, fehlen uns bei den schönen Dingen des Lebens wie Geselligkeit oder Hobbys.

Es gibt eine Grenze dafür, wie viele Werkzeuge und Methoden man nutzen kann.

Und wer ADHS hat, braucht nicht nur ein Werkzeug. Beim Lesen dieses Buches hast du schon jede Menge davon kennengelernt, und für einen Menschen mit ADHS können Dutzende davon nötig sein und vielleicht *täglich* eingesetzt werden müssen, um im Alltag zurechtzukommen.

Da ADHS eine chronische Erkrankung ist, sind das nicht nur vorübergehend benötigte Hilfsmittel. Ich habe all diese an sich »einfachen« Tricks gesammelt, aber wenn man sie zusammengenommen betrachtet, wird klar, dass die Bewältigung ADHS-bedingter Probleme alles andere als einfach ist. »Mach doch dies. Und das. Ach ja und noch 50 weitere Sachen.« Moment mal … *für immer?*

Am Ende meines Lernprozesses war mein Werkzeugkasten übervoll! Ich wusste, wie und wann ich welches Werkzeug benutzen muss und warum. Ich hatte mich mit allem ausgestattet, was ich brauchte, um in der neurotypischen Welt einigermaßen zurechtzukommen, und ich hatte das unglaubliche Glück, mir vieles leisten zu können, was früher mein Budget überstiegen hätte.

Aber egal, wie viele Hilfsmittel man zur Verfügung hat und wie gut man sie nutzt – sie räumen das Problem nicht aus der Welt. Nicht vollständig. Frag mal eine Rollstuhlfahrerin.

Unabhängig davon, wie gut ihr Rollstuhl ist, sind viele Orte nunmal nicht rollstuhlgerecht. Und trotz des Rollstuhls ist sie mit Vorurteilen, Stigmatisierungen, Missverständnissen und moralischen Werturteilen konfrontiert.

Werkzeuge allein reichen nicht. Werkzeuge müssen gut mit unserer Umgebung zusammenpassen. Wir müssen auf sie zugreifen und sie benutzen können. Wir müssen uns trauen können zuzugeben, dass wir auf sie angewiesen sind. In einer idealen Welt müssten wir nicht einmal darüber nachdenken. Alle Werkzeuge, die wir brauchen, um zu funktionieren, wären in unserer Umgebung vorhanden und könnten von allen verwendet werden, ohne sich dafür rechtfertigen zu müssen.

> Systeme sind viel flexibler und anpassungsfähiger als Menschen.

Diese Welt ist möglich.

Zur gleichen Zeit, als ich merkte, dass ich meine ADHS nur zum Teil »überwinden« und das (sehr neurotypische) Leben führen konnte, das ich mir immer vorgestellt hatte; als mir also klar wurde, dass man das, was man ist und wozu man fähig ist, nur begrenzt ändern kann – zu dieser Zeit erkannte ich auch, dass sich die Welt verändern kann. Und die Welt könnte sich schnell verändern.

Die Welt besteht aus Systemen. Und Systeme sind viel flexibler und anpassungsfähiger als Menschen. Sie können aufgebaut, abgebaut und umgebaut werden.*

Als ich mich mehr mit systemischem Denken befasste, stieß ich auf das *soziale Modell von Behinderung*, demzufolge die Behinderung einer Person nicht in ihrem Gesundheitszustand begründet ist, sondern darin, dass ihre Umgebung nicht so auf ihre Bedürfnisse ausgerichtet ist wie auf die Bedürfnisse von Menschen ohne Behinderung. Dass die Systeme aufgebaut wurden, ohne auch diese Personengruppe im Blick zu haben.

Ich stellte fest, dass ich die Hälfte meiner Hilfsmittel aus systemischen Gründen benötigte – und das ging nicht nur mir so.

Wenn ADHS-Betroffene verlässlich produktiv bleiben, ihre Zeit managen und ihr Haus einigermaßen ordentlich halten, dann tun sie das mithilfe umfangreicher und aufwendiger Systeme – nicht etwa, weil es ihnen Spaß macht, sondern weil sie keine andere Wahl haben. Wir müssen unsere ADHS mit allen verfügbaren Mitteln in den Griff

---

* Zum Beispiel war es während der Covid-19-Pandemie plötzlich möglich, dass viele zu Hause arbeiteten.

bekommen, weil die ganze Welt erwartet, dass wir es irgendwie schaffen. Gelingt es nicht, sind wir nicht gut genug. Dann sind wir nicht akzeptabel, werden gefeuert, und es kostet uns noch viel mehr.

Im Grunde wäre es viel leichter, ein Umfeld zu schaffen, das Neurodiversität zulässt, als diese zu beseitigen. Warum fangen wir nicht damit an?

Wenn ich mein eigenes Potenzial voll ausschöpfen und dies auch meiner Community ermöglichen möchte, dann muss ich mich für eine Welt einsetzen, in der das möglich ist. Eine Welt, in der nicht die gesamten Aufwendungen für den Zugang zu einem funktionierenden System auf die abgewälzt werden, die ohnehin schon Probleme haben.

Von uns ADHS-Betroffenen wird nicht nur erwartet, dass wir eigene »Rollstühle« mitbringen, sondern auch, dass wir uns selbst die »Rampen« bauen, obwohl wir eindeutig nicht die Einzigen sind, die welche brauchen. Diese mentale, emotionale und körperliche Arbeit ist nicht nur für uns aufwendig, sondern auch für die uns Nahestehenden (siehe dazu das Kapitel »›Hearts‹ und ›Brains‹ – so funktionieren Beziehungen« auf Seite 347) und für die ganze Gesellschaft. Firmen haben mit hoher Fluktuation und dem Phänomen Burnout zu kämpfen. In den Gefängnissen sitzen überproportional viele Menschen mit unbehandelter ADHS. Studien zufolge kostet ADHS die Gesellschaft allein in den Vereinigten Staaten jedes Jahr Milliarden von Dollar, wobei nur ein winziger *Bruchteil* dieser Kosten auf die Behandlung und die Hilfen für Betroffene zurückzuführen ist.

Dieser Plan funktioniert für niemanden. Von uns zu erwarten, dass wir unsere ADHS »überwinden«, schadet uns, unseren Liebsten und der ganzen Gesellschaft.

Im Grunde wäre es viel leichter, ein Umfeld zu schaffen, das Neurodiversität zulässt, als diese zu beseitigen.

Wir brauchen ein besseres Konzept. Eines, das auf Lösungen setzt, die möglich, nachhaltig und gut für alle sind.

Ich habe daher beschlossen, meinen Kurs zu ändern und zu versuchen, die Welt zu verändern.

Was ich gelernt habe

Wie so viele, die auszogen, die Welt zu verändern, habe ich festgestellt, dass die Veränderung bereits im Gange ist.

Die Welt ist heute schon anders als zu der Zeit, als ich meinen Kanal gestartet habe. Seitdem ist sie viel offener für Neurodivergenz geworden.

Auch meine Arbeit hat ein Stück weit dazu beigetragen. Das hat mir auch gezeigt, dass die Veränderungen, die wir brauchen, nicht nur möglich, sondern *gut für alle* sind.

Individuelle Selbstbestimmung trägt zu systemischem Wandel bei

Zuerst merkte ich es nicht, aber eigentlich versuchte ich damit, eine einfache Lösung gegen eine andere einzutauschen: Wir können nicht ändern, dass wir ADHS haben, also muss sich die Welt verändern. (Was soll ich sagen? Menschen mögen einfache Lösungen.)

Natürlich stimmt es, dass wir in einer Welt, die ohne Rücksicht auf unsere Bedürfnisse eingerichtet ist, nur bis zu einem gewissen Grad selbstbestimmt leben können. Aber das bedeutet nicht, dass meine ganze Selbsterkundungsreise Zeitverschwendung gewesen ist.

Der Unterschied zwischen Realselbst und Idealselbst

Bevor ich mich näher mit ADHS befasste, klaffte eine große Lücke zwischen der Person, die ich war, und der, die ich gefühlt sein *sollte.* Die ich in den Augen anderer sein sollte. Diese Lücke – und nicht die ADHS – gab mir das Gefühl der Unzulänglichkeit. Deswegen glaubte ich dem Urteil anderer, ich würde mein Potenzial nicht ausschöpfen, und rackerte mich ab, um es zu widerlegen. Ähnliches sehe ich immer wieder in unserer Community.

Mittlerweile habe ich einen Begriff für dieses Phänomen gelernt: *Selbstdiskrepanz.* Sie ist für einen Großteil der emotionalen Turbulenzen und seelischen Schäden verantwortlich, die Menschen erleiden, deren Realbild nicht ihrem Idealbild entspricht. Und das kommt nicht nur bei ADHS vor.

Aber bei ADHS-Betroffenen kann die Lücke der Selbstdiskrepanz zu einer regelrechten *Kluft* werden. Was wir selbst und andere von uns erwarten, stimmt oft nicht mit unserer Realität überein. Manchmal erbringen wir Höchstleistungen, manchmal scheitern wir an »einfachsten« Aufgaben. Unsere Selbstdiskrepanz ist auch deshalb so groß, weil ADHS eine »unsichtbare« Behinderung ist, die in den meisten Situationen nicht berücksichtigt oder gar in Betracht gezogen wird.

Mit dem, was ich an Werkzeugen und Informationen zusammengetragen und weitergegeben habe, habe ich meine ADHS zwar nicht überwinden können, aber ich konnte diese Lücke weitgehend schließen. Ich habe unrealistische Erwartungen aufgegeben und zum Beispiel eingesehen, dass meine Leistungsschwankungen aufgrund der ADHS normal sind. Mein »Potenzial« ist keine feste Größe, sondern ein *Bereich.* Ich habe mir Hilfsmittel angeeignet, mit denen ich konstant bessere Leistungen erbringen kann, und gelernt, dass manche meiner ADHS-Verhaltensweisen (wie das Zappeln) eigentlich gesunde Bewältigungsmechanismen sind. Das hat die Art verändert, wie ich mit meiner Umgebung umgegangen bin und mich für mich selbst eingesetzt habe. Und es half mir, öfter das zu erreichen, was ich mir wünschte. So konnte ich endlich meine Vorstellung davon, wer ich sein *sollte*, mit der Person zusammenbringen, die ich bereits war, und mich gleichzeitig auf die Version von mir zubewegen, die ich sein *wollte*.

Vielen in der Community ist Ähnliches gelungen, indem sie sich über ADHS informiert haben.

Dieses Wissen verändert auch die Art und Weise, wie wir mit uns selbst umgehen. Wie wir mit uns sprechen und andere mit uns sprechen lassen. Unsere seelische Gesundheit (und unser Selbstwertgefühl) verbessert sich dadurch. Lange verinnerlichte Botschaften – *wir sind nicht genug, wir leisten nicht genug oder schöpfen unser Potenzial nicht aus* – können wir nach und nach zurückweisen. Wir begreifen und klären andere darüber auf, dass wir bereits die sind, die wir sein sollten.

Individuelles Handeln hat Folgen

Anfangs dachte ich, ich müsste ganz neu beginnen, um die Welt zu verändern. Ich ging davon aus, alles neu lernen und bei null anfangen zu müssen. Aber dann merkte ich, dass das, was ich all die Jahre getan hatte, anstatt auf einen Systemwandel zu drängen, *zu einem Systemwandel geführt hatte*.

Schließlich war auch ich Teil des Systems. Meine Arbeit – der Versuch, meine ADHS zu akzeptieren und zu verstehen, offen darüber zu sprechen und zu erzählen, was mir geholfen hat – hatte einen Dominoeffekt zur Folge, der weit über meine unmittelbare Reichweite hinausreichte. Mein Ziel war lediglich gewesen, dass andere sich meine Videos ansahen, etwas über ihr Hirn lernten und sich Lösungen bei mir abguckten. Aber ich hatte nicht geahnt, wie viele meiner Follower selbst Veränderungen anstoßen würden. Ein paar Beispiele möchte ich dir hier nennen:

Ein schottischer Abgeordneter schickte mir ein Video seiner Rede im schottischen Parlament, in der er Maßnahmen gegen einen irreführenden »Dokumentarfilm« über ADHS forderte.

Eine Lehrerin berichtete mir von einer wöchentlichen Selbsthilfegruppe, die sie für ihre ADHS-Schulkinder eingerichtet hatte.

Einige Brains, die meinen Kanal gesehen hatten, wurden selbst aktiv in Sachen ADHS, bauten eigene Communitys auf und schrieben sogar Bücher zum Thema.

Als ich in meiner Community das Thema Systemwandel ansprach, meldeten sich noch mehr Leute und berichteten, dass sie firmeninterne Gruppen gegründet hatten, dass sie mit politischen Gremien an ADHS-freundlichen Initiativen arbeiteten oder dass sie in ihrem Betrieb Teilhabemaßnahmen eingefordert hatten, die nun auch neurodivergenten Kollegen zugutekamen.

Langsam dämmerte mir, dass es für jeden Dominostein, von dem ich erfuhr, noch viele andere gab, die mir unbekannt blieben. Und all diese Dominosteine stießen wiederum weitere an. Ein Impuls hörte nicht bei dem Menschen auf, an den er eigentlich gerichtet war. Er breitete sich weiter aus.

Im Rückblick suchte ich die Impulse, die mich erreicht hatten. Schließlich hatte nicht nur ich andere beeinflusst, auch mich hatte die Arbeit anderer geprägt, und diese wiederum waren von ihren Vorgängern beeinflusst worden. Die Forscher:innen, deren Arbeiten ich las, hätten wahrscheinlich nicht erwartet, dass ich – eine beliebige Person mit ADHS, die nur über eine befreundete Krankenpflegeschülerin Zugang zu Forschungsliteratur hatte – ihre Forschungsergebnisse auf YouTube präsentieren würde, aber so lief es eben. Schon lange bevor es *How to ADHD* oder entsprechende Beiträge auf TikTok gab, hat das Zusammenwirken von wissenschaftlichen Profis und engagierten Laien in der ADHS-Welt Wellen geschlagen.

Auch andere Interessengruppen, Selbsthilfeorganisationen und Communitys haben Impulse gesetzt. Die LGBTQIA+-Community hat vorgemacht, wie Menschen heikle Teile ihrer Identität am besten offenlegen können. Die Autismus- und die Behindertenbewegung haben Diskurse über Neurodiversität, Ableismus und kognitive Barrierefreiheit angestoßen. Forscherinnen und Mediziner sprechen offener über ihre eigenen Erkrankungen und drängen auf mehr Zusammenarbeit mit den und mehr Unterstützung für die Menschengruppen, denen ihr Engagement gilt.

Je mehr ich darüber erfuhr, desto klarer war mir, dass all diese Impulse und Strömungen sich zu einer regelrechten *Woge* der Veränderung verbanden: öffentlicher Diskurs über Neurodiversität, bessere Versorgung Erwachsener mit ADHS, eine Umwelt, die Neurodivergenz akzeptiert und den Betroffenen mehr Chancengleichheit bietet.

Von diesen Veränderungen sind natürlich längst nicht alle betroffen – noch nicht. Die Kognitionswissenschaftlerin Dr. Deirdre Kelly drückt es so aus: »Die Zukunft existiert bereits in bestimmten Winkeln der Welt. Wenn wir uns dies vergegenwärtigen und darin das Gute sehen, können wir Entscheidungen treffen und Maßnahmen ergreifen, die uns unserem Ziel und unseren Wünschen näherbringen. Wir sollten auf das schauen, was möglich ist, und es verwirklichen.«

PHASEN DER AKZEPTANZ

Leider kann es sein, dass auch nach vielen Fortschritten immer noch Menschen in deinem Leben – Verwandte, Bekannte, Kolleginnen und sogar medizinisches Personal – deine ADHS-Probleme mit Skepsis betrachten. Vielleicht tust du es sogar selbst!

In der LGBTQIA+-Community spricht man von bestimmten Phasen, die beim Coming-out durchlaufen werden. Diese beruhen im Wesentlichen auf einem Modell, das Dr. Vivienne Cass 1979 entwickelt hat. Es kann in erweiterter Form auch für all diejenigen gelten, die sich auf einer Reise zu mehr Akzeptanz von anderen befinden. Die einzelnen Phasen durchläuft jeder in seinem eigenen Tempo und oft wird zwischen ihnen hin- und hergewechselt. Das Phasenmodell kann man auch auf die Akzeptanz von stigmatisierten Behinderungen anwenden. Im Folgenden habe ich auf Basis des Akzeptanzmodells von Monica Luedke die Phasen veranschaulicht, die ich bei der Akzeptanz meiner ADHS erlebt habe:

- **Anti:** Die Existenz von ADHS oder die Tatsache, dass jemand daran leidet, wird geleugnet. *(»Das ist nur Faulheit und fehlende Selbstdisziplin!«)*
- **Anerkennung:** Es wird zwar eingeräumt, dass es ADHS gibt, es bestehen aber immer noch falsche Vorstellungen von der Krankheit. *(»Du wirkst gar nicht so, als hättest du ADHS.« »ADHS muss dich doch im Alltag nicht einschränken!« »Warum sollte sie diese Hilfe bekommen, dadurch hat sie nur einen unfairen Vorteil!«)*
- **Akzeptanz:** Es wird anerkannt, dass ADHS-Hirne anders funktionieren und dass diese Unterschiede zu echten Beeinträchtigungen führen. Das Erleben ADHS-Betroffener wird ernst genommen. *(»Ah, okay, ich wusste nicht, dass Emotionsdysregulation zu ADHS gehört. Das ergibt Sinn.«)*

- **Affirmation:** Es wird nach dem persönlichen Erleben gefragt (und die Antworten werden gehört). Gleichzeitig erfolgt die Ermutigung, benötigte Unterstützung einzufordern, Anpassungen werden angeboten. *(»Danke für deinen Hinweis, dass du dir schwertust, Prioritäten zu setzen, wenn mehrere Teile eines Projekts zu bearbeiten sind. Würde es dir helfen, verschiedene Abgabetermine zu haben, damit du dich auf einen nach dem anderen konzentrieren kannst?«)*
- **Aktivismus:** Das Einsetzen für ADHS-Betroffene, auch wenn diese nicht anwesend sind. Unterstützung wird angeboten, ohne darum bitten zu müssen, und die Interessen Betroffener werden anderen gegenüber vertreten. *(»Wir gehen den Stoff ziemlich schnell durch, und einige von euch tun sich vielleicht schwer damit, sich Notizen zu machen. Ich schicke euch allen die Gliederung der Vorlesung per E-Mail und mein Assistent hat ein Skript erstellt, auf das ihr ebenfalls zurückgreifen könnt.«)*

Wahrscheinlich gibt es Menschen in deinem Leben, die sich in den jeweiligen – den guten und den schlechten – Phasen befinden. Dass jemand an einem anderen Punkt dieser Entwicklung steht, bedeutet nicht, dass er ein schlechter Mensch ist, der dich nie unterstützen wird. Auch ich kann mich an Zeiten erinnern, in denen ich mich in einem anderen Stadium befand als jetzt, und dir geht es gewiss genauso.*

Zu einer Reise gehört Fortbewegung, und auch wenn sich die anderen nicht immer im gewünschten Tempo bewegen, werden die meisten von ihnen doch mit zunehmendem Wissen und mehr Erfahrung toleranter und hilfsbereiter. Ich werde nie den Menschen vergessen, der in einem Kommentar zu einem Video von mir schrieb, ADHS sei ein Schwindel

* Man kann auch für sich selbst in einer anderen Phase sein als für andere. (*»Ich verstehe ja, dass andere Teilhabemaßnahmen brauchen, aber ich nicht! Ich müsste das auch so schaffen!«*)

und nichts von dem, was ich sagte, sei wahr - nur um sich ein paar Jahre später dafür zu entschuldigen. Bei ihm war nun ebenfalls ADHS diagnostiziert worden, und er erklärte, dass er es einfach nicht hatte akzeptieren wollen. Doch meine Videos hätten ihm dabei geholfen.

Veränderungen nützen allen

Motivation ist wichtig, egal ob wir uns selbst oder andere davon überzeugen wollen, dass Veränderung notwendig ist. Zum Glück haben die Veränderungen, die wir anstreben, klare Vorteile für uns ADHS-Brains und unsere lieben Hearts, für unsere Betriebe und die ganze Gesellschaft.

Öffentlicher Diskurs über Neurodiversität

Öffentliche Auseinandersetzungen sind wichtig, denn sie helfen, bestimmte Erscheinungen zu normalisieren und das Verständnis füreinander und für die Vielfalt der Neurodiversität zu verbessern. Dadurch erhalten ADHS-Betroffene das Gefühl, dass sie sich nicht mehr bloß anpassen müssen , sondern dass sie in immer mehr Bereichen einfach *dazugehören.* Ihre Bewältigungsmechanismen und Hilfsmittel werden anerkannt und akzeptiert. Das erlaubt den Betroffenen, ihre Einschränkungen methodisch zu bewältigen, anstatt sie zu verstecken. Sie finden zusammen, unterstützen sich gegenseitig und geben sogar Menschen mit unentdeckter ADHS, denen das alles *sehr bekannt* vorkommt, den Mut, sich um Diagnose und Behandlung zu kümmern. Ohne diesen öffentlichen Diskurs würde es noch mehr Menschen jahre- oder sogar jahrzehntelang an der nötigen Inspiration fehlen, um ihre Stimme zu erheben, sich Hilfe zu suchen und ein gutes Leben zu führen. Wenn Betroffene offen über ihre ADHS sprechen, können auch Angehörige, Arbeitgeberinnen und Freunde miteinander in Kontakt treten und ihre Unterstützungsrolle miteinander besprechen.

Bessere Behandlung für ADHS-Erwachsene

Erwachsene mit ADHS hat es schon immer gegeben, aber sie wurden bisher fast nie behandelt, diagnostiziert oder angemessen unterstützt. Tatsächlich gibt es zum Zeitpunkt dieser Niederschrift keinerlei Richtlinien für die Behandlung von ADHS bei Erwachsenen. Infolgedessen gibt es dabei auch große Unterschiede. Das stellt Betroffene vor das Problem, dass sie nie wissen, was sie erwartet, wenn sie die ärztliche oder therapeutische Versorgung wechseln, und lässt Fachleute mit der Frage allein, was wohl die beste Behandlung ist. Doch das ändert sich gerade. In der Fachwelt herrscht inzwischen Einigkeit darüber, dass sich ADHS in der Regel nicht »auswächst«, und die American Professional Society of ADHD and Related Disorders (APSARD) arbeitet derzeit an Richtlinien für Diagnose und Behandlung. Das ist nicht nur gut für die Behandelnden (und die Behandelten), sondern auch für die ganze Gesellschaft. Eine bessere Behandlung von Erwachsenen mit ADHS kann allerlei wünschenswerte Veränderungen in vielen Gesellschaftsbereichen bewirken: bessere psychische Gesundheit, mehr Verkehrssicherheit, weniger Übergewicht und Suchterkrankungen und eine höhere Lebenserwartung, um nur einiges zu nennen.

Mehr Unterstützung in Ausbildung und Beruf

ADHS-Betroffene fühlen sich im Beruf und im Bildungssystem wohler, wenn sie ihr Bestes geben und einen sinnvollen Beitrag leisten können. Immer mehr Hochschulen haben Unterstützungsangebote für Menschen, deren Hirn anders funktioniert, und ermutigen Studierende, Teilhabemaßnahmen in Anspruch zu nehmen. Das verbessert nicht nur das Zugehörigkeitsgefühl und die psychische Gesundheit, sondern auch die Abschlussquoten. Viele Unternehmen haben Initiativen zur Anwerbung und Einstellung neurodiverser Arbeitskräfte und lernen, wie sie ihre neurodivergenten Mitarbeiter effektiv fördern und ihnen Erfolg in der Firma ermöglichen können.

Teilhabemaßnahmen am Arbeitsplatz sind für das Unternehmen oft ein Schnäppchen im Vergleich zu den hohen Kosten, die Fehlzeiten, Dienst nach Vorschrift, Burnout, verpasste Termine und Fluktuation verursachen. Wenn Menschen mit ADHS effektiv unterstützt werden, leisten viele von ihnen hervorragende Arbeit. Sie werden oft als »Macher«, »Pionierinnen« oder »Problemlöser« bezeichnet. Sie können schnell Entscheidungen treffen und Chancen nutzen, ohne sich von Herausforderungen und Hindernissen abschrecken zu lassen. In vielen Fällen gilt: Je schwieriger ein Problem ist, umso mehr wollen sie es durchdringen und lösen. Wenn man ihnen dafür etwas Papierkram abnimmt, haben sie mehr Zeit, um Dinge zu erfinden, Probleme zu lösen, zusammenzuarbeiten und begeistert Vorhaben anzupacken, vor denen andere zurückschrecken.

Barrierefreiheit für alle

In Kanada wird dafür geworben, Hilfsmittel, die Behinderte in der Schule brauchen, leicht zugänglich zu machen, und zwar nicht in Form von Teilhabemaßnahmen, die man mit Formularen einfordern muss, sondern als Standardausstattung, die allen zur Verfügung steht, die sie brauchen. Dies ist ein Beispiel für *universelles Design*, das die Unterschiede der Menschen berücksichtigt.

Universelles Design, das
Gestaltungsweise, die dafür sorgt, dass ein Produkt, eine Dienstleistung oder eine Umgebung so vielen Menschen wie möglich zugänglich ist, ohne dass zusätzliche Anpassungen oder Vorkehrungen erforderlich sind.

Universelles Design funktioniert so gut, weil oft das, was einer benachteiligten Gruppe *Zugang verschafft*, allen anderen das Leben ebenfalls *erleichtert*. Man denke zum Beispiel an Bordsteinabsenkungen. Sie ermöglichen Rollstuhlfahrenden das Überqueren von Fußgängerüberwegen, nützen aber auch allen, die mit Gepäck unterwegs sind, Pakete ausliefern oder einen coolen E-Scooter fahren.

Mit universellem Design werden Hilfsmittel ohne Weiteres in unsere Umgebung integriert. Wir müssen keine besonderen Anstrengungen unternehmen oder unsere Probleme erläutern, um sie zu erhalten. Außerdem eröffnet es Wahlfreiheiten. So wie wir selbst entscheiden können, ob wir bei der Arbeit die Schreibtischlampe anschalten, können wir auch entscheiden, ob wir ein Stehpult nutzen oder lieber sitzen wollen. Und das können alle anderen auch.*

In ADHS-freundlichen Arbeitsstätten stehen überall Whiteboards, Notizblöcke und andere Büromaterialien zur Verfügung. Es gibt Ruhebereiche, in denen wir uns konzentrieren oder von der Arbeit abschalten können, wenn wir überfordert sind. Was wir an Werkzeug brauchen, befindet sich am Ort des Gebrauchs, sodass wir es nicht vergessen können oder suchen müssen. Und es gibt besprechungs-

* Das verringert zudem die Abwertung und den Neid derjenigen, die die von Behinderten benötigten Teilhabemaßnahmen als »unfairen« Vorteil missverstehen, obwohl diese nur die Barrierefreiheit schaffen, die diese aufgrund ihrer Beeinträchtigungen brauchen.

freie Tage, an denen wir Flow zulassen dürfen, ohne befürchten zu müssen, dass uns der Hyperfokus Ärger einbringt.

Das alles sind Beispiele dafür, wie Menschen mit ADHS und anderen kognitiven Problemen durch universelles Design der Zugang erleichtert wird, während auch alle anderen hilfreiches Werkzeug geboten bekommen. Denn alle Menschen haben ein begrenztes Arbeitsgedächtnis, verlieren und vergessen Gegenstände und erleben Momente, in denen ihre Exekutivfunktionen überfordert sind. In den Richtlinien der Firma Microsoft zur kognitiven Inklusion heißt es: »Damit eine Aufgabe erledigt wird, muss die Motivation der kognitiven Last gleichkommen oder sie übertreffen.« Durch Minderung der kognitiven Last legt man die Messlatte für den Erfolg niedriger, sodass sie für *alle* leichter zu überwinden ist.

Der Werkzeugkasten

In der ADHS-Community kursiert ein Witz: Wir Menschen mit ADHS könnten die Welt verändern – wenn wir uns nur daran erinnern würden, was wir tun wollten, und alles dafür Nötige auf die Reihe bekämen.

Ich mag den Witz und lache jedes Mal mit, wenn ich ihn höre. Mir gefällt daran, dass er unsere Einschränkungen mit liebevoller Akzeptanz herausstellt.

Die Annahme, dass wir die Welt nicht verändern können, weil wir ADHS haben, halte ich allerdings für totalen Quatsch.

Denn wir *sind gerade dabei*, die Welt zu verändern. Und wir tun es, ohne unsere ADHS zu »überwinden«. Wir tun es, obwohl wir ablenkbar sind, obwohl uns die Medikamente ausgehen oder uns der Zugang zu ihnen erschwert wird und obwohl wir chronische Schmerzen haben. Wir arbeiten an einer ADHS-freundlicheren Welt – manchmal mit Unterbrechungen, nicht immer perfekt und zuweilen ohne Absicht, aber wir *tun* es.

Wie? Indem wir mit dem Hirn arbeiten, nicht gegen es – und indem wir unsere Bemühungen dort einsetzen, wo sie am meisten bewirken.

1. Motivation suchen

ADHS-Betroffene neigen dazu, sich leicht entmutigen zu lassen: *Ich habe ja* versucht, *die Welt (in fünf Minuten) zu ändern, aber es hat nicht geklappt.* Veränderung braucht oft Zeit. Es beginnt mit der Aussaat, die eine Weile benötigt, um zu keimen. Oder mit einem ins Wasser geworfenen Stein, der immer weitere Wellen schlägt. Und für diese Zeitspanne, die lang und frustrierend sein kann, müssen wir uns zum Durchhalten motivieren.

- **Inspiration für schlechte Zeiten abspeichern.** Als ich anfing, Videos zu veröffentlichen, las ich alle Kommentare und speicherte die, die mir das Gefühl gaben, wertgeschätzt zu werden oder etwas bewirkt zu haben. An Tagen, an denen ich mich erschöpft oder entmutigt fühlte, gab mir das Lesen dieser Kommentare Kraft. Wenn man – was unweigerlich irgendwann passiert – Zweifel an dem hat, was man tut, hilft eine Datei mit inspirierenden und wohltuenden Worten, positiv zu bleiben und sich den Grund für sein Tun wieder ins Gedächtnis zu rufen.

- **Der Mensch sein, den man selbst gebraucht hätte.** Viele Aktivist:innen leisten unglaubliche Arbeit und halten das nur durch, weil sie damit etwas erreichen, das sie selbst gebraucht hätten und das ihnen immer gefehlt hat. Wenn du eine Unterstützung bietest, die du selbst gebraucht hättest, ist die Wahrscheinlichkeit groß, dass sie auch anderen nützt. Nimm die Erinnerung daran, wie wichtig sie für dich gewesen wäre, als Motivation.

- **Zeit für neue Ideen.** ADHS-Hirne sind besonders kreativ, bringen neue Ideen hervor und denken über den Tellerrand hinaus. Male dir die Zukunft aus, die du gerne mitgestalten würdest. Wie sieht sie aus? Wem nützt sie? Und wie? Was passiert in anderen Winkeln der Welt und was davon könnte bei dir sinnvoll und machbar sein?

ENERGIE SPAREN

Die Welt zu verändern, bedeutet nicht, alles auf einmal anzugehen, was nötig wäre. Viele in der Community sind schon vom alltäglichen Durchhalten erschöpft. Deshalb sollten wir unsere Anstrengungen lieber dort einsetzen, wo wir am meisten bewirken können. Manches können wir kontrollieren, manches beeinflussen und manches entzieht sich unserem Einfluss und lässt sich höchstens indirekt erreichen. Stecke deine Energie so weit wie möglich in das, was in deinem Einflussbereich liegt. Und mach Pausen. Dies ist ein Marathon, kein Sprint.

Nik K., 40 Jahre, New York

»Meine Geheimwaffe ist ›Crowdsourcing‹. Ich verstehe mich selbst besser durch andere, die gleichgesinnt sind. Ihr Blick hilft mir, wertzuschätzen, wer ich bin. Das Gefühl von Gemeinschaft und Verbundenheit kann Stigmata abbauen und das, was als kulturelle Norm gilt, neu definieren.«

Emmanuel A., 30 Jahre, Georgia

»Selbsthilfegruppen für Neurodivergente haben mir sehr geholfen, mich und meine ADHS zu verstehen. Durch sie ist es mir gelungen, der Einsamkeit und Isolation zu entkommen, und es hat mir gezeigt, wie wichtig es ist, mich in anderen wiederzufinden und meine Geschichte zu erzählen.«

Chris L., 37, Washington

»Ich habe *Soft Focuses* geschrieben, ein Spiel, durch das nicht neurodivergente Leute besser nachvollziehen können, was wir mit ADHS täglich erleben. Einige haben mir geschrieben, wie sehr es ihnen geholfen hat, ihre Angehörigen besser zu verstehen. Manche haben dadurch sogar erkannt, dass sie selbst ADHS haben. Es ist ein Spiel für eine kleine Zielgruppe, aber ich bin sehr stolz darauf und freue mich, dass ich andere damit unterstützen konnte.«

2. Für etwas kämpfen, nicht gegen etwas

Als unsere Betriebsleiterin J2 Motorrad fahren lernte, bekam sie folgenden Rat: »Schau nicht dorthin, wo du *nicht* hinwillst, sonst stürzt du.« Laut unserem Community-Manager Harley gilt das auch beim Reiten. Und solide Forschungsergebnissen belegen, dass es ebenfalls für Veränderungen zutrifft. Ein Ziel ins Auge zu fassen und Menschen auf dem Weg dorthin mitzunehmen, ist viel einfacher, als sie von etwas Ungutem abzubringen.

- **Konstruktive Ziele setzen.** Ohne ein positives Ziel, auf das man hinarbeiten kann, sowohl im Kleinen als auch im Großen, tappt man leicht in die Falle, nur gegen negative Ergebnisse anzukämpfen. Das kann dazu führen, dass man nicht die Maßnahmen ergreift, die zu einem positiven Ergebnis führen würden. Man kann beim Basketball nicht punkten, wenn man aus lauter Angst, den Korb zu verfehlen, den Ball nicht wirft. (Wenn du deine Ziele immer wieder vergisst, ist das normal angesichts deiner ADHS. Lies dazu noch einmal das Kapitel »Probleme mit dem Gedächtnis«, Seite 211.)

- **Forderungen positiv formulieren.** Menschen sind in der Regel eher bereit (und in der Lage!), etwas zu tun, als etwas zu lassen. Und wenn man fordern möchte, dass jemand mit etwas Negativem aufhört, kann man es auch positiv formulieren. Möchtest du zum Beispiel erreichen, dass ein Kollege die neue Mitarbeiterin mit ADHS weniger kritisiert, solltest du ihn lieber um eine freundliche und ermutigende Umgangsweise bitten. So erzielst du ein besseres Ergebnis, weil klarer ist, was zu tun ist und was du erwartest.

- **Auf konstruktive Beiträge reagieren.** Ich habe schon früh in meiner YouTube-Karriere gelernt, dass Aufmerksamkeit wie ein Scheinwerfer ist. Man richtet den Strahl auf das, was man sehen möchte. Kommentare, die ein Gespräch nicht voranbringen, werden ignoriert, gelöscht oder geblockt, damit man mit aller Aufmerksamkeit auf die reagieren kann, die konstruktiv sind. Mit anderen Worten: Füttere die Trolle nicht!

- **Wichtiges unterstützen.** So wie du dich bei einer Wahl mit deinem Stimmzettel für ein politisches Programm entscheidest, kannst du auch wählen, wen oder was du zum Beispiel mit deinem Geld unterstützt. Suche ADHS-freundliche Initiativen, Produkte und Dienstleistungen sowie Unternehmen, die sich für psychische Gesundheit einsetzen oder auf dem Weg dahin sind. Auch deine Aufmerksamkeit kannst du bewusst auf etwas lenken, indem du entscheidest, was du hörst, schaust, liest und weiterverbreitest.

Jacob K., 27, Australien

»Früher wollte ich unbedingt beweisen, was ich alles kann und wozu ich in der Lage bin. Jetzt, da ich erwachsen bin, verweise ich gerne darauf, dass vieles von dem, was ich erreicht habe, auf Kosten meiner Gesundheit ging und dass ein Bedarf an Unterstützung nicht gleichbedeutend ist mit einem Mangel an Wert.

In Zukunft möchte ich meinen Erfolg nutzen, um Veränderungen zu bewirken: ›Oh, euch gefällt, was ich tue? Stellt euch vor, wie viel mehr ich schaffen könnte, wenn mir nicht eine Hand auf dem Rücken festgebunden wäre.‹ Zumindest möchte ich dafür kämpfen, dass alle Menschen, unabhängig von ihren Bedürfnissen, ihr volles Potenzial ausschöpfen können.«

Alexis M., 30, Oregon

»Am liebsten helfe ich im kleinen Rahmen: In meiner Familie bin ich die Älteste, bei der ADHS diagnostiziert wurde. Als solche kann ich mich für die Jüngeren einsetzen, die weniger eloquent und/oder weniger respektiert sind. Manchmal werde ich um Rat gebeten (den ich mit Vorbehalten erteile und mit der Mahnung, auf die Bedürfnisse der Kinder zu hören). Oder ich kann eine frustrierende Situation durch die Einbettung in einen größeren Kontext entspannen. In manchen Fällen ist es mir auch schon gelungen, einen Zusammenbruch zu verhindern, weil ich ein Bedürfnis erkannt und versorgt habe, während die anderen Erwachsenen entweder zu dysreguliert oder zu neurotypisch sind, um es zu bemerken.

Ich weiß, dass so etwas eine Situation befrieden kann. Und es trägt, glaube ich, zu einer verständnisvolleren Familienkultur bei. Und ich hoffe, dass das dabei hilft, besser mit negativen Dingen umzugehen, die diese Kinder erleben werden, wenn sie größer werden.«

3. Sich anderen anschließen

Wahrscheinlich gibt es bereits Menschen, die für die Veränderungen kämpfen, die auch dir wichtig sind. Wenn du dich ihnen anschließt, kann euer Einsatz für bestimmte Rechte und Interessen effizienter sein, weil nicht alle um die gleichen Ressourcen konkurrieren und nicht jeder alles von Grund auf neu aufbauen muss. Hilfreich ist auch, wenn du Lücken in der bisherigen Arbeit erkennst und sie mit deinem Engagement füllen kannst. Bereits bestehende Initiativen kannst du auf vielerlei Arten unterstützen:

- **Spenden oder sammeln.** Dieses Buch gäbe es nicht ohne die Crowdfunding-Plattform Patreon und meine Brains und ihre

Unterstützung. Ihre Spenden haben es mir ermöglicht, meinen Job zu kündigen und mich ganz auf *How to ADHD* zu konzentrieren, ein Team einzustellen und mir die Zeit für dieses Buch zu nehmen. Die Verantwortlichen vieler Organisationen, mit denen ich in Kontakt gekommen bin, haben immer wieder darauf verwiesen, dass man ihre Sache am besten dadurch unterstützt, dass man die benötigten Ressourcen – Geld, Material, Freiwillige – zur Verfügung stellt und sie dann einfach damit arbeiten lässt.

- **Die Reichweite verstärken.** Das Kommentieren, Teilen und Weiterleiten einer Botschaft an Menschen, die eine Organisation oder Initiative sonst nicht erreichen würde, hilft dabei, mehr Aufmerksamkeit zu bekommen. Besonders sinnvoll kann es sein, die Botschaft an Leute zu senden, die dank ihrer Position – etwa in einer Unternehmensleitung, einer Schulbehörde oder einem Parlament – Einfluss haben und Wichtiges verändern können.

- **Ressourcen anbieten.** Unterschätze nicht die Macht deines Wissens! Du kannst andere mit Informationen versorgen, die diese wiederum zur Verbesserung und Intensivierung ihrer eigenen Arbeit nutzen können. Natürlich solltest du deine Informationen vorab aber gründlich prüfen.

- **Kooperieren.** In den aktivistischen Kreisen, denen ich angehöre, wird Zusammenarbeit begrüßt und gefördert. Obwohl wir nicht alle den gleichen Blick auf ADHS haben, mit unterschiedlichen Mitteln für neurodiverse Interessen eintreten und nicht immer einer Meinung sind, arbeiten wir doch alle auf das gleiche Ziel hin: ein besseres Leben für Menschen mit ADHS.

Todd H., 44, Australien

»Ich habe in der Arbeit mit 5 Leuten eine Selbsthilfegruppe gegründet, die innerhalb von 18 Monaten auf 35 Teilnehmer angewachsen ist. Wir tauschen Wissen, Ratschläge und Erfahrungen aus, auch über den Weg zu Diagnose und Behandlung.«

Claudia S., 32, Mexiko

»Ich hatte die Gelegenheit, für die Computerspielmesse PAX einige Diskussionsrunden zu organisieren, bei denen es um Intersektionalität in Videospielen und Tabletop-Rollenspielen ging. Das war toll für mich und meine Mitdiskutanten. Wir hatten das Glück, vor einem sehr aufgeschlossenen Publikum zu sprechen.«

John Y., 75, Texas

»Ich sorge in Zusammenarbeit mit Lehrern und Therapeutinnen in Schulen für ADHS-freundlichere Regeln und Räume. Ich habe 35 Jahre Erfahrung im Klassenzimmer und 15 Jahre als Journalist und weiß inzwischen, wie ich mich am besten für ADHS-Interessen einsetzen kann. Deswegen schreibe ich Romane mit Figuren, die ADHS haben, verfasse Artikel zu bestimmten Themen, wirke als Mentor in der Leseförderung mit und unterstütze bedürftige Schulkinder und solche mit neurodivergenten Ausprägungen.«

4. Von sich erzählen

Untersuchungen zum Thema Entstigmatisierung psychischer Erkrankungen haben ergeben, dass persönliche Geschichten zu den wirkungsvollsten Mitteln gehören, um Veränderungen anzustoßen. Menschen kümmert es nicht, wie viele Daten jemand gesammelt hat oder wie sehr er im Recht ist. Was sie bewegt, sind Emotionen – und wie sie sich bei etwas *fühlen*. Wenn du auch nur mit einem Menschen über dein Erleben von ADHS sprichst oder mit einer kleinen Aktion für eine ADHS-gerechtere Welt wirbst, kann das Wellen schlagen und Menschen erreichen, die du nie kennenlernen wirst, oder in Systemen Veränderungen bewirken, von denen du nie erfahren wirst.

Joseph, 22, Ohio

»Eine der besten Entscheidungen meines Lebens war es, mich als neurodivergent zu outen. Ich fühle mich seitdem viel authentischer, konnte mich mit anderen Menschen mit ähnlichen Erfahrungen vernetzen und habe sogar öffentlich über Neurodivergenz gesprochen. Weil ich mitbekommen habe, dass meine Worte etwas bewirken, werde ich auch weiterhin über Neurodivergenz schreiben und sprechen.«

Julia F., 39, Kalifornien

»Sowohl im Privat- als auch im Berufsleben gehe ich ganz offen mit meiner AuDHS um. Als ich von den Engpässen beim Medikament Adderall betroffen war, habe ich das gleich bei meinen Vorgesetzten und meinem Team angesprochen. Ich äußere mich auch in öffentlichen Kanälen dazu. Meine Tochter erziehe ich so, dass sie stolz darauf ist, wie ihr Hirn funktioniert, und sich nicht dafür schämt.«

Tawny F., 43, Colorado

»Ich mache Kunst, die sich mit psychischer Gesundheit und ›gesellschaftlicher Divergenz‹ befasst und zu tiefergehenden Überlegungen anregen soll, was es bedeutet, ein Mensch zu sein. Ich stelle Fragen wie: Wer hat die gesellschaftlich akzeptierten Regeln gemacht und warum? Was wäre, wenn wir sie nicht befolgen würden? Ich glaube, das hilft neurodivergenten Menschen, sich weniger allein zu fühlen. Außerdem kommen sie dadurch mit neurotypischen Menschen ins Gespräch, was deren Horizont in Bezug auf andere und sich selbst erweitert.«

Alanna G., 30, Pennsylvania

»Wenn ich eine Teilhabemaßnahme benötige, stelle ich klar, dass es sich bei meiner Diagnose um eine ADHS handelt, auch wenn das nicht sein müsste. Doch die Leute sollen wissen, dass bei dieser Erkrankung auch im Erwachsenenalter Unterstützung nötig ist.«

Jenn R., 32, USA

»Auch wenn es schwierig ist, zeige ich meine AuDHS offen, sofern ich mich sicher genug fühle. Wenn andere diese Störung bei einer Person erleben, mit der sie jeden Tag zu tun haben (persönlich oder online), erkennen sie, dass die Krankheit einen nicht zu einem Monster macht. Dabei geht es nicht um extreme Erscheinungen oder bestimmte Stereotypen. In der Entmystifizierung des ›Anderen‹ liegt eine große Kraft. Wenn ich so authentisch wie möglich lebe und offen über meine Mühen und Erfolge spreche, kann ich hoffentlich dem rein Medizinischen die menschliche Note zur Seite stellen. Anders zu sein bedeutet nicht, weniger wertvoll zu sein.«

Eine andere Perspektive

Wenn du dich daranmachst, die Welt zu verändern, solltest du immer daran denken, dass du nicht unbedingt den gleichen Blick auf deine Umwelt hast wie andere. Manche halten Veränderung grundsätzlich für unmöglich, einige wollen eine andere Art von Veränderung, manche möchten, dass es schneller geht, und andere finden alles gut so, wie es ist. Es gibt viele Gründe, warum du die Welt möglicherweise anders wahrnimmst.

Einer davon ist, dass unser Hirn störanfällig ist. Wir sehen die Außenwelt ständig verzerrt. Das habe ich aus dem Buch *Bedienungsanleitung für deinen Verstand* gelernt, aber es wurde mir auch durch eine Aussage, die ich für dieses Buch gesammelt habe, erneut bewusst. Brian, ein Trauertherapeut aus Washington, beschreibt, wie es ihm ging, nachdem er bei einem Unfall einen Finger verloren hatte:

Nachdem ich meinen Finger verloren hatte, konnte mein Hirn nicht akzeptieren, dass er fehlte. Also nahm es an, dass mit der Welt etwas nicht stimmt. Wenn ich die Hand auf den Tisch legte, nahm mein Hirn an der Stelle, wo mein Finger sein sollte, ein Loch im Tisch wahr, anstatt einzusehen, dass es keinen Finger mehr gab. Es dauerte mindestens ein halbes Jahr, bis mein Hirn zu akzeptieren begann, dass nicht die Welt kaputt oder abwesend war, sondern ein Teil von mir.

Unser Bild von der Welt wird durch unsere Sinne vermittelt. Unser Hirn enkodiert die Sinneseindrücke, indem es sie mit bereits vorhandenem Wissen vergleicht und eventuelle Lücken auffüllt. Wenn die eingehenden Informationen Sinn ergeben und zu unserer aktuellen Perspektive passen, können wir sie integrieren. Bedrohen sie jedoch unser Selbstwertgefühl und unser Selbstbild, lehnen wir sie eher ab. Das ist wichtig zu verstehen, denn es bedeutet: Leute ändern ihre Meinung nicht, indem sie das, was sie wissen, durch das ersetzen, was wir ihnen sagen. Stattdessen beziehen sie es, soweit möglich, in ihre bestehende Perspektive ein.

Perspektivwechsel können nicht erzwungen werden. Wenn man einer Person etwas mitteilt, das dem widerspricht, was sie glaubt, kann es eine Weile dauern, bis sie ihre Einstellung ändert – wenn überhaupt. Das ist auch dann der Fall, wenn das Mitgeteilte wahr ist und durch Beweise gestützt werden kann. Manchmal bauen Menschen Schutzwälle rund um ihre Überzeugungen und verstärken sie mit passenden Nachweisen, damit niemand diese einreißen kann.

Sollen andere das sehen, was wir selbst sehen, hilft eines: Verbindung. In einem italienischen Gedicht mit dem Titel *Quattro Occhi* heißt es, dass man die Welt mit vier Augen statt mit zwei betrachtet, wenn man verliebt ist. Ich liebe dieses Gedicht, denn es macht einen der wichtigsten Gründe fassbar, warum die Liebe das Leben verändern kann. Wir sehen uns selbst aus der Perspektive eines Menschen, der uns schön, brillant oder mutig findet. Der unsere Stärken erkennt, während wir vielleicht nur unsere Schwächen sehen. Und auch den Rest der Welt können wir durch seine Augen wahrnehmen. Die Gefahr dabei ist natürlich, dass wir dem anderen mehr vertrauen als uns selbst. Dann kann es passieren, dass wir die Welt doch wieder nur durch zwei Augen betrachten – durch seine.*

Das Gleiche kann passieren, wenn man viel Zeit in einem Umfeld verbringt, in dem alle die gleichen Überzeugungen haben und weiterverbreiten. Vielen ADHS-Betroffenen ergeht es so. Sie bekommen nicht die Chance, die Welt mit eigenen Augen zu sehen, weil sie die meiste Zeit ihres Lebens die neurotypische Perspektive erleben, verinnerlichen und ihre Existenz danach ausrichten.

Als ich noch Schauspielerin werden wollte, bekam ich von vielen – von Agenturen, meinem Manager, Casting-Veranstaltern – zu hören, wie sie mich sahen und was ich in ihren Augen ändern müsste, um in ihrer Welt akzeptiert zu werden. Als mir endlich jemand aus der Branche sagte, dass es in Ordnung war, so zu sein, wie ich war, konnte ich meine Wahrnehmung dessen, wer ich bin und wer ich sein sollte, verändern. Gleichzeitig konnte ich das auch an andere weitergeben. Ich habe die Welt nicht dadurch umgestaltet, dass ich ihre Veränderung verlangt habe, sondern dadurch, dass ich anderen meine Sichtweise vermittelt und mir die Perspektive anderer angeeignet habe. Dadurch, dass ich gelernt habe, die Welt mit vier Augen zu sehen statt mit zwei.

Wenn wir uns geschützt genug fühlen, um uns anderen Perspektiven gegenüber zu öffnen, können wir neue Ideen kennenlernen und

---

* Das kommt vor allem in missbräuchlichen Beziehungen vor, in denen jemand isoliert und manipuliert wird oder Gaslighting erlebt (das heißt, dass jemandem die eigene Wahrnehmung so sehr ausgeredet wird, dass er das Gefühl hat, den Verstand zu verlieren).

uns neue Handlungsmöglichkeiten erschließen. Das hilft dabei, die Welt zu verändern. Indem wir untereinander Wissen austauschen, verschaffen wir uns Zugang zu Informationen und Problemlösungen. Außerdem verstehen andere uns besser, wenn wir mit ihnen reden und ihre Perspektive zu begreifen versuchen. Das heißt aber auch, dass man nicht einfach nur die Welt verändern kann, sondern ebenso bereit sein muss, *sich selbst* zu entwickeln. Ein solcher Austausch kann die eigene Perspektive erweitern, aber sie auch erschüttern oder sogar umstürzen. Durch das, was ich im Laufe der Zeit von meiner Community, von der Forschung, von anderen Initiativen, meinem Team und irgendwelchen Fremden im Internet erfahren und gelernt habe, hat sich meine Perspektive viele Male drastisch verschoben.

Zwar können die Perspektivwechsel, die sich aus diesem Austausch ergeben, verwirrend sein, aber sie können auch extrem ermächtigend wirken. Je mehr Blickwinkel wir kennen, desto weiter wird unser eigener. Es wird immer einfacher, mit anderen in den Austausch zu kommen und ihre Sichtweisen zu verstehen, ohne die eigene Überzeugung zu verlieren. Neue Perspektiven bedrohen das eigene Weltbild dann weniger und die Vision einer möglichen besseren Welt wird klarer und greifbarer.

Ich möchte dir zum Schluss noch etwas mitgeben, das Deirdre zu mir gesagt hat: Wenn du die Welt verändern willst, kannst du es. Jetzt. So, wie du bist. Strebst du eine Welt mit mehr Akzeptanz und Verständnis an, dann akzeptiere und verstehe jemanden. Und schon ist die Welt ein wenig akzeptierender und verständnisvoller. Das passiert ganz von selbst, denn du bist Teil des Systems. So wie wir alle.

DAS ENDE DER GESCHICHTE

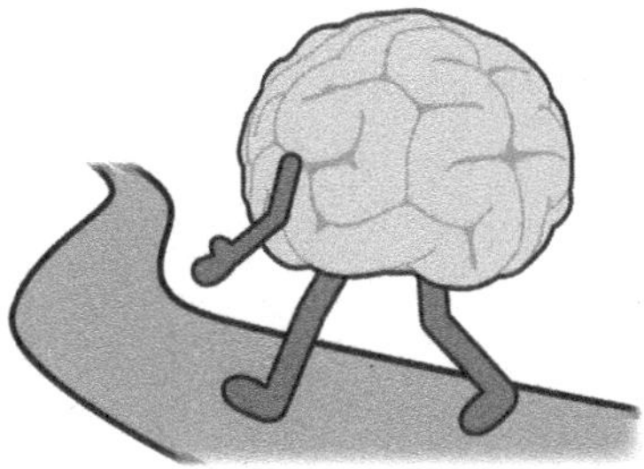

Two roads diverged in a yellow wood,
And sorry I could not travel both
And be one traveler, long I stood
And looked down one as far as I could
to where it bent in the undergrowth . . .

(Zwei Wege trennten sich im gelben Wald,
Und traurig war ich, nicht beide gehen zu können,
Als einer allein, stand ich lange dort
Und blickte den einen hinab, so weit es ging,
Bis er sich bog im dichten Unterholz.)

ROBERT FROST, »THE ROAD NOT TAKEN« *

---

* Kürzlich habe ich gemerkt, dass ich das Schönste an diesem Gedicht bisher übersehen habe. Der Weg, den der Erzähler einschlägt, ist nicht der weniger begangene Weg (wie der englische Titel *The Road Less Taken* vermuten lassen könnte), denn er betont im Gedicht, dass beide Wege gleich ausgetreten sind. Aber nachdem er sich für einen entschieden hat, weiß er, dass er eines Tages erzählen wird, warum er sich für einen Weg entschieden hat, und dass er dies so tun wird, dass seine Auswahl sinnvoll erscheint: »Ich nahm den Weg, der kaum begangen war, / das hat den ganzen Unterschied gemacht.«

»Aber« und »deshalb«

Unsere Lebensgeschichte ist kein Buch, das wir schreiben.

Wir können nicht bestimmen, was als Nächstes kommt oder was die Nebenfiguren tun werden.

Dennoch ist unser Leben voller Geschichten: Geschichten, die wir uns selbst erzählen, die wir zu leben versuchen, und Geschichten aus der Vergangenheit, die wir gerne umschreiben würden.

Und so wie die Handlungsstränge von Filmen und Büchern verlaufen auch die Geschichten in unserem Leben nicht linear. Es ist kein »Wir tun dies und dann das, und dann tun wir dieses und jenes«. Wie in allen guten Geschichten stoßen wir auf Hindernisse und Kreuzungen, an denen wir uns entscheiden müssen. Auf jede Menge »aber« und »deshalb«.

Unsere Hauptfigur tut *dies*.

Aber … dann passiert *das*!

Deshalb … entscheidet sie neu.

Egal ob sich das Hindernis im Inneren oder in der Außenwelt aufgetan hat, für unsere Hauptfigur ist es ein *Punkt der Entscheidung*: Sie kann versuchen, ihren Weg fortzusetzen, oder die Richtung ändern.

Ihre Möglichkeiten sind vielleicht begrenzt und keineswegs ideal, und die Hauptfigur hat womöglich nicht einmal alle Informationen, die sie für die von außen betrachtet eigentlich ganz einfache Entscheidung bräuchte, aber sie hat eine *Wahl*. Und sie trifft eine Entscheidung.

Bei mir war es so, dass ich, indem ich in den letzten sieben Jahren gelernt habe, wie mein Hirn funktioniert, immer mehr solcher Entscheidungspunkte erkannt habe. Ich konnte all die »Abers« besser verstehen – die unsichtbaren Hindernisse, auf die ich immer wieder stoße – und sinnvollere Handlungsoptionen erkennen.

So habe ich angefangen:

> *Ich muss ein Formular ausfüllen.*
> *Aber ... es frustriert und überfordert mich.*
> *Deshalb ... lasse ich es und spiele am Computer, wobei ich mich schrecklich fühle, weil ich das mit dem Erwachsensein einfach nicht hinkriege.*

Hierhin bin ich gelangt:

> *Ich muss ein Formular ausfüllen.*
> *Aber ... es frustriert und überfordert mich.*
> *Deshalb ... ach, das dürfte am Arbeitsgedächtnis liegen. Ich muss einen Schritt nach dem anderen machen, die Ausfüllanleitung griffbereit halten oder vielleicht ein aktives Body-Double dazuholen, das mir die Anleitung vorliest, während ich das Formular ausfülle.*

Ich habe die Erwartung, wie meine Bemühungen verlaufen *sollten*, abzulegen gelernt und treffe nun Entscheidungen danach, wie meine Bemühungen bisher verlaufen *sind*. Ich habe meine unsichtbaren Hürden sichtbar gemacht, sodass es mir nun *möglich* ist, sie zu umgehen – manchmal. Und wenn ich trotzdem dagegenrenne, weiß ich, was zu tun ist. Sie bremsen mich, aber sie halten mich nicht mehr auf.

Ich habe die Erwartung, wie meine Bemühungen verlaufen *sollten*, abzulegen gelernt und treffe nun Entscheidungen danach, wie meine Bemühungen bisher verlaufen *sind*.

Weil ich gelernt habe, wie mein Hirn funktioniert, ist es nicht mehr so, dass ich mich wegen meiner Misserfolge nicht respektiere. Ich erkenne die Erschwernisse an, die zu diesen Misserfolgen beigetragen haben. Und das ermöglicht es mir, mich selbst mehr zu respektieren.

Wie bei der Abenteuerreise eines Helden oder dem Wanderer in »The Road Not Taken« liegt es nicht in unserer Macht, zu entscheiden, wie die Geschichte weitergeht. Wir können auch nicht das Ende voraussagen.

Was wir allerdings können, ist, die eingehenden Informationen zu bewerten und eine Entscheidung zu treffen.*

Zurzeit lerne ich, mir mehr Auswahlmöglichkeiten zu verschaffen, nicht nur darüber, wie ich die Hürden auf meinem Weg umgehe, sondern auch darüber, auf welchem Weg ich mich überhaupt befinde.

Es gibt meist allerlei Warnzeichen dafür, dass ein Weg nicht gut für mich ist oder mich nicht ans Ziel bringt. Aber manchmal bleibe ich trotzdem auf diesem Weg, zumal ich ja jetzt so viele Mittel zur Umgehung der Hürden habe. In gewisser Weise versuche ich es immer noch mit *mehr Anstrengung* – nur eben auch mit mehr ADHS-freundlichen Lösungen im Werkzeugkasten.

Wenn ich aber echte Selbstbestimmung will, reicht es nicht, selbst darüber zu entscheiden, wie ich die Hürden auf meinem Weg bewältige.

Ich muss auch selbst bestimmen, welchen Weg ich einschlage. Ich muss selbst entscheiden, ob ich *weiter* auf ihm gehen will. Mit Unterstützung eines Therapeuten lerne ich gerade, mir diese Entscheidung zu ermöglichen.**

---

* Die Entscheidung kann eine Tat zur Folge haben oder die Umdeutung von etwas Erlebtem. Und wie Robert Frost in seinem Gedicht angedeutet hat, können wir auch dann, wenn die Zeit der Auswahl weit hinter uns liegt, immer noch entscheiden, wie wir unsere Geschichte erzählen.

** Er hat mir auch gesagt, dass nicht immer die alleinige Entscheidung bei uns liegt. Aber wenn wir uns von der Absicht lösen, ein bestimmtes Ergebnis zu erreichen oder zu vermeiden, haben wir einen besseren Zugang zu unseren Wahlmöglichkeiten.

Ich hatte nicht wirklich die Wahl

Die Fertigstellung dieses Buches stellt für mich das Ende einer siebenjährigen Reise dar, während der ich einen Großteil meines Lebens auf Eis gelegt habe, um herauszufinden, wie ich effektiver mit meinem Hirn umgehen kann. Am Anfang meines Weges wollte ich nur lernen, mit meinem Hirn zu arbeiten und nicht dagegen, und dann alles Gelernte irgendwo abspeichern, wo ich es wiederfinden würde. Wenn das geschafft wäre, dachte ich, könnte ich wieder in mein Leben zurückkehren und es nun »erfolgreich« weiterführen.*

Ich plante meine Reise so, wie die meisten Leute einen schnellen Einkauf für das Abendessen planen: *Bin nur schnell weg und gleich wieder da. Wartest du so lange?*

Schnell wurde klar, dass »mit dem Hirn arbeiten« viel komplizierter war als erwartet.

Und bis zum Ende der Reise zweifelte ich daran, dass ich jemals ankommen würde. Ständig war da die Sorge, irgendjemand könnte merken, dass ich auf meinem Weg nichts zu suchen hatte, und mich davon abbringen. *Wieso bitte erklärt eine Studienabbrecherin Forschungsergebnisse im Internet? Hält einen TEDx-Talk? Schreibt ein Buch?*

Außerdem hatte ich noch nie in meinem Leben irgendein langfristiges Projekt zu Ende gebracht, egal wie oft es hieß, ich hätte das »Potenzial« dazu.

Ich hatte Angst, zu versagen oder das Interesse zu verlieren oder mich aufzureiben. Und mitunter geschah das auch.

Aber ich habe es geschafft. Ich habe quasi im Alleingang Neurodiversität studiert. Ich habe das Buchmanuskript eingereicht. Ich habe

* Keine Sorge, Brains. Ich denke nicht ans Aufhören.

das Ende meines Weges erreicht. Und bei der Zielankunft wurde mir klar … dass ich endlich zu meinem alten Leben zurückkehren konnte.

Erfreut sah ich mir die zwischenzeitlich auf Eis gelegten Vorhaben an:

- Den wunderschönen Garten fertigstellen, den ich für meine Mutter angefangen hatte. Den Feuerplatz hatte ich groß genug angelegt, um dort neue Freunde zu bewirten.

- Das Gemüsebeet anlegen, das den Garten vollenden sollte.

- Mich darin verbessern, meinen Text *vor* dem Schauspielunterricht auswendig zu lernen, damit ich nicht die Hälfte der Stunde krampfhaft an den Text denken musste.

- Zeit mit Freunden verbringen, ohne panisch an Unerledigtes zu denken. Mit mehr Selbstbewusstsein zu den regelmäßigen Poolpartys im Haus meiner Kollegin gehen, weil ich ja jetzt wusste, wie ich mich unter Menschen verhalten musste.

- Meine Agentin und die Casting-Leute beeindrucken und endlich die Hauptrollen bekommen, für die ich nach Meinung meines Teams das Potenzial hätte. Dann hätte ich meiner Mutter das Leben etwas leichter machen können, als Wiedergutmachung dafür, dass ich es ihr so schwer gemacht hatte.

Einige der Ziele hatten sich bereits erledigt, denn während meiner Reise hatte sich viel verändert. Meine Mutter war gestorben. Das hatte ich gründlich verarbeiten müssen. Es brach mir das Herz, zu erkennen, dass ich nichts mehr tun konnte, um ihr das Leben zu erleichtern. Dabei wäre ich doch ihretwegen so gerne erfolgreich gewesen und hatte mich ihretwegen überhaupt erst auf diese Reise begeben. Dieser Sinnverlust war einer der Hauptgründe für meine Verzweiflung, die ich im Kapitel »Ein Übermaß an Gefühlen« (Seite 239) beschrieben habe.

Ich wusste: Das Haus war verkauft. Und mit ihm auch der Garten. Das Haus, in dem ich jetzt wohne, hat keinen.

Ich hatte meinen Job als Kellnerin aufgegeben; es gab daher keine Kollegin mit Poolpartys mehr. Ich wohnte jetzt in Seattle und kannte hier noch nicht viele Leute. Außerdem gab es hier eigentlich keine Pools.

Das, was ich jetzt machte, gefiel mir besser als die Schauspielerei, also gab es keinen Grund, wieder Unterricht zu nehmen. Außerdem war L. A. ewig weit weg.

Ich hätte in mein altes Leben zurückkehren können, *aber* …

Seitdem waren *sieben Jahre* vergangen. Es gab nichts mehr von diesem Leben, zu dem ich hätte zurückkehren können.

Diese Erkenntnis traf mich hart.

Ich hatte mich so sehr darauf fokussiert, wie meine Reise enden würde, dass ich gar nicht gemerkt hatte, dass das Ergebnis nicht mehr möglich war.

Natürlich war mir bewusst, dass ich einen neuen Beruf hatte, in einer neuen Stadt lebte und einen neuen Partner hatte, und all diese Entwicklungen gefielen mir. Mir war auch klar, dass ich damit *einen Teil* des Lebens aufgegeben hatte, zu dem ich eigentlich zurückkehren wollte. Aber alles? Das hatte ich so nicht entschieden. Hätte ich mich denn dafür entschieden?

Hätte ich mich dafür entschieden, auf diesem Weg weiterzugehen, wenn ich erkannt hätte, dass ich die Wahl gehabt hätte, mich anders zu entscheiden, da ich neue Informationen bekommen hatte? Hätte ich dann vielleicht beschlossen, dass ich auf meinem Weg schon genug Fortschritte gemacht hatte, damit mein altes Leben nicht ganz verschwunden wäre? Hätte ich Teile meines alten Lebens wieder aufgenommen, wenn ich nicht so darauf versessen gewesen wäre, zu Ende zu bringen, was ich mir vorgenommen hatte? Wenn ich achtsam genug gewesen wäre, um zu bemerken, wie meine früheren Ambitionen dahinschwanden, während ich versuchte, mich zu verbessern, um sie zu verdienen?

Vielleicht sind auch diese Fragen wichtiger: Bin ich damit einverstanden, wie meine Reise verlaufen ist? Bin ich damit einverstanden, dass ich nicht mehr zu dem Leben zurückkehren konnte, das ich hatte leben wollen? Dass ich mir nun aus dem, was ich unterdessen geschaffen hatte, ein neues Leben aufbauen musste?

In gut erzählten Geschichten ist es ja oft so, dass das Ziel der Suche, zu der die Heldin am Anfang aufbricht, nicht mit dem übereinstimmt, was sie am Ende bekommt. Das, was so furchtbar wichtig und verlockend ist, dass sie dafür durchs Feuer geht und Drachen tötet, erringt sie womöglich am Ende gar nicht. Trotzdem gibt es ein Happy End. Wie das?

Am Ende ihrer Reise erkennt sie, dass das Angestrebte gar nicht das ist, was sie wirklich braucht.

Ich begreife jetzt, dass das auch für mich gilt.

Als ich aufbrach, um mehr über mein Hirn zu erfahren, dachte ich, ich müsste bestimmte Fertigkeiten und Kenntnisse erlernen, um meine ADHS-Probleme zu überwinden und die Person zu werden, die ich eigentlich sein sollte. Ich ging davon aus, dass ich endlich glücklich sein, ein erfülltes Leben führen und mich um meine Liebsten kümmern könnte, wenn es mir mithilfe dieser Werkzeuge glückte, meine unsichtbaren Hürden zu umschiffen.

Tatsächlich musste ich erst einmal lernen aufzugeben. Ich musste die Erwartung aufgeben, dass ich so oder so zu sein hatte, um glücklich zu sein – denn diese starre Vorstellung war eine der Hauptursachen für mein Unglück. Ebenso musste ich auch die Überzeugung beiseitewischen, dass ich ein bestimmtes Maß an Funktionalität erreichen musste, bevor ich mein Leben genießen und mich um meine Liebsten kümmern konnte.

Was ich wirklich *überwinden* musste, war dieser *eindimensionale* Blick, denn erst dann konnte ich mein Leben genießen und mich um meine Liebsten kümmern, und zwar so, wie ich es eben konnte. Ich musste akzeptieren, wer ich war, wo ich war und was ich zu bieten hatte, und ich musste Freude an mir selbst und meinem Weg finden. Auch wenn ich nach »mehr« strebte und weiter wachsen wollte.

Solange ich mein Selbstwertgefühl daran festmachte, so oder so zu werden oder hierhin oder dorthin zu gelangen, würde ich womöglich mein ganzes Leben lang Zielen hinterherjagen und mir nie erlauben, wirklich zu *leben*. So konnte (ja, *würde*) ich das Leben verlieren, das ich mir gewünscht hatte. Und das, obwohl ich alles daransetzte, überhaupt erst an die Startlinie zu kommen, an der ich gut genug oder fähig gewesen wäre, es zu leben.

Hätte mir doch bloß jemand gesagt, dass ich nicht in *allem* gut sein muss, um wertvoll zu sein! Dass ich eine gute Freundin sein kann, auch wenn ich vergesse, auf Nachrichten zu antworten. Dass ich ein erfolgreiches Unternehmen leiten kann auch ohne ein halbwegs aufgeräumtes Auto. Falls mir irgendwann irgendjemand gesagt hat, dass ich so gut bin, wie ich bin – mit ADHS und allem Drum und Dran –, dann habe ich es vergessen oder überhört, weil mir die ganze Welt etwas anderes weisgemacht hat.

Deshalb sage ich es dir und *schreibe* es hier für dich auf:

Du bist bereits der Mensch, der du sein sollst. Du schöpfst schon jetzt die Menge deines Potenzials *voll* aus, die du mit den dir zur Verfügung stehenden Werkzeugen, Fähigkeiten und Ressourcen abrufen

> Ich musste auch die Überzeugung beiseitewischen, dass ich ein bestimmtes Maß an Funktionalität erreichen musste, bevor ich mein Leben genießen und mich um meine Liebsten kümmern konnte.

kannst. Diese Menge kann sich mit der Zeit verändern, aber so funktioniert das Hirn eben.

An manchen Tagen arbeitest du besser als an anderen, und dein Konzentrationsgrad hängt davon ab, wie spannend die Aufgabe ist. Du wirst dich ablenken lassen. Du wirst manches aufschreiben müssen, damit du nicht so viel im Kopf behalten musst. Du wirst das Zeitgefühl verlieren und den Zeitaufwand von Arbeiten unterschätzen. Du wirst in manchem beeindruckend gut sein und in anderen Dingen furchtbar schlecht. Du hast viel zu bieten, schaffst es aber nicht, immer verlässlich da zu sein. Und als Mensch bist du gut so, wie du bist, und nicht erst dann, wenn du endlich keine ADHS mehr hast. Du musst nicht repariert werden, denn du bist keine kaputte Version des Normalen.

Dein Gehirn funktioniert anders. Und der Plan kann nicht sein, *das zu reparieren.* Stattdessen muss der Plan lauten, zu überlegen, was du angesichts dessen *tun kannst.*

Was möchtest du versuchen? Was möchtest du geben?

Was ist es wert, getan zu werden?

Was will *ich* tun und geben? Es ist großartig, dass ich das jetzt entscheiden darf.

Weil ich nicht zu dem Leben zurückkehre, das ich führen sollte, kann ich ein Leben führen, das eher meinen Werten entspricht und nicht den Werten, von denen ich dachte, dass ich sie haben sollte. Ich kann hinterfragen, was meine Werte sind und wie ein Leben im Einklang mit ihnen aussieht. Es gefällt mir, dass ich nun mit einem relativ leeren Blatt Papier anfangen kann. Und trotzdem. Es wäre schön gewesen, wenn ich mich dafür bewusst *entschieden* hätte.

Mein Hirn hat nur ein paar Tage gebraucht, um sich eine neue Abenteuerreise auszudenken. Erneut ziehe ich mit einer Vision los, für die es sich lohnt, durchs Feuer zu gehen und gegen Drachen zu kämpfen: Ich möchte meinem Team eine gute Führungskraft sein und auf meiner Plattform auch anderen Stimmen als der meinen Raum geben. Meine Reise dreht sich nicht mehr um Weiterentwicklung, sondern um *Selbstverwirklichung.* (Sieben Jahre Weiterentwicklung sind mehr als genug.)

Jetzt, da ich weiß, wie mein Hirn funktioniert, habe ich einen neuen Weg eingeschlagen: Ich will die neurotypische Schablone abschütteln und mit meinem Werkzeugkasten in der Hand ein Leben aufbauen, das auf meiner Wesensart basiert. Ich will nicht nur herausfinden, wie man Dinge tut, sondern auch, was es *wert* ist, getan zu werden. Ich möchte eine neue Frage stellen – nicht: »Wie schöpfe ich mein Potenzial aus?«, sondern: »Wie lebe ich ein erfülltes Leben als die, die ich bereits bin?«

Dieses Mal habe ich aber auch ein paar Kontrollmechanismen eingebaut. Was ich über assoziativen Abruf gelernt habe, nutze ich, um mich daran zu erinnern: Ich kann mir meinen Weg aussuchen. Ab und zu schaue ich mich um, um sicherzugehen, dass ich immer noch auf dem richtigen Weg bin. Und auch wenn mich der Gedanke an die Zukunft motiviert, versuche ich, mich von meinen Erwartungen, wie sich die Dinge entwickeln werden oder sollen, ein wenig zu lösen, weil ich inzwischen weiß, dass manches vielleicht anders laufen kann, als ich denke.

> Ich will nicht nur herausfinden, wie man Dinge tut, sondern auch, was es *wert* ist, getan zu werden.

Ich habe auch gelernt, nicht mein ganzes Leben und meine persönliche Entfaltung auf Eis zu legen, bis ein bestimmtes Ziel erreicht ist.

Das habe ich schon so oft in meinem Leben getan. Sieben-Jahres-Phasen und Ich-muss-erst-hiermit-fertig-werden-Sprints.

Aber wenn ich irgendetwas gelernt habe, dann, dass es keine Garantien gibt. Nicht immer existiert eine »Zeit danach«. Die erhofften Ergebnisse sind nicht immer möglich. Und ich werde nie jemand ohne ADHS sein.

Deshalb kann ich auch gleich damit anfangen, ein Leben zu führen, das meinen Werten entspricht. Damit hätte ich auch damals schon beginnen können. Ja, ich habe Grenzen, aber wie meine YouTube- und ADHS-Genossin Hannah Hart mir gesagt hat: Kreativität liebt Grenzen.

Hey, schau mal, eine Startlinie. Es ist ganz einfach, dir eine eigene zu ziehen.

Du musst nicht bereits so sein, wie du gerne sein willst, um anfangen zu können, das Leben zu genießen, dich zu akzeptieren, dich zu respektieren und dich *liebzuhaben.* Um ein Leben zu führen, das deinen Werten entspricht. Und du musst nicht *alles* können, um wertvoll zu sein. Das ist eine Lüge, die man uns eingeredet hat.

Du bist bereits der Mensch, der du sein sollst. Und du hast viel zu bieten, so wie du bist.

Das bedeutet nicht, dass du dich nicht weiterentwickeln oder keine Ziele verfolgen kannst. Aber es heißt, dass du dir das Recht nicht erst verdienen musst, dein Leben zu genießen, dich selbst wertzuschätzen, dein Talent einzubringen, Pausen zu machen oder all das

> Du bist bereits der Mensch, der du sein sollst.

zu tun, was du aufgeschoben hast. Du darfst all das jetzt tun. Oder nur einen kleinen Teil davon. Auch wenn es ein kleinerer Teil ist, als du es gerne hättest.

Ich hoffe, du hast in diesem Buch nicht nur Wissen entdeckt, sondern auch mit seiner Hilfe mehr Entscheidungsmomente in deiner eigenen Geschichte erkennen können.

Wo auch immer du dich auf deiner Reise befindest, ich hoffe, dass du dieses Buch weglegst (so, dass du es wiederfindest!) und zu einem Leben zurückkehrst, das nach unserer gemeinsamen Reise besser geworden ist. Ich hoffe, du kannst dich ein wenig von dem Ergebnis lösen, das du anstrebst. Von den Erwartungen, die du verinnerlicht hast. Ich hoffe, du kannst in den Bereichen, die dir wichtig sind, Fortschritte machen und immer weiter lernen und wachsen.

Und wenn du mehr Unterstützung brauchst, weißt du ja, wo du *How to ADHD* findest. Vor sieben Jahren beschloss ich, alles, was ich lerne, in einem YouTube-Kanal aufzubewahren, damit es nicht verloren geht. Tja, am Ende habe ich auch mein Hirn und Herz hineingesteckt.

Egal ob du meine Community über YouTube oder TEDx gefunden oder erst in diesem Buch kennengelernt hast – denk daran, dass du nie allein bist. Du gehörst dazu. Es gibt eine Gemeinschaft von ADHS-Betroffenen, die über die ganze Welt verbreitet ist. Und ich hoffe, dass sich unsere Herzen und Hirne auf den weiteren Wanderungen immer wieder begegnen.

Als ich anfing, war ich mir nicht wirklich im Klaren darüber, was ich wollte; ich begann zu viele Dinge auf einmal und überwand die Hürden auf meinem Weg auf nicht wirklich sinnvolle Weise. Das nützlichste Werkzeug, das mir meine Reise beschert hat, ist dieses: die Fähigkeit, mir bewusst zu werden, was ich erreichen will, und die Hürden auf meinem Weg so zu umgehen, dass ich diesem Ziel näherkomme. Das »Arbeitsblatt Hindernisse überwinden« auf Seite 443 soll dir genau dabei helfen.

EINE SACHE NOCH!

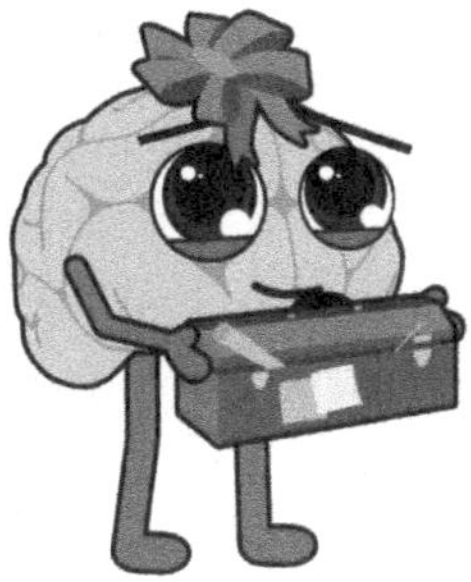

Ganz wichtig, ich schwöre.

ICH, DIE ICH ADHS HABE UND KEINE GESCHICHTE IN DER RICHTIGEN REIHENFOLGE UND OHNE ETWAS WICHTIGES AUSZULASSEN ERZÄHLEN KANN, OFFENBAR AUCH NICHT MEINE EIGENE

Nutze deine Stärken

Als dieses Buch fast fertig war, beschloss ich, mich mit Dr. Ned Hallowell in Verbindung zu setzen. In seiner Arbeit als Psychiater, Autor und ADHS-Fürsprecher legt er den Schwerpunkt auf die Stärken, die mit ADHS einhergehen. Er hat mich und meine Arbeit immer sehr unterstützt und ich hatte Sorge, dass er das, was ich geschrieben habe, nicht gutheißen würde, schließlich hatte ich auf meiner Reise auch viel über meine Schwächen gelernt. (Ich schätze Hallowells Ansatz, aber eben auch die Forschungsergebnisse von Barkley.)

Akzeptanz, Ermutigungen und Phrasen wie die, dass mich meine ADHS zu etwas Besonderem macht, halfen mir überhaupt nicht weiter beim Zurechtkommen in der Welt, beim Erreichen von Zielen, die mir etwas bedeuteten. Was mir geholfen *hat*, war das Wissen, wie mein Hirn auf empirischer und wissenschaftlicher Ebene funktioniert. Dieses Wissen hat mir ermöglicht, effektiv mit meinem Hirn zu arbeiten.

Ich hatte es als ermutigend und bestätigend empfunden, mehr über meine Defizite und Beeinträchtigungen zu erfahren, aber jetzt hatte ich all dieses Wissen an einem Ort gesammelt. Und ich hatte Angst, dass das Bild, das ich damit von ADHS zeichnete, zu negativ sein könnte. Würde eine andere Version meiner selbst dieses Buch als ermutigend empfinden? Oder wäre sie überfordert und entmutigt angesichts all der Werkzeuge und Strategien, die wir brauchen, um in der Welt zurechtzukommen? Würde sie die Hoffnung verlieren?

Ich wusste, ADHS *hat* auch positive Seiten. Die erlebte ich ja ständig in meiner Community und sogar an mir selbst. Es war für mich nur schwierig, sie in einem Buch unterzubringen, das beschrieb, was ich alles unternommen hatte, um mehr über meine Schwachpunkte zu erfahren. Ich konnte nicht, wie es Dr. Hallowell gerne tut, ADHS als ein »Geschenk« bezeichnen, obwohl die Forschung eindeutig belegt, dass es *keines* ist – zumindest nicht nur. Selbst »Superkräfte« wie unser Hyperfokus beruhen auf Problemen mit der Aufmerksamkeitssteuerung, und das ist nicht immer lustig. Wir haben *wirklich* zu *kämpfen.*

Deshalb habe ich Dr. Hallowell gefragt, ob er Forschungsergebnisse zu den Stärken von ADHS hat, damit ich sie berücksichtigen konnte. »Die Forschung befasst sich nicht gezielt damit«, sagte er. »Aber ich werde immer falsch zitiert. Ich behaupte nicht, dass ADHS ein Geschenk ist; es ist ein *potenzielles* Geschenk. Es ist auch eine potenzielle Katastrophe. Aber erzählen Sie die Geschichten. Erzählen Sie die Geschichten derer, die ihre Stärken genutzt haben.«

Er zählte eine lange Liste von Leuten auf, die ihre Stärken zu ihrem Vorteil nutzten. Ich nickte und machte mir Notizen. »Schauen Sie doch nur sich selbst an!«, bemerkte er. »Was Sie alles erreicht haben, indem Sie sich auf Ihre Stärken konzentriert haben!«

Ich wusste, ADHS *hat* auch positive Seiten. Die erlebte ich ja ständig in meiner Community und sogar an mir selbst.

»Habe ich das?«

Ich blinzelte.

»Unsere Stärken nutzen wir oft nicht«, erklärte er. »Aber das sollten wir.« *Deshalb* stellt er sie heraus. Weil wir sie sonst nicht sehen. Eine hochintelligente Patientin von ihm hielt sich zum Beispiel selbst nicht für klug, weil sie so oft das Gefühl hatte, es nicht zu sein. Dav Pilkey, der Schöpfer der Comicreihe *Captain Underpants*, wurde in der Schule hart bestraft, weil er im Unterricht störte und die Klasse zum Lachen brachte. Aber er hat diese *Stärke* genutzt und hat nun Erfolg damit: Heute bringt er viele Leute zum Lachen.

Ich dachte an den Beginn meiner Reise zurück. Als ich meine ADHS noch nicht wirklich verstanden hatte; als ich meine Hürden noch gar nicht erkennen konnte; als ich keinerlei Werkzeug besaß und kein Team hatte; als ich die Begriffe nicht kannte, die ich mir in den letzten sieben Jahren angeeignet habe.

Was tat ich da?

Ich tat, was ich konnte, und zwar mit den Mitteln, Eigenschaften, Werten und Fähigkeiten, über die ich bereits verfügte. Die ich aber zum größten Teil gar nicht zu schätzen wusste.

Aus einem Impuls heraus und ohne über Alternativen nachzudenken, gründete ich einen YouTube-Kanal. Dass dies eine unkonventionelle Idee war, kam mir nicht in den Sinn. Ich wusste nur, dass ich durch YouTube kein Wissen verlieren würde.

Weil ich gerne anderen helfe, beschloss ich, die Videos zu veröffentlichen. Ich tauschte mich enthusiastisch mit dieser Community aus, ohne darüber nachzudenken, welche Konsequenzen es haben könnte, wenn ich im Internet für alle Welt offen über meine ADHS-Probleme sprach. Meine »naive« Vertrauensseligkeit hat mir geholfen, authentisch und offen zu sein und Hilfe von anderen anzunehmen.

Meine unstillbare Neugier kam mir zugute, als ich Informationen über ADHS verschlang. Allerdings verbrachte ich so viel Zeit mit Googeln, dass ich meinen Job am Empfangstresen eines Yogastudios aufgeben musste.

Als das Schneiden der Videos schwierig wurde, weil ich ständig abschweifte und vergaß, was ich eigentlich sagen wollte, versuchte ich gar nicht erst, meine Gedanken während der Aufnahme zu ordnen. Stattdessen schrieb ich mir Skripte.*

Was natürlich wieder eine ganz neue Herausforderung war. Ich war zwar nicht gut darin, Text zu lernen, aber ich kaufte gern Büromaterial ein. Und weil ich so oft unvorbereitet zum Schauspielkurs erschienen war, war ich richtig gut im Vom-Blatt-Ablesen geworden. Ich besorgte mir also Fotokarton, druckte das Skript in Schriftgröße 30 aus und sprach es dann Zeile für Zeile in die Kamera. Dass meine Videos so oft hin- und herspringen, liegt daran, dass ich die Schnitte zwischen den einzelnen Sätzen verbergen musste – doch das machte sie auch für die Community interessanter.

Die ganze Zeit über trieb mich meine Leidenschaft an – meine *Besessenheit* von etwas, das mir am Herzen lag. Sobald ich eine Herausforderung gemeistert hatte, tauchte die nächste auf, aber da ich keinerlei Anweisungen zu befolgen hatte, machte ich vieles so, wie es mir

* Außerdem engagierte ich bald jemanden, um die Videos zu schneiden. Da ich anfangs noch nicht dafür zahlen konnte, war es ein Tauschhandel; ein Glück, dass ich anderen Leuten gerne die Wäsche mache.

einfacher vorkam. Intuitiv machte ich einen Bogen um meine Schwächen und setzte ganz auf meine Stärken, die oft die Kehrseite meiner Einschränkungen waren. Ich habe zum Beispiel viel hyperfokussiert.

Mithilfe meiner Brains habe ich eine Bingo-Karte mit Stärken erstellt, die ADHS-Betroffene oft haben (und für die sie geschätzt werden!), siehe Seite 445. Niemand weist alle Stärken auf, aber die meisten von uns einige, und die haben oft mit unseren ADHS-Symptomen zu tun.

Ich hatte auch Stärken, die nichts mit meinen Einschränkungen zu tun hatten.

Mein extrem gut ausgeprägtes Leseverständnis half mir dabei, Forschungsarbeiten zu verstehen, für deren Lektüre ich eigentlich nicht ausgebildet war.

Ich konnte für meine Arbeit Fähigkeiten aus meiner Schauspielkarriere nutzen: (einigermaßen) still zu sitzen, mich emotional zu öffnen, mit Kritik umzugehen, mit anderen Kreativen zusammenzuarbeiten.

Als Kellnerin hatte ich flexible Arbeitszeiten und konnte eine Vertretung suchen, die für mich einsprang, wenn ich mal im Rückstand war und schreiben musste. Außerdem hatte ich während der Arbeit ständig einen Notizblock bei mir und schrieb mir neue Ideen auf.

Früher hat es mich geärgert, dass ich einfache Dinge nicht so schön und tiefgründig beschreiben konnte wie eine Dichterin. Ich konnte leider nur hochkomplexe Ideen in einfache Worte fassen. Nun erwies sich dieses Talent als sehr nützlich für die Wissensvermittlung. Komplexe wissenschaftliche Kenntnisse so zu erklären, dass alle sie verstehen, ohne dass dabei zu viele Nuancen verloren gehen, ist eine *Stärke*.

Mit der Zeit begriff ich, dass viele meiner vergangenen Erfolge darauf zurückzuführen waren, dass ich meine Stärken hatte nutzen können.

Die Pizzen, die ich mir durch Bücherlesen verdient hatte (danke, Lesewettbewerbe!). Die kleinen Bildchen, die ich mit der Grafiksoftware CorelDRAW gezeichnet hatte. Der Statistikkurs, in den ein Freund, den ich beeindrucken wollte, ging, und den ich mitmachen durfte, obwohl ich gar nicht dafür angemeldet war. Meine Hausarbeiten, die wunderbar geschrieben waren, weil ich mir ein Thema aussuchen konnte, das mich begeisterte. Ich war eine fantastische Kellnerin und eine Bereicherung für das Restaurant, das mir darum auch meine Verspätungen verzieh. Ich brachte uns viele Top-Rezensionen ein (und mir selbst viel Lob vom Management!).

Ich erinnerte mich an eine Erkenntnis, die ich gewonnen hatte, als ich schon einige Jahre mit dem YouTube-Kanal aktiv war und mich wunderte, dass ich so erfolgreich geworden war, obwohl ich mich immer noch mit so vielem schwertat. Als ich mich schuldig fühlte, weil ich eine Haushälterin angestellt hatte, anstatt selbst besser zu putzen, begriff ich auf einmal:

Die erfolgreichsten Menschen sind nicht diejenigen, die in dem, worin sie schlecht sind, gut werden, sondern diejenigen, die sich auf ihre Stärken besinnen.

Genau das tun wir ohnehin instinktiv, wenn wir die Chance dazu haben. Wir können nicht nur bei all dem dazulernen, was uns schwerfällt, sondern auch mehr von dem tun, was wir bereits gut können – und uns darin noch verbessern.

Wir haben angeborene Stärken, Fähigkeiten, Talente und Begabungen, die andere eben *nicht* haben – und zwar in einer Kombination, die nirgendwo sonst zu finden ist. Weil unser Hirn anders funktioniert, *besitzen wir bereits* Stärken, die andere nicht haben, und können sie dazu noch weiterentwickeln. Wir *nutzen* unsere Fähigkeiten und Stärken so, wie es andere nicht tun. Diese Erkenntnis hat mir geholfen zu verstehen, warum ich trotz allem, was ich über ADHS-bedingte Beeinträchtigungen gelernt habe, immer noch *gerne* neurodivergent bin. Die Welt merkt allmählich: Interessantes passiert in den Randbereichen. Dank meiner Neurodivergenz habe ich Dinge erreicht, die andere nicht erreichen können und vielleicht nicht einmal versuchen würden. Und das habe ich geschafft, indem ich mich auf meine Stärken besonnen habe.

Das soll nicht heißen, dass wir außergewöhnlich sein oder Erstaunliches leisten müssen, um »auszugleichen«, dass wir ADHS haben. Diese Vorstellung entspringt verinnerlichtem Ableismus, genauso wie der Glaube, dass man neurotypisch sein sollte. Sie kann ebenso schädlich sein oder sogar noch schlimmer, denn sie beruht auf der Erwartung, dass wir die gleichen Standards erfüllen und sie dazu noch *übertreffen* müssen.

Wie Dr. Hallowell möchte ich einfach unsere Stärken hervorheben, damit wir nicht unser ganzes Leben lang auf das schauen, was wir nicht gut können. Womöglich sind uns unsere Stärken gar nicht bewusst, weil sie nicht dort liegen, wo die Gesellschaft sie erwartet, und weil sie oft die Kehrseite der angeblich »schlechten« Eigenschaften bilden. Wir alle müssen erkunden, was unsere verschiedenen Stärken sind. Und bei den Stärken, die wir selbst nicht haben, müssen wir uns trauen, uns auf andere einzulassen. Das ist besonders wichtig für diejenigen, deren Stärken und Schwächen weit vom Durchschnitt entfernt sind. Die sich in den Randbereichen bewegen.

Um noch eine Rollenspiel-Metapher zu verwenden: Man stellt den Magier nicht ganz nach vorne und lässt ihn allein gegen den Drachen kämpfen. Dann stirbt er nämlich. Stattdessen stellt man eine Gruppe von Charakteren mit unterschiedlichen Fähigkeiten und Stärken zusammen, in der sich alle auf das konzentrieren, was sie am besten können. Niemand ist in allem gut. Und deshalb darf man diese Gruppe auch nicht aufteilen.

Manchmal muss man Fähigkeiten verbessern, die uns zurückhalten, aber das auf Kosten dessen zu tun, was man bereits gut kann, wäre abwegig.

Gut, dass ich das nicht wusste, als ich anfing, denn dann hätte ich bestimmt nicht sieben Jahre lang versucht, meine Probleme zu »überwinden«. Und gut, dass ich mir all die Werkzeuge angeeignet habe, die ich in diesem Buch vorstelle. Denn man kann das, was Probleme bereitet, nicht komplett ignorieren. Manches davon ist wichtig für ein erfülltes Leben. Schlaf zum Beispiel. Oder Freundschaften. Oder (ungefähr) zu kapieren, wie Zeit funktioniert. Gut, dass ich Hilfsmittel habe, wenn ich irgendetwas schaffen muss, was nicht ADHS-freundlich ist, etwa ein zwei Jahre währendes Buchprojekt. Dafür musste ich *viele* meiner Werkzeuge einsetzen. Wenn man Hilfsmittel hat und weiß, wie und wann man sie verwendet, kann man die eigenen Stärken leichter für einzigartige und weltverändernde Zwecke nutzen.

Aber eines ist aus meiner Sicht für dich enorm wichtig: Auch wenn du deine Werkzeuge noch längst nicht beherrschst, kannst du *mit* deinem Hirn arbeiten statt dagegen. Es ist *okay*, wenn du Strategien vergisst und nicht wiederfindest. Du kannst ab sofort mit deinem Hirn arbeiten, selbst wenn dir kein einziges Wort mehr einfällt, das du in diesem Buch gelesen hast.

> Du kannst ab sofort mit deinem Hirn arbeiten, selbst wenn dir kein einziges Wort mehr einfällt, das du in diesem Buch gelesen hast.

Das kannst du, indem du deine Stärken nutzt.

Du kannst auf diese Weise vielleicht noch nicht vollständig mit deinem Hirn arbeiten, aber schon mit einem besonders wichtigen Teil. Unsere *Stärken* sind das, was unser Potenzial ausmacht. Und das Vernünftigste ist, sie auszubauen. Außerdem dauert es, bis du gelernt hast, deine Schwächen effektiv zu umschiffen; auf deine Stärken kannst du dich dagegen jetzt sofort besinnen.

Vielleicht geht es dir wie mir, und du erkennst deine Stärken zunächst gar nicht, weil sie das betreffen, was dir aus deiner Sicht eh leichtfällt. Schnell unterschätzen wir dann die eigenen Stärken und sagen: »Ach was, das ist doch ganz einfach« Das ist es aber gar nicht, nicht für alle.

Du nutzt deine Stärken, indem du das machst, was dir leichtfällt.

Was schaffe ich leicht oder mühelos? Wegen welcher Leistungen bewundern mich andere? Weswegen wollen andere meine Hilfe? Wie löse ich ein Problem, wenn ich es so lösen kann, wie es mir passt?

Das sind deine Stärken. Wir alle haben welche. Das bringt mich schließlich zu folgendem Punkt. Eine der größten Stärken unserer Community ist die *gegenseitige* Unterstützung. Wir alle haben unterschiedliche Stärken. Oft fällt es uns leichter, etwas für andere zu tun als für uns selbst. Wir helfen gerne. Wir wissen, wie schwer der Alltag sein kann. Unsere Community ist erstaunlich gut darin, sich gegenseitig zu unterstützen. Von ihr habe ich gelernt, dass es eine Stärke ist, sich auf die Stärken anderer zu verlassen. Wenn uns das gelingt, dann …

… ist es okay, wenn wir sonderbar sind.

… ist es okay, wenn wir uns abstrampeln.

… müssen wir uns nicht noch mehr anstrengen.

Wir sind anders, wir sind wunderschön, und wir sind nicht allein.

ANHANG 1

ARBEITSBLATT WERKZEUGKASTEN

Werkzeuge, die ich für hilfreich halte:

____

____

____

____

Werkzeuge, die ich gerade ausprobiere:

1. ______________________________________
2. ______________________________________
3. ______________________________________

Werkzeuge in meinem Werkzeugkasten:

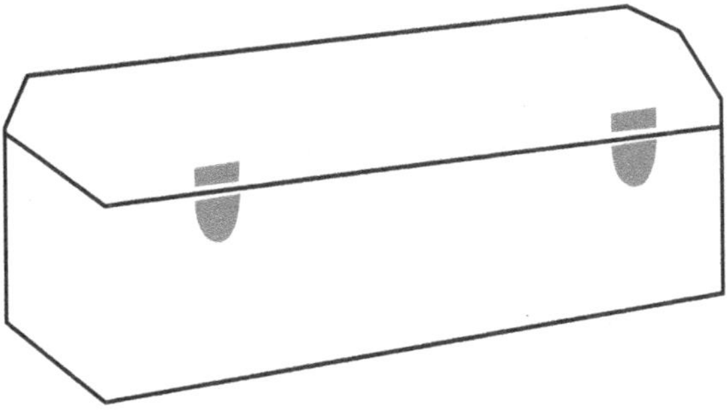

ANHANG 2

ERLAUBNISSCHEIN

Du, ____________________(Name), erhältst hiermit die Erlaubnis, Folgendes NICHT mehr zu tun:

(Zutreffende ankreuzen, eigene Angaben hinzufügen)

- ☐ dich mehr anzustrengen
- ☐ verlorene Zeit nachzuholen
- ☐ __________________________
- ☐ __________________________
- ☐ __________________________
- ☐ __________________________
- ☐ __________________________
- ☐ alles andere, von dem dein Hirn glaubt, dass du JETZT GERADE ZEIT DAFÜR HAST!

von ____________________(Datum) bis: *(mindestens eines ankreuzen)*

- ☐ du besser weißt, worum du dich bemühen sollst,
- ☐ du genug von diesem Buch gelesen hast, um zu wissen, wie du effektiver mit deinem Hirn arbeiten kannst,
- ☐ du dich ausreichend ausgeruht und um dich selbst gekümmert hast
- ☐ und/oder ____
(hier eigene Bedingungen einfügen)

Diese Erlaubnis gilt unbefristet und kann jederzeit neu erteilt werden.

Gezeichnet: *DEIN HIRN* Bezeugt durch: Jessica McCabe

ANHANG 3

ARBEITSBLATT ENTSCHEIDUNGSFINDUNG

Wenn wir darüber nachdenken, Veränderungen vorzunehmen, die uns einem Ziel näherbringen sollen, berücksichtigen wir oft nicht alle Gesichtspunkte. Neben fehlender Motivation kann uns noch einiges mehr von unserem Vorhaben abhalten: mangelndes Können, fehlende Ressourcen, völliges Vergessen des Vorhabens. Unter den Tisch fällt oft ebenso, dass es immer auch die Motivation gibt, sich nicht zu verändern.

Anleitung: Fülle das Arbeitsblatt aus. Schau dir dann dein Gesamtbild an und vergleiche die einzelnen Felder. Vielleicht solltest du auch mit jemandem darüber sprechen und Rat einholen. Frage dich schließlich: »Sind die Folgen dieser Veränderung die Mühe wert? Will ich mich dafür anstrengen?«

Das Ziel, das ich erreichen möchte, ist:

____

____

Die Veränderung, die ich in Betracht ziehe, um dieses Ziel zu erreichen, ist:

____

____

	Vorteile - Pro	**Kosten - Kontra**
Keine Veränderung	*Welche Vorteile hat der Status quo?* *Welche Vorteile hat es, das Verhalten beizubehalten?*	*Welche Nachteile hat der Status quo?* *Welche Nachteile hat es, das Verhalten beizubehalten?*
Veränderung	*Welche Vorteile hat eine Veränderung des Verhaltens?* *Welche positiven Folgen kann es geben?*	*Welche Nachteile hat eine Veränderung des Verhaltens?*

Überlege dir die Vor- und Nachteile einer Veränderung gründlich, aber denke immer daran:

Es ist deine Entscheidung – du musst entscheiden, was den Ausschlag zugunsten einer Veränderung gibt. Du kannst dir die Entscheidung mit Belohnungen für die gewünschte Veränderung erleichtern oder dieses Arbeitsblatt für eine andere Veränderung ausfüllen, die dich deinem Ziel näherbringt und sich für dich eher lohnt!

Es ist normal, bei der Entscheidung für eine Veränderung gemischte Gefühle zu haben.

ANHANG 4

ARBEITSBLATT HINDERNISSE ÜBERWINDEN

Anleitung: Fülle das Arbeitsblatt aus. Du kannst davon so viele Kopien machen, wie du möchtest, und damit üben. Du kannst es im Nachgang ausfüllen oder ein zukünftiges Vorhaben damit planen, wenn du weißt, was die Hürden sein könnten. Eine Situation kann sich günstiger entwickeln, wenn man die Entscheidungsmomente erkennt und dann durchdachte Entscheidungen treffen kann.

Was ist mir wirklich wichtig (eine Heldenreise, auf der ich mich befinde oder die ich gerne beginnen würde)?

____

____

Warum ist es wichtig für mich? Was erhoffe ich mir davon?

____

____

Was könnte passieren, wenn ein Hindernis auftaucht, das mein Ziel gefährdet? Wie könnte die Situation aussehen?

Ich tue (Aktion): ______________________________

____

Aber (Hindernis):

Deshalb (ungünstige Reaktion/Entscheidung):

Wie könnte das Ganze anders laufen? So, dass es besser für dein Ziel wäre?

Ich tue (Aktion):

Aber (Hindernis):

Deshalb (potenziell hilfreiche neue Reaktion/Entscheidung):

Denke daran, dass neue Informationen die Entscheidung beeinflussen können. Wann überprüfst du, ob dein Vorgehen nach wie vor sinnvoll ist?[*]

* Schreib dir den Zeitpunkt in den Kalender, stell dir einen Timer auf dem Handy usw.

ANHANG 5

BINGO-KARTE FÜR STÄRKEN

Wenn du dir deine Stärken bewusst machen willst, kannst du diese Bingo-Karte durchgehen und die Eigenschaften einkreisen, die du an dir selbst magst oder die andere an dir schätzen. Oder du spielst tatsächlich damit: Hake eine Stärke ab, sobald du dafür Komplimente bekommen hast! Du hast die Wahl!

kreativ	offen für Neues	spontan	empathisch	anpassungs- fähig
originell	vielseitig	beharrlich	intuitiv	stürmisch
enthusias- tisch	ruhig, auch unter Druck	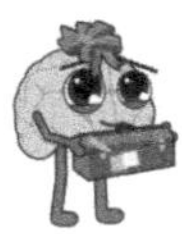	lustig	lösungs- orientiert
über den Tellerrand hinaus- schauend	lernfähig	emotional intelligent	risikobereit	flexibel
neugierig	gut in Muster- erkennung	kontakt- freudig	einfallsreich	resilient

QUELLEN

Quellenangaben zu den im Buch zitierten Forschungsergebnissen und Listen mit (englischsprachigen) Ressourcen, Organisationen und Hilfsangeboten findest du auf https://howtoadhd.com/book oder mithilfe dieses QR-Codes.

GLOSSAR

Die Einigung auf gemeinsame Begrifflichkeiten hat unsere ADHS-Community gestärkt und lässt uns offen über Erfahrungen sprechen, für die wir uns früher zu sehr geschämt hätten. Die Definitionen in diesem Glossar sollen verdeutlichen, wie diese Wörter und Wendungen derzeit in der ADHS-Community verwendet werden und wie ich sie in diesem Buch verwende. Allerdings verändert sich die Sprache ständig, vor allem wenn es um neueste Forschung und eine sich schnell entwickelnde Kultur geht. Die Definitionen sind daher nicht als Festschreibung gedacht.

* Sternchen kennzeichnen Begriffe, die aus dem Sprachgebrauch des *How-to-ADHD*-Kanals stammen!

Ableismus, der: Diskriminierung und soziale Ausgrenzung von Menschen mit Behinderungen, einschließlich ADHS. Beruht auf der Überzeugung, dass (neuro)typische Fähigkeiten oder Menschen mit (neuro-)typischen Fähigkeiten von Natur aus besser oder wertvoller sind.

Alexithymie, die: Unfähigkeit oder verminderte Fähigkeit, die eigenen Gefühle zu erkennen und zu beschreiben.

allistisch: Bezeichnung für eine Person, die nicht autistisch ist.

Arbeitsgedächtnis, das: Gedächtnisart, die neue Informationen temporär im Kopf speichert, während sie verarbeitet werden.

Aufgabenwechsel, der: Wechsel zwischen Tätigkeiten mit unterschiedlichen kognitiven Anforderungen.

Behinderung, die: geistige oder körperliche Beeinträchtigung, die eine oder mehrere wichtige Lebensaktivitäten erheblich einschränkt.

Brains*, die: liebevolle Bezeichnung für ADHS-Betroffene und neurodivergente Menschen, die lernen, mit ihrem Hirn zu arbeiten und nicht dagegen. *(Hallo, Brains!)*

Brain-Smoothie*, der: bildlicher Begriff, der sich auf die Zusammensetzung (oder die aktuelle Mischung) bestimmter Neurotransmitter im Hirn eines Brains bezieht.

Chronotyp, der: natürliche Veranlagung des Körpers, dem zirkadianen Rhythmus folgend zu bestimmten Tageszeiten entweder wach oder schläfrig zu sein.

divergentes Denken, das: ein kognitiver Prozess, der kreative Ideen hervorbringt, indem er viele mögliche Lösungen in Betracht zieht oder von einem Gedanken zum nächsten springt. Tritt in der Regel spontan auf, verläuft selten linear und führt oft zu einer Fülle einzigartiger Ideen.

emotionale Impulsivität, die: die im Vergleich zu neurotypischen Mitmenschen bei ADHS-Betroffenen schnelleren und intensiven emotionalen Reaktionen auf Ereignisse und Reize. Hängt mit der beeinträchtigten Reaktionshemmung zusammen. Auf einen Reiz folgt umgehend eine Reaktion.

Emotionsdysregulation, die: verminderte Fähigkeit, emotionale Reaktionen zu kontrollieren. Kann zu übertriebenen Reaktionen führen, die der Situation nicht unbedingt angemessen sind.

Exekutivfunktionen, die (EF): verschiedene übergeordnete kognitive Prozesse, die der Selbstregulation dienen und das effektive Planen, das Setzen von Prioritäten und das Verfolgen langfristiger Ziele ermöglichen.

extrinsische Motivation, die: Anreiz zur Ausübung einer Tätigkeit oder zur Erledigung einer Aufgabe, der auf den äußeren Folgen der Ausführung (oder Nichtausführung) beruht.

freier Abruf, der: spontanes Hervorholen von Informationen aus dem Gedächtnis, ohne Hinweisreiz oder Auslöser.

Hearts*, die: liebevolle Bezeichnung für Menschen, die ADHS-Betroffene lieben, sich um sie kümmern und lernen wollen, wie sie sie unterstützen oder eine bessere Beziehung zu ihnen aufbauen können.

Hyperfokus, der: tiefer, anhaltender Flow-Zustand, den ADHS-Betroffene infolge ihrer besonderen Aufmerksamkeitssteuerung erleben.

Identität-zuerst-Sprache, die: Bezeichnungen, die die Neurodivergenz einer Person als einen grundlegenden Aspekt ihrer Identität gewichten. Behindertenrechtler:innen, besonders gehörlose und autistische Aktivist:innen, bevorzugen oft diese Formulierungen, weil bei Mensch-zuerst-Sprache die Behinderung implizit ein Stigma darstellt, das »repariert« oder »geheilt« werden könnte.

Interozeption, die: Wahrnehmung innerer Sinnesreize wie Hunger, Durst und Müdigkeit.

Intersektionalität, die: von der Bürgerrechtsaktivistin Kimberlé Crenshaw geprägter Begriff. »Intersektionalität ist eine Metapher für die Einsicht, dass verschiedene Formen von Ungleichheit oder Benachteiligung sich gegenseitig verstärken und Einschränkungen schaffen, die oft nicht verstanden werden.«

intrinsische Motivation, die: Anreiz zur Ausübung einer Tätigkeit oder Erledigung einer Aufgabe, weil diese als interessant, angenehm oder befriedigend empfunden wird.

Masking, das: das Verbergen eigener neurodivergenter Eigenschaften und Merkmale und das Zeigen neurotypischen Verhaltens, um in einem neurotypischen Umfeld möglichst wenig aufzufallen. Kann eine bewusste (oder halb bewusste) Entscheidung oder eine durch Konditionierung entstandene Gewohnheit sein.

Mensch-zuerst-Sprache, die: Bezeichnungen, die das Menschsein hervorheben und die Behinderung als sekundären Aspekt der Identität darstellen.

neurodivergent (ND): in der neurologischen Entwicklung und der Hirnfunktion von dem abweichend, was als typisch gilt.

Neurodiversität, die: ein von der Soziologin Judy Singer geprägter Begriff für die Vielfalt in der Struktur und Funktion unterschiedlicher Gehirne (Neurotypen). Während sich *Neurodivergenz* auf die atypische neurologische Entwicklung von Menschen bezieht, bezeichnet

Neurodiversität die Gesamtheit aller unterschiedlichen Hirntypen, einschließlich der neurotypischen.

neuro-spicy*: innerhalb der neurodivergenten Community verwendete Bezeichnung für alle, deren Hirn anders funktioniert, egal ob mit oder ohne Diagnose.

neurotypisch (NT): bezeichnet jemanden mit typischer neurologischer Entwicklung oder Funktion oder etwas, das unter der Annahme einer typischen neurologischen Entwicklung oder Funktionsweise entworfen wurde.

Prokrastination, die: unnötiges Vertagen oder Unterbrechen einer Aufgabe, oft zugunsten weniger wichtiger Tätigkeiten. Führt dazu, dass man die Aufgabe gar nicht oder nur unter Druck erledigt. Umgangssprachlich auch »Aufschieberitis« oder »Studentensyndrom« genannt.

prospektives Gedächtnis, das: Fähigkeit, sich Vorhaben zu merken, die in der Zukunft liegen. Es gibt verschiedene Arten des prospektiven Gedächtnisses; bei ADHS ist das *zeitbezogene* prospektive Gedächtnis beeinträchtigt.

Selbstdiskrepanz, die: Diskrepanz zwischen der Person, die wir zu sein glauben (tatsächliches Selbst), und der, die wir gerne sein würden (ideales Selbst). Die Theorie der Selbstdiskrepanz besagt, dass diese Diskrepanz zu negativen Emotionen wie Enttäuschung und Unzufriedenheit, Angst und Bedrohung, Scham, Verlegenheit und dem Gefühl der moralischen Wertlosigkeit oder Schwäche führt. Ableismus, auch in verinnerlichter Form, trägt zur Selbstdiskrepanz bei. (Mehr dazu im Kapitel »Eine bessere Welt«, Seite 383.)

Teilhabemaßnahmen, die: Änderungen oder Anpassungen von Aufgaben, Arbeitsmitteln, Aktivitäten oder Einrichtungen, um Menschen mit Behinderung Zugang zu verschaffen.

universelles Design, das: Gestaltungsweise, die dafür sorgt, dass ein Produkt, eine Dienstleistung oder eine Umgebung so vielen Menschen wie möglich zugänglich ist, ohne dass zusätzliche Anpassungen oder Vorkehrungen erforderlich sind.

Zeitblindheit/Zeitkurzsichtigkeit, die: fehlende (oder stark eingeschränkte) Fähigkeit zu merken, wie viel Zeit vergangen ist, und/oder abzuschätzen, wie lange etwas dauern wird.

zirkadianer Rhythmus, der: körpereigener Prozess, der den Schlaf-wach-Rhythmus und die Körperfunktionen im Tageslauf regelt. Die »innere Uhr« des Körpers.

Zurückweisungsempfindlichkeit, die: Tendenz, Ablehnung – oder auch nur vermeintliche Ablehnung – als äußerst schmerzhaft zu empfinden. Ist keine Besonderheit von ADHS, kommt aber *häufig* vor, wenn Schwierigkeiten bei der Gefühlsregulation mit tatsächlicher Zurückweisung zusammentreffen, wie sie ADHS-Betroffene überdurchschnittlich oft erleben.

DANK

Vielen Dank an alle Unterstützer-Brains und Patreon-Brains, die dieses Buch – und die Reise, die dazu geführt hat – möglich gemacht haben. Es begann mit Scot Melville, der sah, dass ich kurz vor dem Burnout und vor dem Aufgeben war, und der mir das Material, die Unterstützung und die ermutigenden Worte gab, die ich zum Weitermachen brauchte. Scot und die vielen wunderbaren Brains, die mitgeholfen haben, sind der Grund dafür, dass *How to ADHD* nicht nur überleben, sondern auch gedeihen konnte. Den YouTube-Kanal, dieses Buch und alles, was danach kam, verdanke ich ihnen.

Vielen Dank an meine Lektorin Elysia Liang, die geduldig mit mir gearbeitet und dabei meine ADHS berücksichtigt hat, die zugehört und dazugelernt hat. Als ich das Manuskript einreichte, hat sie mich nicht darauf hingewiesen, dass ich zu spät war (und es auch nicht gerade in einem Zustand war, den man als »fertig« bezeichnen würde). Sie hat einfach gesagt: »Es ist ein gutes Buch. Du kannst stolz darauf sein.« Das bin ich auch, und es ist ein gutes Buch geworden, was nicht zuletzt daran liegt, dass sie mir Woche für Woche beim Verfassen geholfen hat, dass sie an meine Vision geglaubt und mir bei Bedarf unter die Arme gegriffen hat. Dank gilt auch meiner Managerin Linnea Toney und dem gesamten Buchteam bei Rodale, das meine Vision eines ADHS-freundlichen Buches verwirklicht hat: Terry Deal, Ethan Campbell, Andrea Lau, Irene Ng, Dustin Amick, Jonathan Sung und Ray Arjune.

Danke an meine Schreibpartnerin Theresa Weiler, die zwei Wochen nach Beginn der Niederschrift auf meinen panischen Anruf reagierte und mir seitdem mit Ratschlägen, Mantras (»An-ge-messen! An-ge-messen!«) und Mac 'n' Cheese zur Seite stand, während wir Kapitel für Kapitel akribisch ausarbeiteten. Theresa ist ein leuchtendes Beispiel für effektives Aufeinander-angewiesen-Sein beim Verfassen eines Buches: Sie hilft Autorinnen, das auszudrücken, was sie ausdrücken wollen.

Vielen Dank an Dr. Patrick LaCount, der ein wichtiger Grund dafür ist, dass ich zu wissen glaube, wovon ich rede. Was ich öffentlich an Wissen vermittle, kann nur so gut sein wie die Informationen, zu denen ich Zugang habe und die ich verstehe; bei beidem hilft mir Patrick, dem die Aufklärung über ADHS seit Jahren sehr am Herzen liegt. Für dieses Buch hat er alle Quellen zusammengetragen, nach Studien gefahndet, lange Gespräche geführt, sich in die neuesten ADHS-Theorien vertieft und geduldig jedes Wort überprüft, das ich geschrieben habe.

Vielen Dank an Caroline Maguire, Autorin von *Why Will No One Play with Me?*, die mit mir an dem Kapitel »Das komplizierte soziale Miteinander« gearbeitet hat. Sie hat mich großzügig an ihrem Wissen teilhaben lassen und mich während des gesamten Prozesses als Mentorin unterstützt. Sie glaubte immer daran, dass ich es schaffen würde, ein Buch herauszubringen, obwohl ich so große Angst hatte zu versagen. Caroline, du hattest recht!!

Vielen Dank an alle, die direkt an diesem Buch mitgewirkt haben: Dr. Carolyn Lentzsch-Parcells, Dani Donovan, Brendan Mahan, Ari Tuckman und René Brooks. Ich bewundere die unglaubliche Arbeit, die sie alle geleistet haben und weiterhin zugunsten der Community leisten, und bin dankbar für ihre Beiträge zu diesem Buch.

Mein Dank gilt auch Harley Lohs, der Community-Managerin von *How to ADHD*, die mir im letzten Monat beim Schreiben und Redigieren als aktives Body-Double und Freundin zur Seite stand. Ohne sie hätte ich nicht weitermachen können.

Danke an Jessica Via (genannt J2), die technische Leiterin von *How to ADHD*, die knallhart ist und so gut mit Technik umgehen kann, dass eine Zeit lang alle dachten, sie sei eine KI. Weit gefehlt: J2 ist spektakulär menschlich. Selbst die modernste KI hätte *How to ADHD* und mich nicht unbeschadet durch diesen Prozess bringen können, aber J2 hat es geschafft.

Vielen Dank an das gesamte Produktionsteam von *How to ADHD*, das mir geholfen hat, meine Videos – und meine Vision – zum Leben zu erwecken. An der Spitze steht unser aktueller Producer Eddie Hollenbeck, der ein kreativitätsförderndes Umfeld geschaffen hat und dafür sorgt, dass das Erstellen der Videos genauso viel Spaß macht wie das Ansehen.

An die Moderatoren, die sich so gut um die Community kümmern: Scot Melville, Mike Oerlemans, Chris Hendrickson, M. Svindt, Manon M. und Jaclyn Curler. Danke für eure Freundlichkeit und euren Großmut, mit denen ihr den Brains einen geschützten Raum im Internet bietet, wo sie sie selbst sein können.

Ich danke jedem einzelnen Brain, das uns während dieses langen Schreibprozesses mit Ideen, Zitaten, Unterstützung, Geschichten und Ermutigung geholfen hat. Ihr seid ein großer Teil dessen, was *How to ADHD* so wertvoll macht, und dieses Buch wäre ohne euch nicht vollständig. Danke, dass ihr mir bewiesen habt, wie stark wir sind.

Danke an meinen Partner Dr. Raffael Boccamazzo, den zukünftigen Vater meines Kindes. Raffael, du hast mir so viel darüber beigebracht, wie man ein Heart sein kann.

Und danke an meine Mutter, die mir vorgelebt hat, dass es keinen Grund gibt, Menschen mit Behinderungen von Tätigkeiten auszuschließen, die ihnen wichtig sind, und die mich gelehrt hat, dass jeder Mensch etwas zu sagen hat, wenn man ihm eine Stimme gibt und Gehör verschafft.

REGISTER

ÜBER DIE AUTORIN

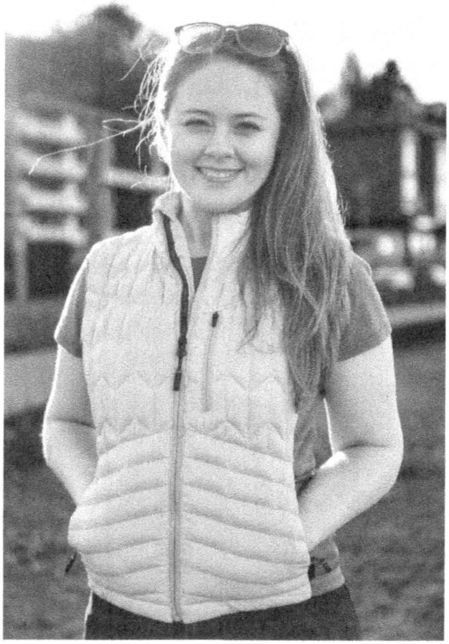

Jessica McCabe ist Gründerin, Autorin und Star des YouTube-Kanals *How to ADHD*. Seit dessen Gründung im Jahr 2015 bietet der preisgekrönte Kanal, der in Medizin- und Therapiekreisen, aber vor allem in der ADHS-Community sehr geschätzt wird, wissenschaftlich fundierte und auf Erfahrung gegründete Aufklärung darüber, wie ADHS-Betroffene *mit* ihrem Gehirn arbeiten können. Über Jessicas Arbeit wurde in der *New York Times*, der *Washington Post*, dem *ADDitude Magazine*, *Today* online, *Upworthy* und vielen anderen Medien berichtet.